古今中医
「防治养」药食方大全

民间祖传秘方

彩图版

李淳◎主编

江西科学技术出版社

江西·南昌

图书在版编目（CIP）数据

民间祖传秘方：彩图版 / 李淳主编 . — 南昌：江西科学技术出版社，2023.5
　ISBN 978-7-5390-8574-6

　Ⅰ．①民… Ⅱ．①李… Ⅲ．①秘方－汇编 Ⅳ．① R289.2

　中国国家版本馆 CIP 数据核字（2023）第 065968 号

国际互联网（Internet）地址： http://www.jxkjcbs.com
选题序号： ZK2023046

责任编辑： 周楚倩　王凯勋
责任印刷： 夏至寰

民间祖传秘方：彩图版　　　　　　　　　　　　李淳　主编
MINJIAN ZUCHUAN MIFANG: CAITU BAN

出版发行：江西科学技术出版社
社　　址：南昌市蓼州街2号附1号
邮　　编：330009　电　　话：0791-86623491
印　　刷：河北炳烁印刷有限公司
经　　销：各地新华书店
开　　本：700mm×1000mm　　1/16
印　　张：15
字　　数：180千字
版　　次：2023年5月第1版
印　　次：2023年5月第1次印刷
书　　号：ISBN 978-7-5390-8574-6
定　　价：58.00元

赣版权登字：-03-2023-63

编委会

主 编

李 淳 中医古籍出版社社长，北京中医药大学东直门医院主治医师

副主编

张 怡 北京积水潭医院主治医师

刘云翔 中国中医科学院广安门医院主管中药师

学术专家委员会

主 任

张凤楼 中国卫生监督协会会长，中国保健协会荣誉理事长

副主任

陈宝英 妇产科主任医师、教授，中国妇产科医院联盟副主席

徐华锋 中国保健协会副理事长兼秘书长

李 萍 中国保健协会副理事长，高级工程师

王 中 中国保健协会副理事长

委 员

（以姓氏笔画为序）

于 菁 中国保健协会科普教育分会会长

于智敏 中国中医科学院中医基础理论研究所病因病机研究室主任、研究员

王凤岐 中医内科专家，主任医师、教授，国医泰斗秦伯未嫡传弟子

王燕平 中国中医科学院临床基础研究所所长、研究员

石 蕾 首都医科大学附属北京天坛医院主任医师

左小霞 中国人民解放军总医院第八医学中心（原解放军第 309 医院）营养科主任

刘更生 山东中医药大学教授

前 言

　　中医文化博大精深，从神农尝百草，到中医经典著作《黄帝内经》面世，再到现代医学发展迅速的今天，在这浩如烟海的历史长河中，中医学"取其精华，去其糟粕，推陈出新"，得到了长足的发展和壮大。我们的祖先在反复实践中摸索、积累，总结了大量防病治病、强身健体的草药方剂，因其神奇妙用造福普罗大众，令无数中西医名家们啧啧称奇。

　　民间自古就有"偏方巧治病""单方一味，气死名医"等说法，偏方、土方与医院开的药方不同，它是中医理论与实践在民间应用的结晶，是中医学家行医一辈子的经验总结，家传秘方更是一个家族非常宝贵的财富。这些方子看似简单，若运用得当，不仅能治疗常见病、多发病，在疑病、难病、重病方面，也疗效显著。

　　中华传统医药历经数千年不衰，绝非西医、西药所能替代。偏方、单方、秘方之所以在民间享有盛誉、有口皆碑，不外乎因为其疗效确切、方术并重、安全可靠、简便易行这四大优势。

　　不同于西医的是，中医除了常规治疗外，更注重"防治养"三结合，特别在未病的干预与调护方面独有所长，真正做到"预防先于治疗"。中医提倡的"未病先防、已病防变、已变防渐"等核心理念，完全切合现代民众不断提高的自我健康管理意识与价值需求。

　　为将那些散落在民间的古老偏方、验方和秘方公之于众，让更多人受益，我们撷英采华，精编了这套书籍：《小方子治大病》《祖传秘方》《土单方》，这三本书中所收集的方子大多来自古今医籍、文献和报刊，常被医者、患者用于临床实践中，每个方子都有成功案例。这是一套家庭必备的食疗药膳方剂大全，汇聚了国内运用广泛的、实用性强的、疗效好且无毒副作用的民间药食疗方，并根据不同科室病区分门别类，方便读者对症选方，每个方子按用药、用法、功效进行阐述，通俗易懂，简单易行，读者可以即查即用。对于基层医务人员、中医院学生、中医药爱好者，书中的偏方、验方亦有很高的参考价值。

需要说明的是，中医向来讲究辨证施治、因病施药，因人的体质不同，故书中所录方子未必适合所有人，应尊重个体生理和病理的差异性，在采用书中方子，尤其是中草药方剂时，必须配合医院的诊断并征求医生意见后再行使用。患有危重疾病的朋友更应谨慎用药，一定要及时就医，以免延误治疗。

希望这套书能成为您和家人的健康生活指南。因时间仓促，编者在写稿时难免挂一漏万，望广大读者朋友和业内同好不吝赐教，以便再版时修正。

李淳

2023 年 1 月于北京

目录

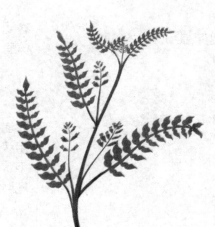

第一章 内科

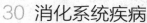
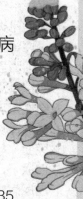

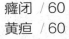
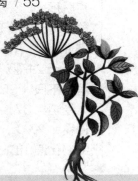

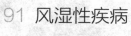

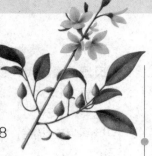

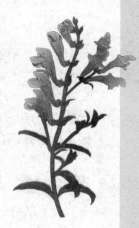

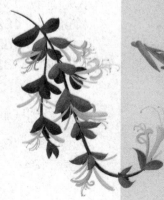

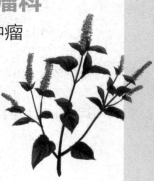

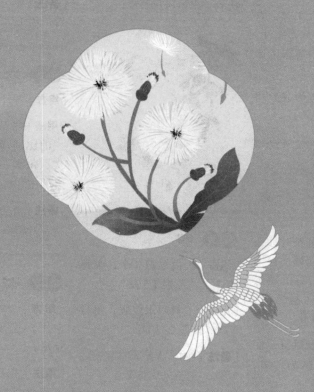

感冒

秘方 一

[组方] 细茶叶 6 克，薄荷叶 3 克，生姜汁半匙，白糖半匙。

[用法] 先用开水大半碗，泡薄荷叶、茶叶，再放入姜汁、白糖和匀。每日 1~2 次，连服 3 日。

[备注] 本方有辛温解表之功效，主治风寒感冒。

秘方 二

[组方] 鸡蛋 2 个，生姜 5 克，茶叶 12 克，红糖 12 克。

[用法] 先将生姜和茶叶加适量水煎好，放入红糖搅拌均匀，然后趁热冲打好的鸡蛋汁。服后蒙被出一身透汗，然后用毛巾将汗擦干。

[备注] 主治风热型感冒，症见头痛、自汗、鼻塞无涕、咽喉肿痛、咳嗽等。

秘方 三

[组方] 茶叶 2 克，干金银花 1 克。

[用法] 将 2 味料同放杯中，用沸水冲泡 6 分钟后饮用。饭后饮 1 杯。

[备注] 本方具有辛凉解表之功效，主治风热感冒。

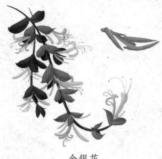

金银花

秘方 四

[组方] 大白菜根 3 个，大葱根 7 个，芦根 1.5 克。

[用法] 上料用水煎服，每日 1 次，连服 2~3 日。

[备注] 本方具有辛凉解表之功效，主治风热感冒。

秘方 五

[组方] 梅干 1 粒，红茶 1 大匙。

[用法] 先将梅干去核切细，与红茶一起放入杯中，用沸水 200 毫升冲泡 10 分钟，不拘时温服。

[备注] 本方散寒、止咳、开胃，用于防治感冒。

秘方 六

[组方] 蒜汁、蜂蜜。

[用法] 将蒜汁与蜂蜜按一比一的比例调制，一天服用数次，每次一汤匙（睡前服用必须用开水送服）。

[备注] 此方法对防治流感有非常好的效果。

秘方 七

[组方] 大米 50 克，生姜 5 片，连须葱 3 茎，米醋适量。

[用法] 先用砂锅煮米做粥，将生姜捣烂与米同煮，粥将熟时放入葱、醋，趁热食之，覆被取汗。

[备注] 主治风寒感冒，解表散寒、温胃止呕之功效。

头痛

秘方 一

[组方] 生地 15 克，丹皮 9 克，赤、白芍各 9 克，元参 12 克，龙胆草 6 克。决明子 30 克，柴胡 6 克，菊花 9 克，枳壳 9 克，甘草 5 克。

[用法] 水煎服，每日 1 剂。

[备注] 适用于血管神经性头痛，表现为肝化风，血热上冲，症见头胀痛欲裂，太阳穴经脉隆起跳痛，面目红赤，烦躁易怒，夜寐不安，多梦易惊，甚则目眩妄见，口臭饮冷，大便秘结，小便黄赤，舌质鲜红，脉见弦数。

秘方 二

[组方] 天麻 10 克，钩藤 15 克（后下），制半夏 15 克，白芷 10 克，藁本 10 克，玄明粉 6 克（冲服），川芎 15 克。

[用法] 每日 1 剂，煎 2 遍和匀，3 次分服。

[备注] 平肝潜阳，降逆止痛。风痰上扰之头痛，头痛昏沉，纳呆恶心，甚至呕吐。

秘方 三

[组方] 珍珠母 30 克（先煎），龙胆草 2~3 克，杭菊花 9~12 克，防风 3~5 克，当归 6~9 克，白芍 9 克，生地 12~18 克，川芎 5 克，全蝎 2~4 克，䗪虫 5~9 克，地龙 9 克，牛膝 9 克。

[用法] 每日 1 剂，煎 2 次服。

[备注] 清肝潜阳，活血通络。

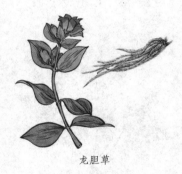

龙胆草

秘方 四

[组方] 全蝎 2 只，制川乌 4.5 克，制草乌 4.5 克，白芷 12 克，川芎 9 克，白僵蚕 9 克，生姜 6 克，甘草 3 克。

[用法] 上药 1 剂，用 500 毫升清水，先入川乌、草乌煎煮 30 分钟，然后加入余药再煎 20 分钟，去渣，将 2 次煎出的药液混合。每日 1 剂，

分 2 次服用。

[备注] 祛风止痛。

秘方 五

[组方] 细辛 4 克，吴茱萸 3 克，炙全蝎 5 克，白僵蚕 10 克，制南星 4 克，白附子 6 克，石决明 15 克，天麻 9 克，生石膏 20 克，红花 10 克，川芎 5 克，苦丁茶 3 克，生甘草 3 克。

[用法] 水煎，每日 1 剂，分 2 次温服。

[备注] 清化痰热，平肝息风，活络止痛。

秘方 六

[组方] 何首乌、制龟板、煅磁石各 25 克，女贞子、草决明、白芍、龙牡粉各 15 克，杭菊花、苦丁茶、白蒺藜、牛膝、石斛各 10 克，珍珠母粉 30 克。

[用法] 加水浓煎，分 3 次服，可连服 5~10 剂，以后再按原方续服。如此反复治疗，可得到根治。

[备注] 可用于治疗脑震荡后遗头痛，头脑昏闷胀痛、呕逆，尤以治疗颞部及后脑部的疼痛为佳。

秘方 七

[组方] 透骨草 30 克，川芎 15 克，细辛 15 克，白芷 15 克，白僵蚕 1 个。

[用法] 纳药砂锅内，煮沸数分钟，取一厚纸，中孔约手指大，覆锅，熏痛侧耳孔及疼痛部位 10~20 分钟，每日 2~3 次，每剂药用 2~3 天。

[备注] 活血止痛。

发热

秘方 一

[组方] 柴胡 12 克，黄芩、白芍药、半夏各 9 克，生姜 15 克，枳壳 9 克，大黄（后下）6 克，茵陈 15 克，板蓝根、连翘、败酱草各 9 克。

[用法] 每日 1 剂，水煎服。

[备注] 适用于胆热症，症见往来寒热，胸胁苦满，口苦咽干，或恶心呕吐，或身目发黄，舌红苔黄腻，脉弦数。

秘方 二

[组方] 知母 18 克，炙甘草 6 克，粳米 9 克，金银花 15 克，连翘 12 克，黄连 9 克，芦根 12 克，大黄 6 克。

[用法] 每日 1 剂，用水煎服。

[备注] 适用于胃热症，症见壮热，口渴引饮，面赤心烦，口苦口臭，舌红苔黄，脉洪大有力。

秘方 三

[组方] 黄连 6 克，栀子 12 克，半夏 6 克，厚朴 9 克，石菖蒲 6 克，芦根 60 克，黄柏 6 克，藿香 9 克，佩兰 6 克，滑石 8 克。

[用法] 每日 1 剂，水煎服。

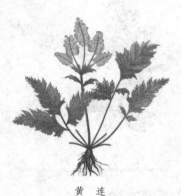

黄 连

秘方 四

[组方] 车前子（包）、瞿麦、扁蓄、滑石、栀子、甘草各 12 克，木通 9 克，大黄（后下）12 克，柴胡 20 克，黄芩、半夏各 9 克。

[用法] 每日 1 剂，水煎服。

秘方 五

[组方] 大黄（后下）12 克，

厚朴 24 克，枳实 12 克，黄芩、栀子各 12 克，薄荷 6 克，竹叶 4 克。

[用法] 每日 1 剂，水煎服。

[备注] 适用于腑实症，症见壮热，腹胀满，大便秘结或热结旁流，烦躁，舌苔焦躁有芒刺，脉沉实有力。

秘方 六

[组方] 葛根 15 克，黄芩 9 克，甘草 6 克，金银花 12 克，贯众 9 克，木通、车前子（包）各 6 克，黄柏、黄连、木香各 9 克。

[用法] 每日 1 剂，水煎服。

秘方 七

[组方] 麻黄、杏仁各 9 克，生石膏（先煎）18 克，甘草 6 克，黄芩 12 克，鱼腥草、金银花各 15 克，连翘 12 克，蒲公英 9 克，大黄 6 克，葶苈子 9 克。

[用法] 每日 1 剂，水煎服。

[备注] 适用于肺热症，症见壮热，咳嗽或喘促，痰黄稠或痰中带血，胸痛，口渴，舌红，苔黄，脉滑数。

秘方 八

[组方] 金银花 15 克，紫花

地丁、野菊花各 20 克，蒲公英 15 克，大青叶、金钱草各 10 克，连翘 20 克

[**用法**] 每日 1 剂，水煎服。

秘方 九

[**组方**] 连翘、金银花各 15 克，桔梗 12 克，薄荷、竹叶、生甘草各 6 克，荆芥 9 克，淡豆豉 6 克，牛蒡子 12 克。

[**用法**] 每日 1 剂，水煎服。

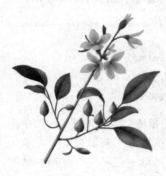

连 翘

咳嗽

秘方 一

[**组方**] 鲜芥菜 80 克，鲜姜 10 克，盐少许。

[**用法**] 将芥菜洗净后切成小块，生姜切片，加清水四碗煎至两碗，以食盐调味。每

日分 2 次服，连用 3 日见效。

[**备注**] 宣肺止咳，疏风散寒。治风寒咳嗽，伴头痛鼻塞、四肢酸痛等。

秘方 二

[**组方**] 糯米糖、松明火焦（用多脂老松，劈成细条点燃成焦灰）各适量。

[**用法**] 松明火烧得越焦越好。连焦带糖尽量食之，连吃 3~4 天即愈。

[**备注**] 润肺止咳，化痰平喘。治久咳不愈、痰多气促等。

秘方 三

[**组方**] 红糖 30 克，鲜姜 15 克，红枣 30 克。

[**用法**] 以水三碗煎至过半。顿服，服后出微汗即愈。

[**备注**] 祛风散寒。治伤风咳嗽、胃寒刺痛，产后受寒腹泻、恶阻等。

秘方 四

[**组方**] 熟羊脂 250 克，熟羊髓 250 克，白沙蜜 250 克，生姜汁 100 毫升，生地黄汁 500 毫升。

[**用法**] 煎羊脂，令其沸；次下羊髓，又令沸；次下蜜、地黄、生姜汁，不住手搅，

微火熬数沸成膏。每日空腹温酒调 1 匙或做姜汤或做粥食亦可。

[**备注**] 补虚润肺，祛风化毒。治阴虚发热、骨蒸劳热、虚劳瘦弱、咳嗽肺痿，还有润肺润肤的功效。

秘方 五

[**组方**] 鲜梨 500 克，贝母末 6 克，白糖 30 克。

[**用法**] 将梨去皮剖开，去核，把贝母末及白糖填入，合起放在碗内蒸熟。早、晚分食。

[**备注**] 清热化痰，散结解表。治咳嗽或肺痈，症见胸痛、寒战、咳嗽、发热、口干、咽燥、痰黄腥臭或脓血痰等。

秘方 六

[**组方**] 黄精 30 克，冰糖 50 克

[**用法**] 将黄精洗净，用冷水发泡，置砂锅内，再放入冰糖，加水适量。将锅置炉上，以武火煎煮，后用文火煨熬，直至黄精烂熟为止。每日 2 次，吃黄精、饮汤。

[**备注**] 清肺，理脾，益精。治肺燥肺虚之咳嗽、干咳无痰、咯吐不利、食少口干、肾虚精亏等。

秘方 七

[组方] 燕窝 5 克（水浸泡），白梨 2 个，川贝母 10 克，冰糖 5 克。

[用法] 白梨挖去核心，将其他三味料同放梨内，盖好扎紧放碗中，隔水炖熟，服食。

[备注] 养阴润燥，止咳化痰。治多年痰咳、气短乏力。

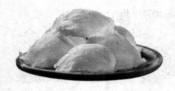

燕窝

秘方 八

[组方] 萝卜 1 个，白胡椒 5 粒，生姜 3 片，陈皮 1 片。

[用法] 加水共煎 30 分钟。日饮汤 2 次。

秘方 九

[组方] 酸石榴（甜者无效）3 克。

[用法] 将石榴籽取出，捣碎，绞取其汁液。

每晚睡前服下，或口嚼石榴籽咽液

[备注] 散寒止咳，石榴子汁有小毒，不可过量饮用。

秘方 十

[组方] 适量的朱砂、贝母，瘦猪肉一块，老姜一大块。

[用法] 将肉切片，同朱砂、贝母放入锅内，加盐，再将老姜切片盖在肉上，要盖满，加水，盖满姜片，再放米酒少许，快火煮沸后，再以小火慢炖，半小时后即可服用。

秘方 十一

[组方] 萝卜。

[用法] 取萝卜切细，装碗或瓶，加糖稀或蜂蜜放置 2~3 天时，萝卜便瘪，同时上面浮出一层透明液体，每当咳嗽时，服其透明液体，可止咳，止咽喉痛。

秘方 十二

[组方] 蜂蜜，贝母末。

[用法] 蜂蜜略煎，加贝母末 40 克，分 10 等份，1 日 3 次，饭后服下，有效。

秘方 十三

[组方] 新鲜活鱼 1 条（250 克），白萝卜 1 个（250 克），生姜 15 克，小葱数根。

[用法] 把洗净的鱼，用少许食油稍炸一下，再把切成片的萝卜和生姜下锅，加水覆盖后煮。当鱼汤烧开至奶白色时，加葱、食盐和胡椒少许，然后连干带稀全部吃完。

秘方 十四

[组方] 车前草适量。

[用法] 取车前草叶，用食盐揉搓取汁，每天服半酒盅，或取阴干车前草叶 1 把，用 360 毫升水煎至一半服用。

秘方 十五

[组方] 鸭梨一个，鲜贝母 2 克。

[用法] 鸭梨洗净，挖去中间核后放入鲜贝母 2 克，或干贝母 1 克和一点冰糖，然后放碗中，加上半碗水，水里再放点糖，上锅蒸半小时即成。每天早、晚各 1 次，一天吃完，7 天为 1 疗程。

秘方 十六

[组方] 生姜片。

[用法] 如同泡泡糖细嚼咽其汁，可止咳。

秘方 十七

[组方] 山羊胰脏，大枣。

[**用法**] 山羊胰脏，加等量大枣，泡入 1 倍的酒，密封。冬秋泡 15 天，春夏泡 7 天，每天 3 次，1 次服 1~2 杯，长期服用，疗效佳。

秘方 十八

[**组方**] 槟榔 10 个左右。

[**用法**] 放锅中煮，可放适量冰糖，等到冒出水气时，再焖数分钟，就可拿来当茶水喝，要持续喝到痊愈为止。

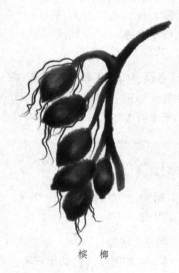

槟 榔

秘方 十九

[**组方**] 胡桃肉、蜂蜜、杏仁各 20 克。

[**用法**] 共捣，1 次 12 克，每天睡觉前用水送服，疗效佳。

咯血

秘方 一

[**组方**] 玉米须、冰糖各 60 克。

[**用法**] 加水煎煮，饮数次即有效。

[**备注**] 适用于肺结核咯血。

秘方 二

[**组方**] 旱莲草、白茅根各 12 克，当归 9 克，荷叶、桃仁各 6 克，红花 3 克。

[**用法**] 水煎服。

[**备注**] 适用于肺痈咯血。

秘方 三

[**组方**] 三七粉 3 克。

[**用法**] 口服。

[**备注**] 适用于各种原因所致的咯血。

秘方 四

[**组方**] 青黛、黄芩各 6 克，茜草、桑白皮、地骨皮各 15 克，丹皮 9 克，藕节 30 克。

[**用法**] 水煎服。

[**备注**] 适用于支气管扩张咯血。

秘方 五

[**组方**] 连根空心菜、白萝卜各 250 克。

[**用法**] 同捣汁，取 1 杯以蜜调服。

[**备注**] 适用于肺热咯血。

秘方 六

[**组方**] 白及 30 克，百合、桃仁各 10 克。

[**用法**] 共研细面。内服，醋为引。每次服 10 克，每日 2 次，开水送下。

[**备注**] 适用于大咯血。

秘方 七

[**组方**] 沙参、冰糖各 30 克，鸡蛋 2 个。

[**用法**] 先将鸡蛋洗干净，将鸡蛋同沙参放入锅内，加清水 2 碗同煮，蛋熟后去壳再煨半小时，加冰糖调味。可饮汤食蛋。

[**备注**] 适用于肺结核咯血。

秘方 八

[**组方**] 三七参、肥白及、川贝母各 9 克。

[**用法**] 上药共研为细末，分3日服之，用开水送下。

[**备注**] 适用于肺结核咯血。

秘方 九

[**组方**] 川贝母、知母、白及各3克。

[**用法**] 共研细末。每次服3克，日服3次。咯血停止时，接服白茅根汤数次。

[**备注**] 适用于肺热咯血。

喘

秘方 一

[**组方**] 白果（银杏）20克，蜂蜜适量。

[**用法**] 炒白果去壳，取仁加水煮熟，捞出收入碗内，加蜂蜜调匀。服食。

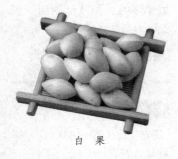

白 果

秘方 二

[**组方**] 猪心1个，盐少许。

[**用法**] 放锅内加水炖，开锅后用文火炖熟。食肉饮汤，日服2次。

秘方 三

[**组方**] 大蒜10头，醋半碗，红糖100克。

[**用法**] 将蒜去皮捣烂，和糖，放醋内浸泡3天，滤去渣。每次半汤匙，温开水冲服，每天3次。

秘方 四

[**组方**] 乌贼骨（墨斗鱼骨）500克，砂糖1000克。

[**用法**] 放乌贼骨于锅内焙干，捣碎，研成粉末。加砂糖调匀，装入瓶内封存。成人每次服15~25克，儿童按年龄酌减，每日3次，开水送服。

[**备注**] 收敛，定喘。治哮喘有明显疗效。

秘方 五

[**组方**] 乌鸡1只，老陈醋1500~2000克。

[**用法**] 将乌鸡宰杀去毛，洗净切块以陈醋煮熟。分3~5次热吃，症轻者吃1只，重症者吃3只即愈。

[**备注**] 定喘止咳。治咳嗽、气喘。

秘方 六

[**组方**] 黄花鱼胆1个，虎耳草25克，山楂根50克，茶树根50克，大枣5枚。

[**用法**] 水煎。日服1剂。

[**备注**] 润肺健脾。治支气管哮喘，有较好的疗效。

秘方 七

[**组方**] 甜杏仁9克，梨1个。

[**用法**] 将鸭梨洗净挖一小洞，放入杏仁，封口，加少许水煮熟。吃梨饮汤，每日1次。

[**备注**] 润肺止咳。治慢性气管炎咳喘，对肺虚久咳、干咳无痰等症有疗效。

秘方 八

[**组方**] 鲤鱼1条，糯米200克。

[**用法**] 将鲤鱼去鳞，纸裹蒸熟，去刺研末，同糯米煮粥。空腹食之。

[**备注**] 痈疮患者忌食。

秘方 九

[**组方**] 柚子1个（约1000克重，去肉留皮），百合125克，白糖125克。

[**用法**] 将上述三味料加水60

毫升，煎 23 小时。分 3 次服完，每日 1 次，每服 3 个柚子为一疗程。儿童减半。

[备注] 服药期禁食油菜、萝卜、鱼虾。

秘方 十

[组方] 老倭瓜（北瓜）1 个，约 1500 克，五味子 3 克，冰糖 60 克。

[用法] 将老倭瓜洗净，挖空去子，装入五味子和冰糖，放入锅内蒸熟，然后取出五味子不用。每日吃 1 个，数次可见功效，久服除根。

[备注] 改用冬瓜子 25 克，捣烂加红糖冲服，每日 2 次，久服亦有效。

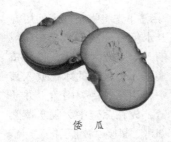

倭 瓜

秘方 十一

[组方] 绿茶 15 克，鸡蛋 2 个。

[用法] 将鸡蛋刷洗干净，同

茶叶共放砂锅内，加两碗水煮，蛋熟剥去皮再煮，至水煮干时取蛋吃。

秘方 十二

[组方] 母鸡 1 只，五味子 50 克。

[用法] 将鸡开膛，去肠及杂物，洗净，放五味子于鸡腹中，缝合好，置于炖锅中，加一大碗开水，加盖，以大火隔水炖至烂熟。吃鸡饮汤，分 3 次食完，连吃多次。

秘方 十三

[组方] 卞萝卜 1.5 千克，鸡蛋、绿豆适量。

[用法] 冬至时买卞萝卜，去头尾，洗净，用无油污洁净刀切成 3 毫米厚的均匀片，再以线穿成串，晾干后收藏好，待第二年夏天取用。每次取萝卜干 3 片，鸡蛋 1 个，绿豆 6 克共放入锅内，加水煮 30 分钟至豆熟烂。服时剥去鸡蛋皮，连同萝卜、绿豆及汤一起吃下。从三伏第一天开始服用，每日 1 次，连续用 30 天

[备注] 止咳平喘。治慢性气管炎和支气管哮喘。

秘方 十四

[组方] 鲜豆浆、食盐适量。

[用法] 大豆浸泡后，自磨豆浆，越纯越佳。市场上销售袋装鲜豆浆只要浓纯，有豆香味亦可服用。必须坚持每天早晨空腹喝豆浆，并在豆浆内加入少许食盐。

[备注] 据《经验广集》载，用饴精和豆浆各 2 两（100 克），煮后饮服可治气喘。纯豆浆对治疗肺痈咳喘、痰臭痰浓亦有较好的效果。

慢性支气管炎

秘方 一

[组方] 小百部 15~30 克。

[用法] 药用干品，水煎服。每日 1 剂，每日服 3 次。

[备注] 本品性味甘温，有润肺止咳的功效。

秘方 二

[组方] 通光散 30 克。

[用法] 药用干品，切片或捣碎，加水 500 毫升，煎至 150 毫升，每日分 3 次服完。

[备注] 本方具有清热解毒、止咳平喘的功能，主治慢性

支气管炎、支气管哮喘、上呼吸道感染等病。因药性苦寒，胃寒者不宜多服。

三

[组方] 马加木皮 15 克，万年蒿 10 克，麻黄 2.5 克。

[用法] 水煎服，每日 1 剂，早晨饭前顿服。

[备注] 马加木具有明显的祛痰作用。

秘方 四

[组方] 大蒜 120 克，玉米酒 500 毫升。

[用法] 将大蒜泡于酒中封闭，置于阳光下照射，40 天后可用。每日 3 次，每次 6 滴，开水送服。

[备注] 本方治疗慢性支气管炎，疗效极佳。

秘方 五

[组方] 沙棘 30 克，甘草 15 克，葡萄干 20 克，栀子 10 克，广木香 15 克，冰糖 25 克。

[用法] 以上 6 味料，分别挑选，粉碎成细粉，过筛，混匀即得。每日 3~4 次，每次 2~4 克。温开水送服。

[备注] 本方有清热、化痰、止咳消喘作用。主治肺热痰

多，久咳喘促。对急慢性气管炎、肺炎、肺结核等肺源性咳嗽、痰多均有特效。

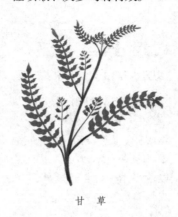

甘 草

秘方 六

[组方] 一文钱 5 克，灯台树 15 克。

[用法] 一文钱用块根，灯台树药用全草，鲜品或干品，每日 1 剂，水煎，分 3 次服。

[备注] 本方用河鱼苦胆或鸡苦胆为引，每煎服 1 次药，滴苦胆汁 2 滴，效果最佳。

秘方 七

[组方] 酥油 200 克，蜂蜜 200 克，核桃仁 200 克，川贝母 100 克。

[用法] 先煎川贝母，研为粉末，核桃仁捣碎，酥油炼化加入蜂蜜。然后将贝母、核桃仁加入搅拌，倒入瓷罐内，每日早晚各服 20 克。

[备注] 本方治疗老年性慢性支气管炎，效果较为显著，同时对气虚哮喘也有较好的疗效。

秘方 八

[组方] 白芥子 30 克。又方：白芥子 30 克研细，用水调和，贴在前、后胸，3 分钟后，用水洗去。

[用法] 每日 2 次，每次 6 克，水煎服。

急性支气管炎

秘方 一

[组方] 大雪梨 1 个（约 250 克），冰糖 30 克。

[用法] 先将雪梨外表面用温开水反复冲洗干净，在靠梨柄 1/4 处横剖切开，将梨核掏去，将敲碎的冰糖放入其中，用牙签将梨帽盖上并插紧，放在蒸碗中，隔水蒸熟即可。早晚 2 次服用。

[备注] 对燥热型急性支气管炎尤为适宜。

秘方 二

[组方] 桑白皮、枇杷叶各 12 克。

[**用法**] 水煎服，每日1剂。

[**备注**] 适用于风热型急性支气管炎，症见咳嗽不爽、咳痰色黄稠或白黏、口干咽痛、鼻流黄涕或有发热、头痛恶风、汗出、苔薄黄、脉浮数。

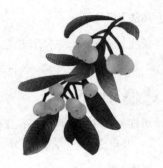

枇杷叶

秘方 **三**

[**组方**] 3厘米长的肥大葱白5段，糯米60克，生姜5片，米醋5毫升。

[**用法**] 将三味材料洗净，共煮为粥，粥熟后加米醋。每日2次，趁热食用。

[**备注**] 风热咳嗽、燥热咳嗽者不宜食用。

秘方 **四**

[**组方**] 萝卜籽20克。

[**用法**] 将萝卜籽淘净，晾干，放在有盖的杯中，用沸水冲泡，加盖，焖15分钟即可服用。代茶频饮，一般可冲泡3~5次。

秘方 **五**

[**组方**] 鲜生姜20克，桔梗20克，红糖30克。

[**用法**] 先将鲜生姜洗净，切片，桔梗洗净，切段，桔梗段与生姜片同放入砂锅，加水适量，大火煮沸后，改用小火煨煮30分钟，用洁净纱布过滤，去渣留汁，加入红糖，继续煨煮至沸即可，早晚2次分服。

[**备注**] 对风寒型急性支气管炎尤为适宜。

秘方 **六**

[**组方**] 金银花30克，桑叶30克，杏仁15克。

[**用法**] 先将桑叶洗净，切碎，装入纱袋中，扎紧袋口，待用。杏仁拣杂后，放入清水中浸泡片刻，与洗净的金银花同放入砂锅，放入桑叶袋，加适量水，先用大火煮沸，再以小火煎煮30分钟，待杏仁熟烂，取出药袋即可。早晚两次分服，代茶频饮，当日饮完。

[**备注**] 对风热型急性支气管炎尤为适宜。

秘方 **七**

[**组方**] 葱根、淡豆豉各15克，生石膏粉30克，荆芥、山栀各5克，麻黄3克，葱白、姜末各5克，粳米100克，精盐、麻油各适量。

[**用法**] 将上述药分别洗净，水煎2次，每次用水600毫升，煎20分钟，两次混合，去渣留汁，加入粳米，用小火慢熬成粥，下葱、姜、精盐和麻油，搅匀。分2次趁热空腹服用。

[**备注**] 适用于急性支气管炎、风热咳嗽。

肺气肿

秘方 **一**

[**组方**] 蜜麻黄6克，杏仁5克，炙甘草3克，紫苏子10克，白芥子6克，葶苈子6克，（布包）蜜款冬6克，蜜橘红5克，结茯苓10克，清半夏6克。

[**用法**] 水煎服，每日1剂。

[**备注**] 轻度肺气肿，尤对风寒咳喘痰多者有较好的疗效。

秘方 **二**

[**组方**] 当归、紫苏子（包煎）、沙参、瓜蒌皮各12克，五味子6克，沉香3克（刮为末，分3次冲服）。

[**用法**] 水煎服，痰涎壅盛型

加莱菔子、白芥、半夏、茯苓各 12 克；阴虚肺燥型加太子参 15 克，麦冬、杏仁、芝麻（包）各 12 克；肾不纳气型加肉桂 6 克，胡桃肉 12 克，怀山药、龙骨各 30 克。

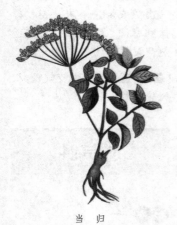

当　归

秘方 三

[组方] 紫苏子、白芥子、莱菔子各 10 克，山药 60 克，玄参 30 克。

[用法] 水煎服，每日 1 剂，日服 2 次。

[备注] 肺气肿（痰涎壅盛型）。

秘方 四

[组方] 紫石英 15 克，肉桂、沉香各 3 克，麦冬、熟地黄、山萸肉、茯苓、泽泻、丹皮、山药各 10 克，五味子 5 克，

冬虫夏草 6 克。

[用法] 水煎服。

[备注] 对老年性肺气肿有疗效。

秘方 五

[组方] 紫苏子、莱菔子各 10 克，山药 60 克，白芥子 9 克，人参 30 克。

[用法] 水煎服，每日 1 剂，日服 2 次。

肺心病

秘方 一

[组方] 葶苈子 30 克，大枣 10 枚，鱼腥草 25 克，全瓜蒌、丹参各 20 克，杏仁、黄芩各 12 克。

[用法] 水煎服。

[备注] 治肺心病痰热壅肺证。

秘方 二

[组方] 附片、干姜各 10 克，肉桂、五味子各 6 克，怀山药 12 克。

[用法] 水煎服。

[备注] 治肺心病。

秘方 三

[组方] 茯苓、猪苓各 15 克，炮附片、白芍、炙麻黄各 10 克，白术 12 克，桂枝 6 克，滑石块、冬瓜皮各 31 克，细辛、炙甘草各 3 克，生姜 2 片。

[用法] 水煎服。

[备注] 治肺心病脾肾阳虚证。

秘方 四

[组方] 茶树根、车前草各 30 克，麻黄 10 克，连翘 15 克。

[用法] 煎服。

[备注] 治肺心病。

秘方 五

[组方] 党参、车前子、炒丹参各 15 克，麦冬、炙桑皮、瓜蒌皮、冬瓜仁各 2 克，葶苈子、五味子、川贝母、沉香各 9 克。

[用法] 水煎服。

[备注] 治肺心病肺虚挟痰挟热证。

秘方 六

[组方] 云苓 24 克，附子、桂枝、白术、干姜、炒远志、炙甘草各 9 克，泽泻、赤芍、枣仁、丹参各 15 克。

[用法] 水煎服。

[**备注**] 治肺心病脾肾阳虚、水气凌心证。

肺炎

秘方 一

[**组方**] 穿心莲 30 克，鱼腥草 30 克，紫金牛（平地木）30 克。

[**用法**] 煎水频服。

[**备注**] 清热宣肺、化痰定喘。适用于肺炎。

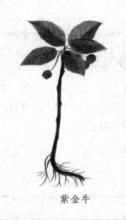
紫金牛

秘方 二

[**组方**] 鲜茅根 150 克，鲜藕 200 克。

[**用法**] 水煎服。每日 1 剂。

[**备注**] 清热止咳、利尿止渴。适用于肺炎发热、咳嗽、口渴等。

秘方 三

[**组方**] 牡丹皮、虎杖、果上叶各 15 克。

[**用法**] 水煎，每日早、晚饭前各服 1 次，每日 1 剂。

[**备注**] 主治大叶性肺炎。

秘方 四

[**组方**] 蒲公英 10 克，大青叶 10 克，鱼腥草 10 克，金荞麦 15~30 克。

[**用法**] 水煎服。每日 1 剂，分 3 次服用。

[**备注**] 适用于病毒性肺炎。

秘方 五

[**组方**] 鱼腥草 30 克，桑白皮 15 克，东风橘 15 克。

[**用法**] 以白糖为引子，水煎服，每日 1 剂，日服 3 次。

[**备注**] 清热消炎，降火泻肺。大叶性肺炎初期用之疗效颇佳，小儿尤为适宜。

秘方 六

[**组方**] 蒲公英、虎杖各 30 克，败酱草 45 克，半枝莲 15 克。

[**用法**] 水煎服。

[**备注**] 适用于急性肺炎。

肺结核

秘方 一

[**组方**] 黄精（中药）50 克，冰糖 40 克。

[**用法**] 将黄精与冰糖共放炖盅内，加清水一碗，隔水炖 2 小时。每日饮汤 2 次。

[**备注**] 补中益气，和胃润肺。治肺结核之痰中带血。

秘方 二

[**组方**] 蛤蜊肉 100 克，韭菜 50 克，油、盐、酱油适量。

[**用法**] 将蛤蜊用热水冲烫，去壳取肉，拣出肉上污物，再以冷水洗净，炒锅置于旺火上，加油烧热，下蛤蜊肉、韭菜及调料煸炒即成。

[**备注**] 蛤蜊粉炒阿胶，研细末，每次 15 克，分 2 次服用，温水送下，亦有上述功效。

秘方 三

[**组方**] 猪肺（或牛、羊肺），贝母 15 克，白糖 60 克。

[**用法**] 将动物肺洗净，剖开一小口，纳入贝母及白糖，

上笼蒸熟。切碎服食，每日2次。吃完可再继续蒸食。

[备注] 清热、润肺。有促使肺结核病变吸收钙化的作用。

秘方 四

[组方] 白果汁、秋梨汁、鲜藕汁、甘蔗汁怀山药汁、霜柿饼、生核桃仁、蜂蜜各120克。

[用法] 霜柿饼，捣为膏，生核桃仁，捣为泥。蜂蜜溶化稀释后，先将柿饼膏、核桃仁泥、山药汁加入搅匀，稍微加热，离火稍凉，趁温（不宜过热）将其余四汁加入，用力搅匀，收贮瓷罐内备用。每次服1或2茶匙，不拘时，开水和服，病轻少服，病重多服。

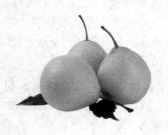

梨

秘方 五

[组方] 鲍鱼壳（石决明）12克，地骨皮10克，银柴胡6克。

[用法] 鲍鱼壳碾碎与其余两味料共煎汤。早晚空腹服用。

[备注] 治肺结核之低热不退。

秘方 六

[组方] 黄花鱼鳔20克，怀山药30克。

[用法] 共加水煎。每日服1次。

秘方 七

[组方] 生藕汁、大梨汁、白萝卜汁、鲜姜汁、蜂蜜、香油、飞箩面各120克，川贝18克。

[用法] 将川贝研细面，和各药共置瓷盆内，搅匀，再置大瓷碗或砂锅内，笼中蒸熟，制丸如红枣大。每次服3丸，日3次夜3次，不可间断，小儿减半。

[备注] 服药后如厌食油味、恶心者，急食咸物可止。忌食葱、蒜。

硅肺

秘方 一

[组方] 红甘蔗5千克，萝卜5千克，蜂蜜、饴糖、麻油、

鸡蛋各适量。

[用法] 红甘蔗、萝卜洗净，榨取汁液，与蜂蜜、麻油调匀，熬成膏备用。每天早晨取鸡蛋2个，去壳，加2匙膏拌匀，蒸熟后服食。

[备注] 清热、润肺。治硅肺。

秘方 二

[组方] 芦根50克，薏米仁20克，桃仁15克，冬瓜子20克。

[用法] 水煎汤。每日分2次服用。

秘方 三

[组方] 冬瓜子仁25克，桃仁15克，丹皮10克，桔梗、甘草各10克。

[用法] 水煎。每日分2次服用。

秘方 四

[组方] 鲜芦根100克，冬瓜子90克。

[用法] 加水共煎，代茶饮用。

秘方 五

[组方] 猪肺1具（去气管），青萝卜2个。

[**用法**] 洗净，切块，加水共煮熟，分次服食。

秘方 六

[**组方**] 紫皮大蒜 50 克，醋 100 克。

[**用法**] 蒜去皮捣烂，用醋煎约 10 分钟。饭后服食，每日 2 次。

秘方 七

[**组方**] 南瓜 500 克，瘦牛肉 250 克，鲜姜 25 克。

[**用法**] 牛肉洗净，切块，放入姜，加水炖，临熟前加入南瓜（去皮、切块），再炖至熟烂，可放入适量盐、酱油等料。分数次食用。

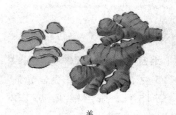

姜

秘方 八

[**组方**] 鲫鱼 1 尾（约 300 克），白果仁适量。

[**用法**] 鲫鱼去鳞及内脏，洗净，白果仁填满鱼腹，用线扎紧，上笼蒸熟吃。

[**备注**] 温肺益气、利水消肿。

秘方 九

[**组方**] 薏米 200 克，百合 50 克。

[**用法**] 用水五碗，煎至两碗半。每日分 3 或 4 次服完。

[**备注**] 薏米 200 克与猪肺 1 副同煮食用，亦有上述疗效。

肺脓肿

秘方 一

[**组方**] 蒲公英 250 克。

[**用法**] 取猪瘦肉 250 克，煨好后放入蒲公英同煮约 2 小时，食肉饮汤（不放盐），每日 1 剂。

秘方 二

[**组方**] 干芦根 300 克。

[**用法**] 将其用文火煎 2 次，取汁约 600 毫升，分 3 次服完，1~3 个月为一疗程。

[**备注**] 清透肺热、祛痰排脓。治肺脓肿咳唾脓痰，口渴喜饮。

秘方 三

[**组方**] 薏苡仁 300 克。

[**用法**] 将其捣碎，水煎取汁，加酒少许调服。

[**备注**] 健脾祛湿，清热排脓。治肺痈成痈期及溃脓期咳吐脓血。

秘方 四

[**组方**] 生黄芪 60 克。

[**用法**] 将其研细末，每次 6 克，水煎温服，每日 2~3 次。

秘方 五

[**组方**] 鲜鱼腥草 100 克。

[**用法**] 将其捣烂取汁，用热豆浆冲服，每日 2 次。

[**备注**] 清热解毒。治肺痈，咳唾脓痰。

秘方 六

[**组方**] 白及末 120 克，浙贝末 30 克。又方：①加百合 30 克，共研细末，早晚各服 6 克。②加炒五灵脂 15 克，共研末，早晚各服 6 克。

[**用法**] 混匀，每次服 3~4.5 克，1 日 3 次用开水送下。

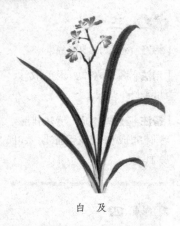

白 及

秘方 七

[**组方**] 金银花 150 克，生甘草 30 克。

[**用法**] 加水 2 碗，煎至 1 碗，再放入酒 15 克，煎至沸，分 3 次服用。

秘方 八

[**组方**] 丝瓜藤尖。又方：老丝瓜（去皮，瓦上焙存性），研细末，黄酒调服 9 克或以菊汁冲服。

[**用法**] 夏秋间正在生长的活丝瓜藤尖，折去一小段，以小瓶盛断处，一夜得汁若干，饮服。

秘方 九

[**组方**] 白及、紫草茸各 15 克。

[**用法**] 水煎服。

秘方 十

[**组方**] 川贝母 15 克，百部 30 克，款冬花 15 克。

[**用法**] 共研细末，用饴糖 250 克拌匀，每次 1 匙，1 日 3 次。

秘方 十一

[**组方**] 桔梗、川贝母各 6~15 克，巴豆霜 0.09~0.15 克。

[**用法**] 研为细末，1 日 2 次，每次服 6 克，用开水冲服。此方宜于体实气旺之肺痈患者服用。

秘方 十二

[**组方**] 薏苡仁 250 克，荸荠、糯米浆各 150 克，蒲公英 60 克。

[**用法**] 水煎分服，连服 1 周。

[**备注**] 本方用于治疗肺痈初期。

秘方 十三

[**组方**] 车前草不拘量。

[**用法**] 绞汁。1 日 3 次，每次服 1 茶杯。

秘方 十四

[**组方**] 蒲公英 240 克，金银花 150 克，白术 120 克。

[**用法**] 将上药水煎出味，然后去渣浓煎，1 日 3 次，每次服 3 茶匙，饭后开水送服。

秘方 十五

[**组方**] 白及 21 克，百部 9 克，薏苡仁 15 克。

[**用法**] 共研细末，每早服 9 克，开水送下。

秘方 十六

[**组方**] 金荞麦 20 克，虎杖 15 克，生薏仁 20 克，鱼腥草 15 克，鲜芦根 30 克，羊蹄根 10 克。

[**用法**] 水煎 4 次，合并药液，分 4 次服，每次 1 茶杯，每日 1 剂。

高血压

一

[**组方**] 山楂、麦冬各 20 克。

[**用法**] 山楂、麦冬加水 500 毫升，水煎至 250 毫升，分 2 次服用。

[**备注**] 适用于动脉硬化性高血压、暑热烦渴、咽干舌燥、肉食积滞不化、胃部不适。

二

[**组方**] 海带 100 克，决明子 50 克。

[**用法**] 海带洗净切成丁块，决明子洗净，用清水 400 毫升，煮半小时。分 1~2 次食海带，喝汤。

[**备注**] 适用于高血压、头痛面红、眩晕耳鸣、急躁易怒、口苦面赤。

秘方 三

[**组方**] 灵芝 50 克，黄豆 180 克。

[**用法**] 灵芝焙干，黄豆洗净炒熟，共研成末，混合均匀。

每日服 2 次，每次 10~15 克，温开水送下。

[**备注**] 适用于高血压。

秘方 四

[**组方**] 玉米须、西瓜皮各 30 克，香蕉 3 根。

[**用法**] 玉米须、西瓜皮加水 500 毫升，煎半小时，去渣留汁，再将香蕉去皮切段加入，继续煎至蕉熟。分 2 次吃香蕉，喝汤。

[**备注**] 适用于原发性高血压。

秘方 五

[**组方**] 鲜车前草 90 克。

[**用法**] 捣汁，开水冲服。每日 1 剂。

[**备注**] 清热利尿，适用于高血压。

秘方 六

[**组方**] 凉薯、生葛根各 250 克。

[**用法**] 凉薯、生葛根去皮洗净切成薄片，注水 600 毫升，煮至熟透。分 2~3 次食薯，喝汤。

[**备注**] 适用于高血压伴有兴奋、感冒发热、头痛烦渴、下痢、饮酒过量、烦躁、口渴及肩背屈伸不便。

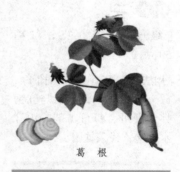

葛 根

秘方 七

[**组方**] 生白芍、生杜仲、夏枯草各 15 克，生黄芩 6 克。

[**用法**] 将生白芍、生杜仲、夏枯草先煎半小时，再加入生黄芩，继续煎 5 分钟。早、晚各服 1 次。

[**备注**] 适用于单纯性高血压头晕别无他症者。

低血压

秘方 一

[组方] 人参、莲子各 10 克，冰糖 30 克。

[用法] 将上述材料用水煎煮直至莲肉烂熟。每日 1 剂，连服 3 日。

[备注] 本方对低血压有明显疗效。

秘方 二

[组方] 生姜 5 克，红糖 50 克。

[用法] 将生姜用清水洗干净，放入杯中捣烂，然后与红糖拌匀即可。每日 1 剂，用开水冲泡，代茶饮用。

秘方 三

[组方] 黄芪、白术、陈皮各 10 克，党参、炙甘草、熟地黄、葛根各 9 克，当归 12 克。

[用法] 将上述药以水煎煮，取药汁。每日 1 剂，分 2 次服用。

秘方 四

[组方] 陈皮 15 克，核桃仁 20 克，甘草 6 克。

[用法] 将上述药以水煎煮，取药汁。每日 2 剂，连服 3 日。

[备注] 本方中的陈皮也可以用橘皮代替，疗效基本相同。

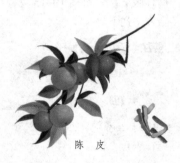

陈 皮

秘方 五

[组方] 生姜 5 克，红糖 50 克。

[用法] 生姜洗净，捣烂。与红糖共置杯内，加温水冲泡。代茶饮，每日 1 剂。

[备注] 此方对低血压有明显疗效。

秘方 六

[组方] 嫩母鸡 1 只，黄芪 30 克，天麻 15 克，葱、姜各 10 克，食盐 1.5 克，黄酒 10 克，陈皮 15 克。

[用法] 母鸡去毛、爪及内脏，入沸水中焯至皮伸，再用凉水冲洗。将黄芪、天麻装入鸡腔内。将鸡放于砂锅中，加入葱、姜、盐、酒及陈皮，加水适量，文火炖至鸡烂熟，加胡椒粉少许即可食用。

[备注] 补宜肺脾，益气补虚。治低血压引起的食欲不振、腹胀腰酸、头昏乏力、头晕目眩、眼冒金花，及久立久卧突然起身时出现眼前发黑，并伴有心悸、胸闷、面色苍白、出冷汗、失眠等。

秘方 七

[组方] 西洋参 5 克，桂枝 15 克，制附子 12 克，生甘草 10 克。

[用法] 将上述药用开水泡服，频频代茶饮，每日 1 剂，服至症状消失，血压恢复正常为止。

秘方 八

[组方] 白萝卜（多汁、不辣者更好）。

[用法] 洗净，捣烂，绞汁，每次 150 克，兑少量蜂蜜炖服，每日 2 次。

秘方 九

[组方] 鸡蛋适量，当归、黄芪、红枣各 30 克。

[用法] 以上述材料同煮。每

次吃 1 个蛋，再喝汤。

[备注]每次可煮 3~4 个鸡蛋，直至血压正常。

冠心病

一

[组方]豆浆汁 500 毫升，粳米 50 克，砂糖或细盐适量。

[用法]将豆浆汁、粳米同下砂锅内，煮至粥稠，以表面有粥油为度，加入砂糖或细盐即可。每日早、晚餐时，温热食用。

[备注]补虚润燥，适用于动脉硬化、高脂血症、高血压、冠心病及一切体弱患者。

秘方 二

[组方]酸枣仁 12 克，猪舌 1 只，冬菇 30 克，葱 10 克，黑木耳 20 克，酱油 10 克，盐 5 克，绍酒 10 克，生粉 20 克，姜 5 克，素油 50 克。

[用法]把酸枣仁烘干，研为细粉；猪舌洗净，用沸水焯透，刮去外层皮膜，切薄片；黑木耳洗净，发透，去蒂根，撕成瓣状；葱切段；姜切丝。把猪舌放碗内，加入酸枣仁粉、绍酒、盐、酱油、生粉、姜、葱各一半，加适量水调

稠状待用。把炒勺放在中火上烧热，加入素油，烧六成热时，加入另一半姜、葱爆香，再加入腌渍之舌片，翻炒 2 分钟，加入黑木耳，炒熟即可。每日 1 次，每次吃猪舌 50 克，伴吃黑木耳。

[备注]宁心安神、滋补肝肾，适用于心肝失调、心悸多梦、冠心病。

秘方 三

[组方]丹参、红果片（山楂片）各 10 克，麦冬 5 克。

[用法]将上述药放在杯中，用沸水浸泡，焖 30 分钟后，晾温即可饮用。代茶频饮。

[备注]活血化瘀，适用于防治冠心病及高血压病，有软化血管的作用。

秘方 四

[组方]马齿苋、韭菜等分，葱、姜、猪油、酱油、盐、鸡蛋各适量。

[用法]将马齿苋、韭菜分别洗净，阴干 2 小时，切碎末。将鸡蛋炒熟弄碎，然后将马齿苋、韭菜、鸡蛋拌在一起，加上精盐、酱油、猪油、味精、葱、姜末为馅，和面制成包子，放在笼里蒸熟食用。

[备注]清热祛湿、凉血解

毒，可防治老年人的冠心病，常吃能使人延年益寿，故有"长命包子"之美称。

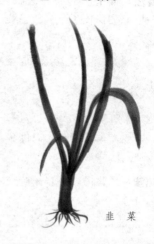

韭 菜

秘方 五

[组方]蜂蜜 25 克，首乌、丹参各 25 克。

[用法]先将两味中药用水煎，去渣取汁，再调入蜂蜜拌匀，每日 1 剂。

[备注]益气补中、强心安神，治冠状动脉粥样硬化性心脏病。

秘方 六

[组方]蛤蜊肉 200 克，川芎 10 克，土豆、料酒等各适量。

[用法]将川芎加水适量煎取约 50 毫升的药汁，过滤去渣后备用。把土豆切片倒入锅中，倒入川芎汁和适量的水，煮至土豆将熟时，把用盐水

洗过的蛤蜊肉放入，煮沸后加入调味品。食肉，饮汤。

[备注] 强精、活血、造血、安神，适用于冠心病、心绞痛等症。

 七

[组方] 白果叶、瓜蒌、丹参各 15 克，薤白 12 克，郁金 10 克，甘草 4.5 克。

[用法] 共煎汤。每日早晚各服 1 次。

[秘方] 八

[组方] 柿叶 10 克，山楂 12 克，茶叶 3 克。

[用法] 上述 3 味料以沸水浸泡 15 分钟即成。每日 1 次，不拘时频频饮服。

风湿性心脏病

[秘方] 一

[组方] 大黑附子 20 克。

[用法] 采其根茎，切片，水浸 7 天，每天换水 1 次，取出，洗净，去皮，切片，晒干备用。水煎服用，每日 1 剂，分 2 次服用，加红糖 3 克为引。

[备注] 本方具有祛风湿作用，另外，对高热、肺结核有一定疗效。孕妇忌服。

[秘方] 二

[组方] 蛋黄 10 个。

[用法] 取蛋黄放入铁锅内，以文火煎熬出蛋黄油约 50 克，每日 3 次，每次 0.5 克。

[备注] 本方主治心脏病、心律失常、动脉硬化。

病毒性心肌炎

[秘方] 一

[组方] 西洋参 6 克，麦冬 12 克，五味子 5 克。

[用法] 水煎服，每日多次代茶饮。

[备注] 适用于慢性病毒性心肌炎患者，常服。

[秘方] 二

[组方] 百合、夜交藤各 20 克。

[用法] 水煎成汁，加入粳米 75 克煮粥，早晚分服。

[备注] 适用于病毒性心肌炎属于心阴不足者。

[秘方] 三

[组方] 鲜甘薯 100 克，洗净切片，葛根 15 克，薏苡仁 30 克。

[用法] 共入砂锅，加水煎煮，去渣取汁，每日 2~3 次饮服。

[备注] 适用于湿热型心肌炎急性期。

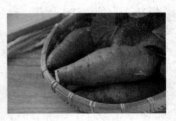

甘薯

动脉硬化

 一

[组方] 苹果 400 克，芹菜 300 克，盐、胡椒各适量。

[用法] 苹果切块，芹菜切条，加水榨取汁，加盐、胡椒即可。

[备注] 降低血压、软化血管壁，可辅治动脉硬化。

[秘方] 二

[组方] 香蕉 100 克，牛奶

100 毫升，蜂蜜适量。

[**用法**] 香蕉去皮榨汁；牛奶煮沸。香蕉汁、蜂蜜加入牛奶中搅匀。早、晚分饮。

[**备注**] 益气生津、通脉添髓，可辅治动脉硬化。

秘方 三

[**组方**] 鲜嫩苦瓜 200 克，芝麻 30 克，精盐、醋、麻油各适量。

[**用法**] 芝麻用小火炒香，研碎，加精盐调匀。鲜嫩苦瓜剖开，去瓤、子，切薄片，加精盐、水浸泡，捞出后轻轻挤去水分，调醋、芝麻末、精盐、麻油。佐餐食。

[**备注**] 清热解毒、祛瘀降脂、轻身减肥，可辅治动脉硬化。

秘方 四

[**组方**] 芹菜 300 克，豆腐干丝 100 克，精盐、味精、白糖、生姜丝、麻油各适量。

[**用法**] 将较粗的芹菜用刀劈开，再切 4 厘米长段。炒锅加水烧沸，放入芹菜、豆腐干丝煮至芹菜断生时捞出，过凉沥水，调精盐、味精、白糖、生姜丝、麻油。佐餐食。

[**备注**] 平肝清热、降压，可辅治动脉硬化。

秘方 五

[**组方**] 山药 100 克，小米 100 克。

[**用法**] 鲜山药去皮切片，与小米同入锅，加水 500 毫升，烧沸后转小火煮稀粥。每天早、晚分食。

[**备注**] 健脾止泻、消食减肥，可辅治动脉硬化。

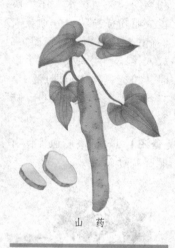
山药

秘方 六

[**组方**] 番茄 300 克，白糖 10 克。

[**用法**] 番茄用沸水烫软去皮，切碎，将番茄汁挤入碗，加白糖调味，用温开水冲调。每天上、下午分饮。

[**备注**] 平肝凉血、生津止渴、软化血管，可辅治动脉硬化。

秘方 七

[**组方**] 芹菜 150 克，西瓜 1 个（2.5 千克左右）。

[**用法**] 芹菜入冷开水中浸泡，连根、叶茎切碎，盛碗中。西瓜切开，取瓜瓤（去子）与芹菜同榨取汁。早、晚分饮。

[**备注**] 清热祛风、除烦降压，可辅治动脉硬化。

秘方 八

[**组方**] 丝瓜 250 克，番茄 100 克，毛豆米 50 克，素油、葱花、姜末、精盐、味精、湿淀粉、麻油各适量。

[**用法**] 丝瓜去外皮，切 3 厘米长条；番茄连皮切薄片；嫩毛豆米用水洗净，留毛豆衣炒锅加素油烧六成热，丝瓜稍炒后加清汤、嫩毛豆米、番茄片、葱花、姜末，烧沸后焖 10 分钟，调精盐、味精、湿淀粉、麻油。佐餐食。

[**备注**] 清心除烦、凉血解毒、止渴降糖，可辅治动脉硬化。

秘方 九

[**组方**] 豆腐 500 克，熟虾皮 50 克，葱花、姜丝、精盐、味精、麻油各适量。

[**用法**] 豆腐用沸水略煮，切丁，放入熟虾皮及葱花、生姜丝，调精盐、味精、麻油。佐餐食。

[**备注**] 清热解毒、补虚益肾。

 十

[**组方**] 大枣 30 克，黑木耳 15 克，冰糖适量。

[**用法**] 大枣、黑木耳（泡发）加水 600 毫升煮至 400 毫升，调冰糖。每天 1 剂，分 1~2 次食枣和木耳，连并喝汤，连服 5~6 天。

[**备注**] 补血止血，可辅治动脉硬化。

高脂血症

 一

[**组方**] 白木耳、黑木耳各 10 克，冰糖 5 克。

[**用法**] 黑、白木耳温水泡发，放入小碗，加水、冰糖适量，置蒸锅中蒸 1 小时。饮汤吃木耳。

[**备注**] 滋阴益气、凉血止血，适于血管硬化、高血压、冠心病患者食用。

 二

[**组方**] 麦麸 60 克，山楂 35 克，茯苓粉 45 克，粟米粉 120 克，糯米粉 60 克，红糖 30 克。

[**用法**] 先将麦麸、山楂拣杂，山楂切碎去核，晒干或烘干，共研为细末，与茯苓粉、粟米粉、糯米粉、红糖一起拌和均匀，加适量水，用竹筷搅成粗粉样粒状，分别装入 8 个粉糕模具内，轻轻摇实，放入笼屉，用大火蒸半个小时，粉糕蒸熟取出即成。早晚各服 1 次，或当点心，随餐食用。

[**备注**] 可辅治高脂血症伴有肥胖、冠心病。

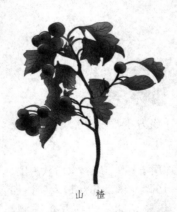

山楂

 三

[**组方**] 决明子 40 克，核桃仁 40 克，黑芝麻 50 克，薏苡仁 60 克，红糖 20 克。

[**用法**] 先将决明子、黑芝麻分别洗净后，晒干或烘干，决明子敲碎，与黑芝麻同入锅中，微火翻炒出香味，趁热共研为细末。将核桃仁拣杂后洗净，晾干后研成粗末。将薏苡仁拣杂，淘洗干净，放入砂锅，加水适量，大火煮沸后，改用小火煨煮成稀黏稠状，加红糖，调入核桃仁粗末，拌和均匀，再调入决明子、黑芝麻细末，小火煨煮成羹即成。早晚各服 1 次。

 四

[**组方**] 海带 150 克，绿豆 150 克，红糖 150 克。

[**用法**] 将海带浸泡，洗净，切块，绿豆淘洗干净，共煮至豆烂，用红糖调服。每日 2 次，可连续食用。

[**备注**] 清热、养血。治高血脂、高血压。

 五

[**组方**] 黑芝麻 70 克，桑葚 65 克，白砂糖 20 克，粳米 60 克。

[**用法**] 将黑芝麻、桑葚、白砂糖一同研碎后放入锅中，加适量水，用旺火煮沸，再改用文火熬成稀糊状，调入白砂糖即成。每天 1 剂，分 2 次服用。

[备注] 可辅治高脂血、高血压等症。

 秘方 六

[组方] 鲜山楂 50 克，陈皮 20 克，红糖 30 克。

[用法] 先将鲜山楂拣杂，洗净切碎，与洗净切碎的陈皮同放入纱布袋中，扎口，放入砂锅，加足量清水，中火煎煮半个多小时，取出药袋，滤尽药汁，调入红糖，拌和均匀即成。早晚各服 1 次。

[备注] 可辅治中老年脾弱湿盛、气血瘀滞型高脂血症。

秘方 七

[组方] 香菇（干品）6 个。

[用法] 先将香菇洗净，切成细丝后放入杯中，用刚煮沸的水浸泡，加盖焖 20 分钟即可饮用。当茶频频饮服，一般可连续冲泡 4 次左右。

秘方 八

[组方] 荷叶细末 20 克，粟米 100 克，红枣 20 个，红糖 20 克。

[用法] 先将红枣、粟米洗净，放入砂锅，加适量水，大火煮沸后，改用小火煨煮半个

小时，调入荷叶细末，继续用小火焖煮至粟米酥烂，加入红糖拌匀即成。早晚各服 1 次。

[备注] 可辅治各型高脂血症。

 秘方 九

[组方] 绿豆 200 克，生大黄 8 克，蜂蜜 30 克。

[用法] 先将绿豆拣杂洗净，放入砂锅，加适量清水，浸泡半个小时。将生大黄拣杂洗净后切片，加水煎约 2 分钟后取汁。砂锅置火上，大火煮沸，改用小火煨煮 1 小时，待绿豆酥烂，将生大黄汁、蜂蜜加入绿豆汤中，拌和均匀即成。早晚各一次。

[备注] 可辅治高脂血症伴有便秘。

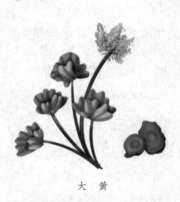

大 黄

秘方 十

[组方] 红花 6 克，绿茶 6 克。

[用法] 先将红花拣杂，与绿茶同放入有盖杯中，用沸水冲泡，加盖焖 15 分钟即成。当茶频频饮服，一般可连续冲泡 4 次左右。

冠状动脉粥样硬化性心脏病（心绞痛）

 秘方 一

[组方] 丹参 15 克，降香 15 克，木通 12 克，王不留行 12 克，三七 6 克，通草 3 克。

[用法] 水煎服，每日 1 剂。

秘方 二

[组方] 豌豆苗适量。

[用法] 将豌豆苗洗净捣烂，榨汁，每次饮纯汁半小杯，每日 2 次，略加温水调服。

[备注] 适用于冠心病胸闷隐痛、心悸气短、面色无华、头晕目眩。

秘方 三

[组方] 白木耳 10 克，黑木耳 10 克，冰糖适量。

[**用法**] 将上述用料用温水泡发后洗净，放入碗中，加水及冰糖，隔水蒸 1 小时。

[**备注**] 适用于冠心病属于心血瘀阻型，胸部刺痛，时有心悸不宁，舌有瘀点或紫暗，脉沉涩等症。

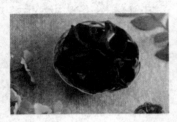

黑木耳

秘方 四

[**组方**] 蒲黄 10 克，五灵脂 10 克，丹参 15 克，赤芍 12 克，川芎 12 克，降香 10 克，葛根 30 克，瓜蒌 15 克，三七粉 3 克（冲服）。

[**用法**] 水煎服，每日 1 剂。偏阳者可加入附片、肉桂；偏阴虚者可加入首乌、寸冬；偏气虚者可去灵脂，加入参或党参、黄芪；有痰湿者可加入陈皮、半夏。

[**备注**] 活血化瘀、宣通心脉。

秘方 五

[**组方**] 丹参 30 克，白酒 500 克。

[**用法**] 将丹参切成片，装入纱布袋内，浸入酒中 15 天即成。每日 2 次，每次饮酒 15 毫升。

[**备注**] 适用于冠心病属于阳气虚衰型，胸痛彻背、心悸、畏寒肢冷、无力、面色苍白、舌淡胖、苔薄白。

心律失常

秘方 一

[**组方**] 鲜仙人掌 30~50 克。

[**用法**] 去皮刺，切碎，加适量红糖，水煎服，每日 1 剂。

秘方 二

[**组方**] 苦参 300 克。

[**用法**] 煎汁，每次服用 50 毫升，每天上、下午各服 1 次，连服 2~4 周。

秘方 三

[**组方**] 郁金适量。

[**用法**] 研粉，开始服 5~10 克，每日 3 次，如无不良反应，可加大到 10~15 克，每日 3 次。3 个月为一疗程。

秘方 四

[**组方**] 苍术 20 克。

[**用法**] 水煎 2 次，每次煎煮 30 分钟，各取煎液 150 毫升，2 次煎液混合，分早晚 2 次服下，3 日为一疗程。一般服 2~3 个疗程。

秘方 五

[**组方**] 黄连适量。

[**用法**] 焙干，研末，每次 0.3 克，温开水冲服，每日 2 次。

[**备注**] 清心定悸。治快速型心律失常属心火旺盛者，症见心悸心烦、口干苦、噩梦纷纭、便秘、舌红苔黄、脉数。

秘方 六

[**组方**] 女贞子 250 克。

[**用法**] 加水 1500 毫升，文火熬至 900 毫升，备用。每次服用 30 毫升，每日 3 次，4 周为一疗程。

[**备注**] 养阴生津。治心律失常属阴虚者。

秘方 七

[**组方**] 冬虫夏草适量。

[**用法**] 将其焙干，研成细末，装入胶囊，每粒含药 0.25

克，每次 2 粒，每日 3 次，连服 2 周。

[备注] 补肾益精。治心律失常属心肾两虚者，对年老体弱或病后体虚者尤其适宜。

秘方 **八**

[组方] 百合 60~100 克。

[用法] 水煎煮，加适量冰糖调服，每日 1 次。

[备注] 清心安神、清热除烦。治心悸属心阴虚者，症见心悸不宁、五心烦热、口干、舌红少苔或无苔、脉细数。

秘方 **九**

[组方] 黄芪 30 克。

[用法] 水煎服，每日 3 次，连服 60 天。

秘方 **十**

[组方] 人参适量。

[用法] 将其切成 0.5~1 毫米厚的薄片，早晨或晚上临睡前取 1 片置口中含服，治疗期每日含 2 片，巩固阶段每天含 1 片，10 天为一疗程。

[备注] 益气养心。治心律失常属气虚者，症见心慌动悸、劳后为甚、倦怠乏力、自汗、舌淡红、苔薄白，以及脉细、弱或脉结、代。

秘方 **十一**

[组方] 三七适量。

[用法] 研为细粉，每次服 0.5 克，每日 3 次，15 天为一疗程。

[备注] 活血化瘀止痛。治病态窦房结综合征属气滞血瘀者，症见心悸不宁、胸闷作痛、痛有定处、舌质紫黯、脉弦或涩。

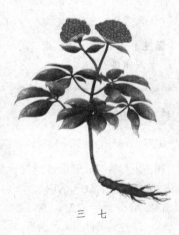

三 七

心力衰竭

秘方 **一**

[组方] 人参 9 克，制附子 9 克，五味子 9 克，黄芪 30 克，丹参 30 克，麦冬 30 克，泽泻 30 克，猪苓 30 克，北五加皮 6 克，川芎 10 克，葶苈子 15 克。

[用法] 熬成药膏（每毫升含生药 1 克），50 毫升 / 日，分 3 次口服，2 周 1 疗程。

[备注] 主治充血性心力衰竭。

秘方 **二**

[组方] 熟附片 9~15 克（先煎），党参、黄芪、茯苓、泽泻各 15~30 克，炒白术、车前子（包）各 15 克，甜葶苈 30 克。

[用法] 每日 1 剂，水煎服。

[备注] 阴虚或阴竭者忌用。

秘方 **三**

[组方] 大枣 15 枚，枳实 30 克，葶苈子 40 克。

[用法] 每日 1 剂，水煎，分 3 次服用。

[备注] 利水消肿、补中益气，主治心力衰竭。

秘方 **四**

[组方] 桂枝 9 克，赤芍 12 克，川芎 6 克，杏仁 12 克，丹参 12 克，葶苈子、万年青根、麦冬各 15 克，鱼腥草、开金锁、益母草各 30 克。

[用法] 每日 1 剂，水煎服。

秘方 五

[组方] 附子 6~9 克，红参 3~6 克，桂枝 3~9 克，白术 10~15 克，茯苓 10~30 克，赤芍、葶苈子各 9~15 克，黄芪 15~30 克，生姜 3 片，大枣 3 枚。

[用法] 每日 1 剂，水煎服，10 剂为 1 疗程。

[备注] 服药期间一律停用洋地黄制剂及速效利尿剂，低盐饮食；因肺部感染、风湿性活动期而病情加重者，可酌用西药以祛除病因。

贫血

秘方 一

[组方] 阿胶 15 克，糯米 100 克，大枣 10 枚。

[用法] 将阿胶捣碎，大枣去核与糯米煮粥，待熟加入阿胶，稍煮，搅化即成。每日早、晚餐温热服食。

[备注] 养血止血、滋阴润肺，安胎，适用于血虚萎黄、眩晕心悸、虚劳咯血、吐血尿血、便血等多种血症。

秘方 二

[组方] 龙眼肉、当归各 15 克，鸡半只，调料适量。

[用法] 将鸡洗净切块，龙眼肉、当归洗净，共置锅内，加水炖熟，调味，吃肉喝汤。每日 1 剂。

秘方 三

[组方] 莲子 15 克，龙眼肉 10 克，糯米 30 克。

[用法] 将莲子、龙眼肉、糯米同煮成粥。温热食用，每日 2 次。

[备注] 补心脾、益气血，适用于失血性贫血。

秘方 四

[组方] 人参、蜂蜜各适量。

[用法] 人参切成硬币状薄片，加蜂蜜调和后放入锅内蒸煮，开锅 20 分钟后取出，凉后备用。每晚睡前用温水送服 1 片人参。

[备注] 高血压者不宜服用。

秘方 五

[组方] 大米适量，猪肉 200 克，当归 15 克，洋葱、土豆、胡萝卜片、调味品各适量。

[用法] 将大米做成干饭将当归加水煎取药汁约 50 毫升，连渣保留备用。将猪肉炒熟，加入洋葱片、胡萝卜、土豆丝及调味品，翻炒数下后连渣倒入当归汁，加入盐、酱油、胡椒粉等调味料，煮熟后即可与米饭同食。当主食吃。

[备注] 本品具有促进血液循环及新陈代谢的功效，适宜于血虚体弱、贫血、面色白光白、月经稀少等症。

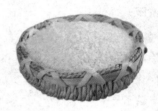

大 米

秘方 六

[组方] 鲜豌豆粒 750 克，核桃仁、藕粉各 60 克，白糖 240 克。

[用法] 豌豆用开水煮烂，捞出捣成细泥，藕粉放入冷水调成稀糊状；核桃仁用开水稍泡片刻，剥去皮，用温油炸透捞出，稍冷，剁成细末；锅内放入水烧沸，加入白糖、豌豆泥，拌匀，待煮开后，将调好的藕粉缓缓倒入，勾成稀糊状，撒上核桃仁末即可。可供早晚作点心食用。

[备注] 滑肠、润燥、补肾，适用于贫血、肠燥便秘、肾

虚咳喘，健康人食用能增强记忆力、防病延年。

秘方 七

[组方] 全猪肚（猪胃）1个。

[用法] 将猪肚用盐水洗净，去油脂，切碎置于瓦上焙干，捣碎，研为细末，放入消过毒的瓶子内。每日服 2 次，每次 15 克，可用 1 月余。

[备注] 补虚劳、益血脉，适用于恶性贫血。

秘方 八

[组方] 牛骨髓、龙眼肉、红枣（去核）各 400 克。

[用法] 加清水 3000 毫升，慢熬成膏。每日服 2 次，每次 2 匙。

[备注] 适用于再生障碍性贫血。

秘方 九

[组方] 干香菇 25 克，水豆腐 400 克，鲜竹笋 60 克。

[用法] 以平常方法做菜，佐餐食用。每日 1 剂。

[备注] 益胃健脾，补虚损，适用于贫血、缺钙、病后体虚等。

秘方 十

[组方] 糯米 300 克，赤小豆、生山药各 30 克，大枣 20 枚，莲子、白扁豆各 15 克。

[用法] 先将赤小豆、白扁豆煮烂，加大枣、莲子、糯米，再将山药切成小块加入粥内，以熟为度。早晚分服。

[备注] 适用于再生障碍性贫血。

心悸

秘方 一

[组方] 人参、麦门冬、五味子、黄花、当归、芍药、甘草各适量。

[用法] 每日 1 剂，水煎 2 次，分服。

秘方 二

[组方] 半夏 10 克，风化硝 10 克（冲），茯苓 31 克，花槟榔 10 克，猪苓 31 克，郁李仁 16 克。

[用法] 每日 1 剂，水煎 2 次，分服。

[备注] 胃脘跃动（痰饮心悸）。症见心悸心慌，伴有失眠、头晕等。

秘方 三

[组方] 党参、麦门冬、五味子、龙骨、牡蛎、钩藤、当归、白芍、枸杞、甘草各适量。

[用法] 水煎服，每日 1 剂。

[备注] 治气血两亏之心悸。

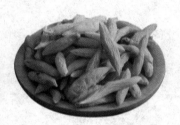

麦门冬

秘方 四

[组方] 橘络、丝瓜络各 6 克，青葱根、茜草根、旋覆花、赤芍、归尾、桃仁、红花、青蒿各 6 克，鳖甲 25 克，大黄䗪虫丸 1 丸（分吞）。

[用法] 水煎服，每日 1 剂。

[备注] 治风心病心衰晚期，症见大肉已脱、上气喘满、心悸怔忡、腹部撑胀、纳差便溏、肚大青筋、下肢水肿等，舌边有瘀斑或青筋暴、脉来两天关浮弦或虚数无根。

秘方 五

[组方]生地 12 克，丹皮 12 克，知母 9 克，黄柏 6 克，黄连 6 克，龙眼肉 12 克，玉竹 12 克，莲子肉 12 克，枣仁 9 克，夜交藤 15 克，珍珠母 15 克。

[用法]每日 1 剂，水煎 2 次，分服。

[备注]清热安神。

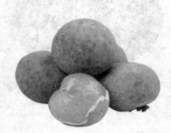

龙 眼

秘方 六

[组方]太子参 15~30 克，麦门冬 15 克，五味子 6 克，淮小麦 30 克，甘草 6 克，大枣 7 枚，丹参 15 克，百合 15 克。

[用法]每日 1 剂，水煎 2 次，分服。

[备注]治心悸难宁、胸闷烦热、口干津少少寐多梦，或伴汗出，以及苔少质红，脉细数或有间歇，多用于窦性心动过速、室上性心动过速、心脏神经官能症等。

紫癜

秘方 一

[组方]藕节 250 克，大枣 1000 克。

[用法]将藕节洗净，加水适量煎至稠，再放入大枣，煎至熟。拣去藕节，吃大枣，可尽量服用，连续吃 3~5 个月。

[备注]补血止血。治血小板减少性紫癜。

秘方 二

[组方]藕节 4 个，荞麦叶 100 克。

[用法]水煎。连续饮用。

[备注]凉血止血。治紫癜。

秘方 三

[组方]鹿角胶 15 克，黄酒半杯，红糖适量。

[用法]鹿角胶是鹿角经煎熬浓缩而成的一种胶体物质。将鹿角胶加酒和水各半杯，于锅内隔水炖化后，调入适量红糖。每日分 2 次服用。

[备注]鹿角胶以选用棕黄色半透明、光滑、无腥膻气味者为宜。凡阴虚火盛所致的大便干燥、尿黄、目赤以及外感、发热等患者忌用。

秘方 四

[组方]黄鱼鳔 150 克。

[用法]将黄鱼腹中白鳔洗净，放入锅内加水，用文火炖煨 1 日，要经常搅动使其溶化。全料分作 4 日量，每日 2 次分服，服时需再加热。

[备注]补气，止血。治紫癜、鼻衄、齿衄等。

秘方 五

[组方]鲤鱼或鲫鱼之鳞、黄酒、盐各少许。

[用法]将剥下之鱼鳞洗净，入开水锅中煮 3~4 小时，去渣后略加黄酒及盐调味，置于阴凉处约一昼夜即成胶状。切块食用，每日 150 克。

[备注]治特发性血小板减少性紫癜。

秘方 六

[组方]羊胫骨 500 克，大枣 150 克。

[用法]将羊胫骨砸碎，洗净，加水煮约 1 小时，然后放入洗净的大枣再煮 20 分钟即成。每日分 3 次服食，10 天为一疗程。

[备注]治血小板减少性紫癜、贫血。

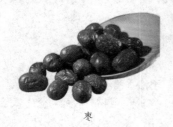

枣

秘方 七

[组方]兔肉 500 克，红枣 100 克，红糖适量。

[用法]将兔肉洗净，切块，同红枣、红糖共放锅内隔水炖熟。分 3 次服食。

[备注]治过敏性紫癜、贫血。

秘方 八

[组方]花生米衣 25 克，大枣 15 个。

[用法]花生米浸泡搓下外衣，同枣共煎。每日早晚分 2 次服用，7 天为一疗程。

[备注]花生米衣可使凝血时间缩短，其中所含的一种油类有效成分比花生米高达数十倍。

秘方 九

[组方]猪蹄 1 只，红枣 20 个。

[用法]加水共炖至极烂。每日 1 次，吃肉饮汤。

[备注]和血脉、润肌肤。治紫癜、血友病、鼻衄、齿衄。

秘方 十

[组方]柿叶（7~9 月采摘）5 克，花生衣 15 克。

[用法]柿叶浸于沸水中稍烫，捞出晾干（禁在阳光下晒），同花生衣搓碎。温开水送服，连用 2 个月。

[备注]止血消瘀。治血小板减少性紫癜。

水肿

秘方 一

[组方]鲜白茅根 500 克。

[用法]用水 4 大碗，煮数沸，以静置后根皆沉水底为度，去渣温服，每次半杯，日服 5~6 次，夜服 2~3 次。

[备注]清热利尿。治水肿、小便不利属热者。

秘方 二

[组方]炒杜仲 9~15 克。

[用法]与 1 枚猪肾（猪腰）同煎至熟，喝汤吃猪肾。

秘方 三

[组方]僵蚕适量。

[用法]焙干研细末，每次 1.5 克，每日 3 次，开水送服。

秘方 四

[组方]菝葜适量。

[用法]晒干研末，每次 3 克，每日 3 次。

[备注]祛风利湿。治水肿反复发作者。

秘方 五

[组方]冬瓜皮 250 克。

[用法]加水适量，煮沸后文火煮 30 分钟，取汁代茶饮，每日 1 剂。

[备注]利水消肿。治水肿胀满、小便不利。

秘方 六

[组方]益母草 120 克。

[用法]水煎，分 4 次服，隔 3 小时服 1 次，1 日服完，连服 10 日。

[备注]活血化瘀、利水消肿。治肾炎水肿，对兼有瘀热者尤其适宜。

呕吐

秘方 一

[组方] 甘蔗汁半杯，鲜姜汁1汤匙。

[用法] 甘蔗汁是将甘蔗剥去皮，捣烂取的汁液。姜汁制法与此同。将两汁和匀稍温服饮，每日2次。

[备注] 清热解毒、和胃止呕。治胃癌初期、妊娠反应、慢性胃病等引起的反胃吐食或干呕不止。

秘方 二

[组方] 陈醋、明矾、面粉各适量。

[用法] 上3味料共调成糊状。用时敷于两足心涌泉穴，用纱布包扎固定，一般半小时后可发生止呕作用。

[备注] 消积解毒、清热散瘀。治呕吐不止、泄泻。

秘方 三

[组方] 韭菜根。

[用法] 洗净，捣烂绞取汁约一小酒杯。用少许开水冲服。

[备注] 健胃止呕。治呕吐、恶心。

秘方 四

[组方] 白胡椒、生姜、紫苏各5克。

[用法] 水煎服，每日2次。

[备注] 健胃止呕。治食荤腥宿食不消化引起的呕吐及腹痛。

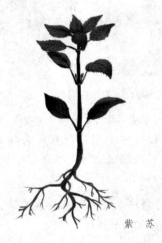

紫苏

秘方 五

[组方] 党参、茯苓各12克，白术、炙甘草、半夏、陈皮各10克，木香6克，砂仁3克（后下）。

将上述药以水煎煮，取药汁。每日1剂，分2次服用。趁热服食，3~5日为1个疗程，病愈后即可停服。

秘方 六

[组方] 苍术（干）、香附、川芎、神曲、栀子各等份。

[用法] 上述药研为细末，做成绿豆大的丸剂。每次服6~9克，温开水送服。

秘方 七

[组方] 生姜9克，肉豆蔻6克，粳米适量。

[用法] 前二味药捣烂，与米同煮粥。早晚服用。

秘方 八

[组方] 五倍子2克，蓖麻仁10克。

[用法] 上述药研为细末，捣成泥状。将药泥敷于脐部，每日早、中、晚用热水袋热敷脐部，3~4日换药1次。

呃逆（打嗝）

秘方 一

[**组方**] 茶叶 10 克，柿蒂 3 个。

[**用法**] 茶叶、柿蒂用开水冲泡，温饮频服。

[**备注**] 主治胃寒呃逆。

秘方 二

[**组方**] 丁香 2 粒，黄酒 50 毫升。

[**用法**] 黄酒放在瓷杯中，加丁香，隔水蒸 10 分钟，趁热饮酒。

[**备注**] 本方具有温中祛寒之功效，主治胃寒呃逆。

秘方 三

[**组方**] 陈皮 30 克，生姜 18 克，胡椒 10 粒。

[**用法**] 上述药以水煎，徐徐咽之。

秘方 四

[**组方**] 葡萄汁、枇杷汁各 20 毫升。

[**用法**] 把葡萄、枇杷洗净，绞汁，两者混合后用开水冲服，一次饮下，立见效果。

[**备注**] 本方清热降逆，主治胃热呃逆。

秘方 五

[**组方**] 砂仁 2 克。

[**用法**] 将砂仁细嚼，嚼碎的药末随唾液咽下，每日嚼 3 次，每次 2 克。

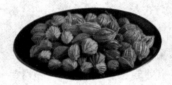

砂 仁

秘方 六

[**组方**] 甘蔗汁、藕汁、荸荠汁、韭菜汁各 50 毫升，白糖 15 克。

[**用法**] 上述诸汁和匀，加白糖煮后趁热服。

[**备注**] 主治呃逆，症见呃声洪亮、口臭烦渴、面赤烦躁等。

秘方 七

[**组方**] 鲜芦根、鲜茅根各 50 克。

[**用法**] 将 2 味料洗净，加水煎 15 分钟，代茶频饮。

[**备注**] 本方清热凉血，主治胃阴不足所致呃逆频作、口干舌红者。

秘方 八

[**组方**] 指甲花（凤仙花）25 克。

[**用法**] 将指甲花捣碎，用开水浸泡 10 分钟后滤去渣，取汁用，1 次饮 1 小杯。

秘方 九

[**组方**] 刀豆子 10 克，绿茶 3 克，生姜 3 片，红糖适量。

[**用法**] 将诸物放入保温杯内，用沸水浸泡片刻，趁热饮用。

[**备注**] 温中祛寒。主治胃寒型呃逆。

秘方 十

[**组方**] 生姜汁 60 毫升，蜂蜜 30 克。

[**用法**] 上 2 味料调匀，加温服下，一般 1 次即止，不愈再服。

[**备注**] 主治胃寒型呃逆。

胃下垂

[**组方**] 黄芪、党参（或太子参）、银柴胡、干荷叶各适量。

[**用法**] 每日 1 剂，水煎 2 次分服。

[**组方**] 枳实 15 克、白术 15 克、生姜 10 克。

[**用法**] 煎 150 毫升，每日 3 次，食前半小时服之。

[**备注**] 主治胃下垂弛缓无力、排空时间延长、水饮停留、上腹胀满、动摇有声（震水音）。

秘方 三

[**组方**] 制马钱子 60 克，枳实 80 克，白术 360 克。

[**用法**] 3 味药各研细末，炼蜜为丸，每丸重 3 克，早晚饭后各服 1 丸，温开水送下。

秘方 四

[**组方**] 生黄芪 25 克，何首

乌、伞当归、鸡血藤各 15 克，柴胡 20 克，炒葛根、升麻、山萸肉、香附各 12 克，生甘草 10 克。

[**用法**] 将上述药水煎，每日 1 剂，分早、中、晚 3 次口服，半个月为 1 个疗程。

秘方 五

[**组方**] 肉桂 1 克（刮去粗皮），炒五倍子 2 克，炒何首乌 3 克。

[**用法**] 将上述药分别研为细末，混匀，每日 1 剂，用凉开水送服，20 天为 1 个疗程。

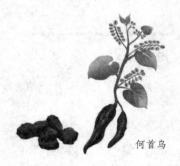

何首乌

秘方 六

[**组方**] 鲜猪肚 1 个（洗净正面朝外），白术片 250 克（用水浸透）。

[**用法**] 将白术片放入猪肚内，两端用索线扎紧，放入大瓦罐内，加满水（罐内须用洗净碎瓦片垫在底上，以免猪

肚黏在罐底上），置火上，煮 1 日，将猪肚内白术片取出晒干，焙枯，研成极细末，猪肚可切细脍食。每次服 3 克，每日 3 次。空腹时用米汤送下，开水亦可。服完之后，可继续按此法配制，以 5 剂为 1 个疗程。轻症 1 个疗程可治愈，重症可连用 3 个疗程。

秘方 七

[**组方**] 蓖麻子仁 3 克（选饱满洁白者为佳），五倍子 1.5 克。

[**用法**] 上 2 味料为 1 次用量。将 2 味料捣碎，研细，混匀后加水，制成形似荸荠状一上尖下圆的药团，大小可根据患者脐眼大小而定。将药团对准脐眼塞上，外用橡皮膏固定，每日早中晚各 1 次。用热水袋放于脐眼上热敷，每次热敷 5~10 分钟，以感觉温热不烫皮肤为度。一般 4 天后取掉药团。贴敷 3 次为 1 疗程。1 疗程后可做 X 线造影复查。如胃的位置已复原，应停止用药；未复原，可再进行第 2 疗程。

[**备注**] 除湿通络、敛肺涩肠。治胃下垂。

胃脘痛

秘方 一

[组方] 乌龟肉 200 克，猪肚 200 克，盐少许。

[用法] 将乌龟宰杀去肠、脏，洗净，切块。猪肚洗净切作小块，共放锅内加水、盐炖煮至肉烂。每日分 3 次吃完。

秘方 二

[组方] 百合 60 克，糯米 100 克，红糖少许。

[用法] 共煮作粥，熟时加红糖。每日 1 次，连服 10 天。

秘方 三

[组方] 猪肚 1 个，胡椒 10 粒，姜 5 片。

[用法] 将猪肚用醋水反复洗净，加入胡椒和姜片，隔水炖烂。每日早晚就饭吃。

[备注] 温中下气、补脾调胃。治胃痛已久、身体虚弱、饮食减少、日渐消瘦。

秘方 四

[组方] 红高粱 120 克，黑豆 60 克，大枣 30 克，神曲适量。

[用法] 将红高粱、黑豆、神曲碾成面。大枣用水煮熟，留汤备用。用煮枣的汤将上三味料碾成的面调和，捏成饼，蒸熟，晾凉，焙干，轧成细面，置砂锅内炒成黄黑色，用蜜为丸，每丸 8 克。晚饭后服 4 丸，白水送服。

[备注] 温中调胃。治腹痛、腹泻，或胃气不和引起的胃刺痛、呕吐酸水等。

秘方 五

[组方] 海蛤壳（煅）、香附各 150 克。

[用法] 共研成细末。每服 15 克，每日 3 次。

[备注] 解郁止痛。治胃脘痛、吐酸水。

秘方 六

[组方] 高良姜 15 克，粳米 100 克。

[用法] 先煎良姜，去渣滤汁，入米煮作粥食。

秘方 七

[组方] 干姜 10 克，胡椒 10 粒。

[用法] 晒干，捣碎，研末。用开水冲服，每日 2 次服完。

[备注] 健胃驱寒。治胃寒痛。

秘方 八

[组方] 大枣适量。

[用法] 洗净水煮。每日吃 40~50 枚，吃枣饮汤。

[备注] 温中补虚。对身体衰弱、食欲不振、脾胃虚寒、受凉腹胀刺痛及贫血有效。

秘方 九

[组方] 荔枝核 100 克，陈皮 10 克。

[用法] 晒干，捣碎，研末。每次饭前开水冲服 10 克。

[备注] 散湿寒，解郁结，和肝胃，止疼痛。治胃脘胀痛、嗳气吞酸。

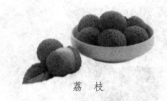

荔枝

急性胃炎

秘方 一

[组方] 香薷 500 克，白扁豆

250 克，厚朴 250 克。

[**用法**] 上药研为粗末，每服 9 克。

 秘方 二

[**组方**] 绿茶、干姜丝各 3 克

[**用法**] 绿茶、干姜丝用沸水冲泡，加盖焖 30 分钟左右即可。代茶频饮。

 秘方 三

[**组方**] 白头翁 30 克，石榴皮 20 克，翻白草 30 克，大蒜 1 头。

[**备注**] 水煎服。

 秘方 四

[**组方**] 橘皮、蜂蜜各 30 克。

[**用法**] 橘皮洗净，切碎，加入蜂蜜与适量清水，小火炖煮 20 分钟。饮汤，食橘皮。

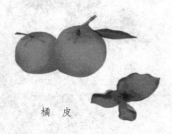

橘 皮

秘方 五

[**组方**] 韭菜适量。

[**用法**] 韭菜连根洗净，捣烂取汁约 100 毫升。每日 2~3 次，连用 3~5 日。

[**备注**] 适用于急性胃肠炎虚寒证。

秘方 六

[**组方**] 桂圆核适量。

[**用法**] 焙干研粉，每次 25 克，白 1 开水送服。

[**备注**] 理气止痛。此方适于急性胃炎。

秘方 七

[**组方**] 艾叶 9 克，生姜 2 片，红茶 6 克。

[**用法**] 艾叶、生姜、红茶一同水煎取汁每日 2~3 次。

秘方 八

[**组方**] 藿香叶 20 克，马齿苋 30 克。

[**用法**] 水煎服。

[**备注**] 方中藿香芳香化湿，配马齿苋清热利湿。

秘方 九

[**组方**] 车前子 30 克，粳米 50 克。

[**用法**] 粳米洗净，车前子用

纱布包好，加水 500 毫升，煎至 300 毫升，去渣，加粳米熬至粥成。每日 1 剂，分 2 次服用。

秘方 十

[**组方**] 臭椿根皮 30 克，车前草 30 克，苍术 15 克，百草霜 15 克，侧柏炭 15 克。

[**用法**] 水煎服。

[**备注**] 清热燥湿、涩肠止泻。此方适用于急性胃炎。

慢性胃炎

秘方 一

[**组方**] 沙参、玉竹、石斛各 9 克，麦冬、党参各 12 克，粳米 18 克，甘草 3 克，红枣 4 枚。

[**用法**] 水煎服。

秘方 二

[**组方**] 百合 15 克，乌药、当归、川芎、元胡、香附各 9 克，白芍 25 克，白术 6 克，茯苓、灵脂、灵仙各 12 克，三七粉 2 克（冲服）。

[**用法**] 水煎服。

三

[**组方**] 北芪 15 克，灵芝 9 克，瘦猪肉 100 克。

[**用法**] 煎煮，饮汤食肉，每日 1 次，连用 10~15 天。

 四

[**组方**] 檀香、砂仁各 5 克。

[**用法**] 水煎服。

[**备注**] 慢性胃炎虚寒证。

五

[**组方**] 川楝子、枳壳、木香、白术、太子参、菝葜、桂花子各 10 克，陈皮、川连、黄芩、佛手各 6 克。

[**用法**] 水煎服。

[**备注**] 适用于慢性胃炎肝气犯胃和脾胃湿热证。

六

[**组方**] 丁香、厚朴各 3~6 克，木香 3 克。

[**用法**] 水煎服。

七

[**组方**] 乌梅 2 枚，白芍 5 克，砂仁 1.5 克。

[**用法**] 焙干研末，冲服。

[**备注**] 治萎缩性胃炎。

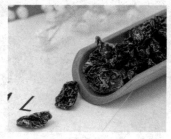
乌梅

八

[**组方**] 高良姜 15 克，桂皮 6 克，香附 9 克。

[**用法**] 水煎服。

胃及十二指肠溃疡

 一

[**组方**] 无花果干果、红糖各适量。

[**用法**] 将无花果干果焙干研末，每次取 6~10 克，加红糖少许，用开水冲服，每日 2~3 次。

二

[**组方**] 红花 30 克，大枣 10 枚，蜂蜜适量。

[**用法**] 将前 2 味料加水煎汤，取汁，调入蜂蜜饮服。每日 1 剂，2 次分服，连服 20 日为 1 个疗程。

[**备注**] 活血化瘀、通络和胃，适用于瘀血阻络型胃及十二指肠溃疡，症见胃痛如刺如割、痛处不移、有呕血或黑便史等。

三

[**组方**] 生甘草 12 克，陈皮 6 克，蜂蜜 60 毫升。

[**用法**] 先煎前 2 味药至 200~400 毫升，冲入蜂蜜。每日 3 次分服。

四

[**组方**] 梅花 6 克，橘饼 1~2 个。

[**用法**] 水煎服。每日 1 剂。

[**备注**] 舒肝行气，和胃化痰。适用于肝胃气滞型胃及十二指肠溃疡。

五

[**组方**] 砂仁末 10 克，猪肚 1 个，调料适量。

[**用法**] 按常法炖熟食用。每 2 日服 1 剂。

[**备注**] 补脾开胃，行气止痛，和中。适用于脾胃虚寒型及肝胃气滞型胃及十二指肠溃疡。

秘方 六

[组方] 田七（三七）末3克，藕汁30毫升，鸡蛋1个，白糖少许。

[用法] 将鸡蛋打破，倒入碗中搅拌。将鲜藕洗净，榨取藕汁，加田七末、白糖，再与鸡蛋搅匀，隔水炖熟服食。

[备注] 止血散寒。适用于胃溃疡及十二指肠溃疡出血、肺结核咯血。

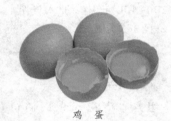

鸡 蛋

秘方 七

[组方] 糯米100克，红枣10个。

[用法] 按常法煮粥，极烂。日常食用。

[备注] 养胃健脾。对胃及十二指肠溃疡、慢性胃炎有辅助疗效。

秘方 八

[组方] 蒲公英30克，山药15克。

[用法] 水煎。分2次服用，每天1剂。

消化不良

秘方 一

[组方] 羊肉100克，秫米（高粱米）100克，盐少许。

[用法] 羊肉切丁，同秫米共煮粥食。

[备注] 补虚开胃。治脾胃虚弱而致的消化不良、腹部隐痛等。

秘方 二

[组方] 野鸭1只，怀山药50克，党参、生姜各25克，盐少许。

[用法] 将野鸭去毛及内脏，洗净，同其他四味料加水共炖。食鸭肉饮汤，每日2次。

[备注] 平胃消食。治肠胃虚弱而致的消化不良、食欲不佳。

秘方 三

[组方] 胡萝卜250克，猪肉100克，食油25克，葱、姜、香菜、盐、酱油、醋、味精、香油各适量。

[用法] 将胡萝卜洗净切成丝，猪肉切丝。锅内加食油，烧热，下葱、姜丝炝锅，加肉丝翻炒，再加胡萝卜丝、醋、酱油、盐，炒熟加味精、香菜，淋入香油翻炒即成。

[备注] 胡萝卜、红糖适量，水煮熟后食用，治疗脾胃虚弱所致的消化不良，小儿尤宜。

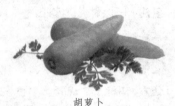

胡萝卜

秘方 四

[组方] 锅巴焦100克，砂仁、小茴香、橘皮、花椒、苍术各10克

[用法] 以上各味料共捣碎，研成细末。每服5~10克，每日2次。

[备注] 健脾开胃、消食化水。治消化不良、膨闷胀饱、不思饮食，对慢性胃炎亦有疗效。

秘方 五

[组方] 小麦100克，怀山药50克，白糖适量。

[**用法**]共捣碎，加水煮为糊，白糖调味。食用。

[**备注**]温养补虚。适于脾胃虚弱者调养用。

肠梗阻

 一

[**组方**]当归、赤芍各 24 克，大黄（后下）、没药、槟榔、柴胡各 6 克，川朴、枳壳、芒硝（后下）、蒲公英、紫花地丁、黄芩、丹皮、黄连、阿胶各 9 克。

[**用法**]上药以水煎服，每日 1 剂。

[**备注**]清热补液，润肠通便。用于体质较差肠梗阻不重者。

 二

[**组方**]姜汁炒川连 2 克，姜半夏 6 克，川厚朴 6 克，青陈皮 6 克，赤白苓 10 克，广木香 6 克，槟榔 10 克，制香附 15 克，桂枝、杭药、甘草各 9 克，川椒 3 克，大枣 12 枚。

[**用法**]温肠散结、行气通阻。适于肠梗阻寒邪内结，腑气不通者。

秘方 三

[**组方**]柴胡 10 克，枸橘李 10 克，姜川连 5 克，广木香 5 克，炒莱菔子 10 克，槟榔 10 克，石菖蒲 10 克，蜣螂虫 20 克，炒白芍 10 克。

[**用法**]水煎服，每日 1 剂。

[**备注**]升降气机，辛开苦泄。适用于急性肠梗阻。

秘方 四

[**组方**]川军、芒硝、川朴、炒莱菔子、太子参、沙参、当归、麦门冬各 10 克。

[**用法**]上述药以水煎服，每日服 1~2 剂。

[**备注**]通降腑气，攻积下浊。用于粘连性肠梗阻。

便秘

 一

[**组方**]牛奶 250 毫升，蜂蜜 100 克，葱汁少许。

[**用法**]同入砂锅，文火煮熟服用。每日早上空腹饮用。

秘方 二

[**组方**]黑芝麻 25 克，人参 5~10 克，白糖适量。

[**用法**]黑芝麻捣烂备用。水煎人参，去渣留汁。加入黑芝麻及白糖，煮沸后食用。

[**备注**]本方益气润肠、滋养肝肾，适用于气虚便秘。

秘方 三

[**组方**]黑芝麻 60 克，北芪 18 克，蜂蜜 60 克。

[**用法**]将黑芝麻捣烂，磨成糊状，煮熟后调蜂蜜，用北芪煎汤冲服，分 2 次服完。每日 1 剂，连服数剂。

[**备注**]本方具有益气润肠之功效，适用于排便无力、汗出气短者。

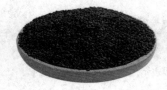

黑芝麻

秘方 四

[**组方**]芹菜 100 克，鲜嫩竹笋 80 克，熟油、盐、味精各适量。

[**用法**]竹笋煮熟切片，芹菜洗净切段，用开水略焯，控尽水，加入适量熟食油、盐、味精，拌匀即可食之。

秘方 五

[组方] 荸荠 10 只，鲜蕹菜 200 克。

[用法] 荸荠去皮切片，与蕹菜加水煎汤，每日分 2~3 次服食。

[备注] 清热凉血、通便消积。治疗大便干结、脘腹胀满、口臭、口干等。

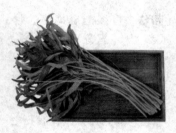

蕹菜，俗称空心菜

秘方 六

[组方] 葱白 2 根，阿胶 10 克。

[用法] 水煎葱白，待熟后加入阿胶烊化温服。每日 1 次，连服数日。

[备注] 主治便秘，症见腹痛、大便艰涩、难以排出等。

秘方 七

[组方] 红薯 300~500 克，生姜 2 片，白糖适量。

[用法] 红薯削皮，切成小块，

加清水适量煎煮，待红薯熟透变软后，加入白糖、生姜，再煮，服食。

秘方 八

[组方] 肉苁蓉 20 克，当归、枳壳、火麻仁各 10 克，杏仁 8 克，人参、升麻各 6 克。

[用法] 水煎，早、晚各 1 次分服，每日 1 剂。

[备注] 主治老年习惯性便秘。

上消化道出血

秘方 一

[组方] 苏子 15 克，降香 15 克，茜草根 15 克。

[用法] 将苏子、降香、茜草根共研细末，加水 400 克，煎数沸即成。共煎 2 次，去药渣，放冷。每次服用 50 克左右，每隔数分钟 1 次。

[备注] 降气化瘀止血。主治食道静脉曲张破裂之大吐血。

秘方 二

[组方] 生大黄 3 克，黄芩 10 克，栀子 10 克，赭石 15 克，鲜藕汁 30 毫升。

[用法] 赭石打细末，合大黄、黄芩、栀子加水煎沸，取汁，冷温后对入藕汁服下。1 日 3 剂，血止为度。

[备注] 清胃泄热、凉血止血。适用于吐血、呕血症，血色鲜红或紫暗，伴口臭、便秘、舌苔黄腻者。

秘方 三

[组方] 蚕豆苗（嫩茎叶）30 克。

[用法] 用冷开水洗净、捣汁加冰糖少许化服。如无蚕豆苗可用蚕豆梗 30 克先煎服。

[备注] 解毒止血。主治嗜酒致胃热吐血。

秘方 四

[组方] 灶心黄土 20 克，赤石脂 15 克，炮姜炭 5 克，焦艾叶 5 克，生黄芪 20 克。

[用法] 上药以水煎服，每日 1 剂。

[备注] 温中止血。适用于呕血、吐血，血色暗黑，伴有大便溏薄、四肢欠温、神疲懒言者。

秘方 五

[组方] 阿胶 10 克，参三七

5 克，白芨 15 克，断血流
15 克。

[**用法**] 参三七、白芨打成碎末，合断血流加水 1 碗（约 500 克）煎至半碗，取汁放入阿胶烊化，温服。血止后再服 7 剂，以巩固疗效。

秘方 六

[**组方**] 青黛 10 克，龙胆草 5 克。

[**用法**] 龙胆草加水煎沸取汁，送服青黛，每日 1~2 剂。

[**备注**] 泄肝清胃、凉血止血。适用于呕血、吐血，量多势急，伴胁痛善怒、舌质红绛者。

胆囊炎及胆石症

秘方 一

[**组方**] 鲜藕汁、甘蔗汁、荸荠汁各 50 毫升，小米 100 克，白糖适量。

[**用法**] 将小米淘洗干净，加水及藕汁、甘蔗汁、荸荠汁煮为稀粥，调入白糖服食。每日 1 剂。

[**备注**] 清热养胃、利湿通淋。适用于慢性胆囊炎。

秘方 二

[**组方**] 丝瓜络 10 克，金钱草 30 克。

[**用法**] 将上述 2 味料制为粗末，放入杯内，用沸水冲泡，代茶饮用。每日 2 剂。

秘方 三

[**组方**] 鲜牛胆 2 枚，黑豆 100 克，郁金、半夏、枳壳、木香、白术各 30 克。

[**用法**] 将药物装入牛胆，待胆汁渗完，焙干，研为末。每次冲服 5 克，每日 3~4 次。

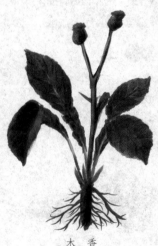

木 香

秘方 四

[**组方**] 金钱草 100 克。

[**用法**] 煎水代茶。每日 1 剂。

[**备注**] 清热化湿、利胆排石。适用于急性胆囊炎。

秘方 五

[**组方**] 嫩柳枝 20 克，猪苦胆 1 只。

[**用法**] 将嫩柳枝煎成约 50 毫升液，然后趁热将猪苦胆汁混入，用白糖水送服。每次 25 毫升，每日 2 次。

秘方 六

[**组方**] 金钱草、海金沙、鸡内金各 15 克，柴胡、枳实、半夏、大黄、白芍各 10 克，甘草 5 克。

[**用法**] 加水煎沸 15 分钟，滤出药液，再加水煎 20 分钟，去渣，两煎所得药液兑匀，分服。每日 1~2 剂。

[**备注**] 适用于胆石症、肝胆湿热、往来寒热、胸胁苦满、胁痛掣背、厌食油腻、尿黄。

秘方 七

[**组方**] 绿豆 60~100 克，白糖适量。

[**用法**] 将绿豆洗净，加水煮至烂熟，调入白糖即成。每日 1 剂。

[**备注**] 清热解毒、利尿消肿、降压明目。适用于慢性胆囊炎、高血压等。

秘方 八

[组方] 党参、白术、茯苓、木香、砂仁、柴胡、白芍各15克,金钱草20克,海金沙、鸡内金各10克,甘草5克。

[用法] 水煎服。每日1剂。

[备注] 适用于胆石症,肝郁脾虚、身倦乏力、食少腹胀、胁隐痛、大便不实。

胃痛

秘方 一

[组方] 柚子1个,童子鸡1只,黄酒、红糖各适量。

[用法] 柚子切碎,童子鸡去内脏,放于锅中,加入黄酒、红糖,蒸至烂熟,1~2日吃完。

秘方 二

[组方] 生姜30克,丁香4克,白糖50克。

[用法] 姜捣烂,丁香研末,加水、白糖,以文火煮至挑起不黏手,盆内涂油,倒入药膏,稍冷切作数十块,随意服之。

[备注] 主治虚寒胃痛。

秘方 三

[组方] 山楂、山楂叶各15克,蜂蜜适量。

[用法] 山楂、山楂叶水煎,蜂蜜调服。

[备注] 主治伤食胃痛。

秘方 四

[组方] 栀子、草豆蔻各30克,生姜适量。

[用法] 前2味料共研细末,以姜汁糊制丸。每服5克,1日2次,米汤送下。

[备注] 主治郁热胃痛。

秘方 五

[组方] 芫荽叶1000克,葡萄酒500毫升。

[用法] 芫荽叶浸泡酒中3天,去叶,酌量饮酒。

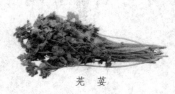
芫 荽

秘方 六

[组方] 小茴香60克,生姜50克,葱头数根,盐1碗。

[用法] 上物同捣烂,用布包好熨于痛处。

秘方 七

[组方] 干姜、良姜各30克,大米适量。

[用法] 干姜、良姜切碎,与大米同煮粥,分3次服用。

秘方 八

[组方] 生姜120克,面粉30克,蛋清2个。

[用法] 生姜捣烂,与面粉、蛋清调匀贴痛处。

秘方 九

[组方] 羊心1个,白胡椒20粒,香油适量。

[用法] 羊心洗净钻小洞,放入白胡椒。羊心放入平底锅中,用香油煎,煎到里外皆熟即可。睡前食用。

秘方 十

[组方] 黄母鸡1只,盐、酱、醋、茴香、胡椒粉等各适量。

[用法] 黄母鸡收拾干净,将调料拌匀,刷于鸡上,用炭火烘烤,空腹食用。

[备注] 主治心胃刺痛、脾虚下利等。

腹痛

 一

[**组方**] 川芎、延胡索、乳香、没药、小茴香枳实各 6 克，五灵脂 9 克，当归、赤芍各 12 克。

[**用法**] 水煎服。

 二

[**组方**] 当归、赤芍、元胡、制乳没、生蒲黄、五灵脂、陈皮、香附、乌药各 10 克，紫肉桂 3 克，炮姜 6 克。

[**用法**] 水煎服。

[**备注**] 治瘀血阻滞腹痛。

 三

[**组方**] 茯苓、小茴香各 120 克。

[**用法**] 上药研末。拌水制为丸，开水送下（9 克）。

 四

[**组方**] 丹参 12 克，当归、延胡索、五灵脂各 9 克，川芎、蒲黄各 6 克。

[**用法**] 水煎服。

[**备注**] 治血瘀腹痛。

秘方 五

[**组方**] 升麻 30 克（醋 120 克煮干焙枯），槐米 15 克，炙黄芪、白术、柴胡、当归各 12 克，大腹皮 30 克，广木香 6 克，炙甘草 9 克。

[**用法**] 水煎服。

[**备注**] 治气虚下陷腹痛。

秘方 六

[**组方**] 茯苓 30 克，桂枝、吴茱萸、炙甘草、白术、炒枳实、陈皮、法半夏各 10 克，薏苡仁 25 克，炒白芍 15 克，生姜 3 片，大枣 5 枚。

[**用法**] 水煎服。

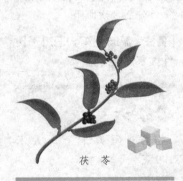

茯苓

秘方 七

[**组方**] 延胡索、黄芩各 1.5 克，川楝子 30 克。

[**用法**] 研末，每次 3 克，每日服 2 次，开水送服。

[**备注**] 治热结腹痛。

秘方 八

[**组方**] 甘松 5 克，粳米 50~100 克。

[**用法**] 将甘松洗净，水煎，另将粳米煮粥粥将熟时兑入甘松药液，再煮 10 分钟即可。

[**备注**] 治气郁腹痛。

秘方 九

[**组方**] 石菖蒲、刀豆壳（烧存性）各 30 克，花椒 15 克。

[**用法**] 共研细末，每次 10 克，葱白汤送下。

[**备注**] 治一般腹痛。

秘方 十

[**组方**] 柴胡 4.5 克，白芍 10 克，枳实 6 克，甘草 3 克。

[**用法**] 水煎服。

[**备注**] 治气滞腹痛。

腹泻

秘方 一

[**组方**] 山药 30 克，大枣 10 枚，薏米 20 克，糯米 30 克，干姜 3 片，红糖 15 克。

[**用法**] 按常法共煮做粥。每

日 3 次服下，连续服用半月至痊愈。

[备注] 补益脾胃。适用于脾胃虚弱引起的慢性腹泻，症见久泻不愈、时发时止、大便溏稀、四肢乏力。

秘方 二

[组方] 生姜 160 克，黄连40 克。

[用法] 切成黄豆粒大小的小块。用文火烤，待生姜烤透时，去生姜，只将黄连研末，1 次 4 克。空腹频服。

[备注] 适用于慢性腹泻。

秘方 三

[组方] 鲜藿香 15 克，鲜荷叶 9 克，鲜扁豆叶 9 克，六一散 9 克（包）。

[用法] 水煎服。每日 1 剂，分 3 次服下。

[备注] 适用于暑热腹泻。

秘方 四

[组方] 山药 250 克，莲子、芡实各 125 克。

[用法] 将上述 3 味料共研细末，调匀，每次取 2~3 匙，酌加白糖及水，上笼蒸熟食用。每日 2 次。

[备注] 健脾益气、固肠止泻。适用于脾虚腹泻，症见时溏时泻、水谷不化、食欲低下等。

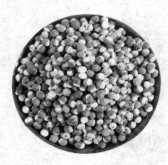

芡 实

秘方 五

[组方] 薏米、大麦芽各15 克。

[用法] 将两味料炒焦后水煎。每日分 2~3 次服用。

[备注] 温肠止泻。适用于慢性虚寒性腹泻。

秘方 六

[组方] 鲜笋 1 个，大米100 克。

[用法] 竹笋去皮，切碎，同大米煮做粥。早、晚各服1 次。

秘方 七

[组方] 山楂 30~50 克，萝卜120 克，白糖适量。

[用法] 按常法煮汤服食。每日 1~2 剂。

[备注] 消食除胀，行气止泻。适用于伤食腹泻。

秘方 八

[组方] 玉米 500 克，石榴皮125 克。

[用法] 将玉米和石榴皮炒黄，研成细末。每次服 5~10 克，每日服 3 次。

[备注] 消食止泻。适用于消化不良引起的腹泻。

秘方 九

[组方] 羊肉 200 克，荔枝（去壳）50 克，调料适量。

[用法] 按常法煮汤服食。每日 1 剂。

[备注] 益气健脾、固肾止泻。适用于老年脾肾阳虚所致的五更泻。

秘方 十

[组方] 香椿叶、精盐各适量。

[用法] 将香椿叶洗净，晾干，加精盐揉搓，腌渍 2 日，晒干，佐餐食用。

[备注] 健脾化湿、解毒止泻。适用于慢性腹泻。

痢疾

秘方 一

[组方] 金针菜（黄花菜）1 把，冰糖 10 克。

[用法] 加水共煎服。

秘方 二

[组方] 鲜姜 6 克，红糖 30 克，细茶 15 克。

[用法] 以沸水冲约半碗，待泡浓时一次饮，连饮 2 次。病重者可上、下午各饮 1 剂，1 剂冲泡 2 次。

[备注] 杀菌、收敛。治赤白痢疾、急性肠炎及其他腹泻。

秘方 三

[组方] 萝卜 1 个，鲜姜 30 克，蜂蜜 30 克，陈茶 3 克。

[用法] 萝卜及生姜洗净，捣烂，取萝卜汁一酒杯，取姜汁一汤匙，与蜂蜜及陈茶混在一起，用开水冲沏一杯。顿服，连服 3 次可治愈。

秘方 四

[组方] 砂仁、炮附子、干姜各等份，小麦粉适量。

[用法] 将前三味料焙干研末，拌麦粉糊制为丸。每服 10 克，每日 2 次，以粥汤送下。

秘方 五

[组方] 西红柿茎、枝、叶。

[用法] 每 500 克茎枝叶加水 1 倍，煮 3~4 小时，纱布过滤，压出汁液。成人每日服 10 次，日夜连服，每次 80 毫升。

[备注] 消炎杀菌。治细菌性痢疾。

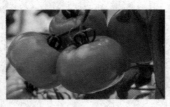
西红柿

秘方 六

[组方] 猪胆 1 个，绿豆 100 克。

[用法] 将绿豆碾碎，研成粉末。把绿豆粉放入猪胆汁内浸泡多日。首次服 1 克，以后减半。每日 3 次，温开水送下。

[备注] 清热解毒。治红白痢疾、肠炎腹泻。

腹胀

秘方 一

[组方] 三棱、莪术（各用醋炒）陈皮（去白）、青皮、砂仁、羌活、防己、泽泻、连翘、槟榔各 9 克，甘遂 6.5 克，椒目、木香、干漆（炒烟尽）各 3 克，白丑、黑丑各 60 克（取炒研末），大黄 24 克，双头连 9 克。

[用法] 上药研为细末，面糊为丸，如梧桐子大。每次服 9 克，空心温酒送下，以利为度，病退即止药。

[备注] 主治肿胀或通身水肿或腹大坚满。服药期间忌甘草、菘菜、盐酱。

秘方 二

[组方] 山柰、长管山、茉莉、水菖蒲、红豆蔻各等份。

[用法] 各味药各取 500 克，切碎晒干研为细粉，加入 100 克干姜粉，混匀备用。每次用温开水送服 2~5 克。

[备注] 本方温中和胃、降逆止呕。主治因饮冷水或吸凉

气引起的呃逆不止，一般服 2 次呃逆可止。若治疗慢性呃逆，每次服用 5 克，每日服 3 次。

秘方 三

[组方] 肉桂 30 克，砂仁 30 克，紫豆蔻 30 克，猪胃 1 个。

[用法] 将猪胃洗净，上 3 味药研为粗末放入猪胃中，加水 3 茶杯，用麻绳把猪胃口结扎，放入锅内加水煮 2 小时，将猪胃取出倾去药液与渣，食之。

[备注] 主治脾胃虚弱、消化不良，或胃寒胀满不舒及久泄等症。服药后微觉胃部发热。

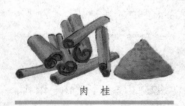

肉 桂

秘方 四

[组方] 车前子 60 克，大蒜 10 克，蜗牛 10 个。

[用法] 以上 3 味料共捣如泥，贴敷肚脐，每日 1 换。

[备注] 本方为贵州彝族民间验方，用于治疗腹胀，有较好疗效。

秘方 五

[组方] 砂仁 30 克。

[用法] 浸入萝卜汁内，拌干研细末。每次服 4.5 克。

[备注] 用于治疗气虚腹胀。

秘方 六

[组方] 柞木 500 克，红糖 250 克。

[用法] 柞木烧灰存性，和红糖拌匀，每日早晨空腹服 9 克，温开水送下。

[备注] 用于治疗气虚腹胀。

秘方 七

[组方] 姜 15 克。

[用法] 以鲜根茎入药，水煎服，每日 3 次，每日 1 剂。

[备注] 本方入脾胃，散风寒，止吐止泻。主治胀满、泄泻。

秘方 八

[组方] 柿蒂 3 克，生姜 30 克，蜂蜜 30 克。

[用法] 生姜捣烂取汁与蜂蜜调匀，柿蒂水煎后与姜汁、蜂蜜调服。

[备注] 白族民间治疗呃逆多用此方，每用必见效。

浮肿、腹水

秘方 一

[组方] 冬瓜皮 50 克，蚕豆 60 克。

[用法] 上两味料加水三碗煎至一碗，去渣，饮用。

[备注] 有健脾、除湿、利水、消肿之功效。治肾脏病水肿、心脏病水肿等。

秘方 二

[组方] 绿豆 50 克，大米 50 克，鲜猪肝 100 克。

[用法] 将绿豆与大米淘洗干净，加水适量煮作粥。粥熟，加入洗净、切碎的猪肝再煮，待肝熟透时即成。应经常食用，不宜加盐。

秘方 三

[组方] 鲜茅根 200 克（干品 50 克），大米 150 克。

[用法] 先将茅根加适量水煎煮，水沸半小时后捞去药渣，再加洗净的大米煮作粥。1 日内分两次食用。

[备注] 利水消肿。治水肿、小便不利等。

四

[组方] 鲇鱼 500 克，酱油、醋、葱、姜末各适量。

[用法] 先将鲇鱼开膛，保存鱼体上的黏液，切段，装盘，下调料，隔水蒸熟。

[备注] 补中、益阴、利小便。治疗水肿。

 五

[组方] 大田螺，蒜。

[用法] 将田螺壳捣碎，取螺肉同蒜瓣共捣烂，贴脐下三指宽处（注意勿入脐部）及两足心，外加包扎固定。

[备注] 清热、利湿、通便、解毒。治全身浮肿、小便不利或癃闭腹胀，有利尿消肿之功效。

 六

[组方] 大枣 50 克，玉米 50 克，白扁豆 25 克。

[用法] 洗净，按常法煮作粥。日服 1 次。

 七

[组方] 青头鸭 1 只，草果 1 个，赤小豆 250 克，葱、盐、味精各少许。

[用法] 将青头鸭开膛去内脏，

把赤小豆淘洗干净与草果同放入鸭腹内，置于蒸锅内加水及调料蒸熟即成。空腹吃鸭肉、喝汤。

[备注] 健脾、开胃、利尿。治脾虚水肿。

 八

[组方] 赤小豆（红小豆）500 克，白茅根 1 把。

[用法] 先洗小豆煮沸，再放白茅根至豆熟即成。只食豆不饮汤。

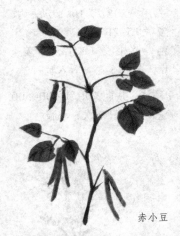

赤小豆

便血

 一

[组方] 玉米适量。

[用法] 将玉米烧炭研末。黄酒冲服，每次 15 克，日服 2 次。

 二

[组方] 椿根白皮 30 克，红花、当归、灯芯、竹叶、粉甘草各 10 克，红糖 120 克，黄酒 250 克。

[用法] 用水 1 碗，同黄酒、红糖及各药共煎至半碗。饭前 1 小时温服，每日 3 次服完。重症者可服 4 剂，每日 1 剂：轻症者连服 2 剂，即可痊愈。

[备注] 治肠风下血。

 三

[组方] 生绿豆芽、生白萝卜、椿根白皮各 120 克。

[用法] 生绿豆芽、生白萝卜榨取鲜汁，加入切碎的椿根白皮及水半碗同煎，滤过取液，冲入黄酒 60 克，晚临睡时炖，温服。

 四

[组方] 土炒白术、地榆炭各 10 克，炮姜、炙甘草各 3 克。

[用法] 水煎服。

[备注] 治虚寒便血。

 五

[组方] 生黄 15 克，干地

黄 12 克，东阿胶 9 克，当归、甘草、生地榆、侧柏叶（炒）、槐花（炒）、地骨皮各 6 克，枯黄 4.5 克。

[**用法**] 水煎服。

[**备注**] 治脾胃虚寒便血。

 六

[**组方**] 石榴皮 4~10 克，茄子枝 3~6 克。

[**用法**] 水煎服。

七

[**组方**] 旱莲草 6 克。

[**用法**] 焙干研末，米汤送服。

八

[**组方**] 槐花、荆芥炭、侧柏炭各 20 克，黄柏 15 克，金银花、麻子仁、生地各 30 克。

[**用法**] 每日 1 剂，水煎 2 次，早、晚各 1 次。

九

[**组方**] 地榆、槐花、赤小豆、茯苓、侧柏叶各 10 克。

[**用法**] 水煎服。

 十

[**组方**] 黄芪 15 克，鸡冠花 12 克，椿根白皮 10 克。

[**用法**] 水煎服。

[**备注**] 治结阴便血。

肝炎

一

[**组方**] 柴胡 10~20 克，枳壳 10 克，青皮 10 克，炒麦芽 10 克，黄芩 10~15 克，败酱草 15~20 克，连翘 15~20 克，清半夏 10 克，生姜 5 克，薄荷 8 克（后入轻煎）。

[**用法**] 共煎，取汁 400~500 毫升，每日 3 次，温服。

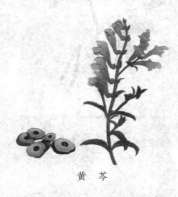

黄 芩

二

[**组方**] 当归、川芎、白芍、柴胡、丹皮、山栀、胆草、枳壳、麦芽各适量。

[**用法**] 每日 1 剂，水煎 2 次，分服。

[**备注**] 治传染性肝炎，右胁胀满；烦躁、口苦、四肢倦怠、大便干、小便黄。

三

[**组方**] 当归、白芍、炒枳壳、甘草、香附、姜黄、黄芩、青皮各适量。

[**用法**] 每日 1 剂，水煎 2 次分服。

[**备注**] 治无黄疸性肝炎、右胁胀痛、脘满少食、四肢无力、肝脏肿大、大便干。

四

[**组方**] 茵陈 30 克，酒胆草 10 克，草河车、车前草各 15 克，泽兰、蒲公英各 12 克。

[**用法**] 水煎服，每日 1 剂。

五

[**组方**] 败酱草 62 克，鱼腥草 31 克，龙胆草 62 克，金钱草 31 克，车前草 31 克。

[**用法**] 每日 1 剂，水煎 2 次分服。

[**备注**] 治急、慢性肝炎，症见舌质红、苔黄或黄厚腻、脉沉弦或弦数。

秘方 六

[组方] 全当归 15 克，赤、白芍各 9 克，醋青皮 12 克，郁金 9 克，醋香附 12 克，广木香 9 克，炒枳壳 9 克，陈皮 12 克，焦白术 12 克，茯苓 12 克，醋柴胡 6 克，甘草 6 克。

[用法] 水煎服，每日 1 剂，煎 2~3 次均可。早、中、晚餐后 1~2 小时温服。

[备注] 舒肝和络，治慢性肝炎。

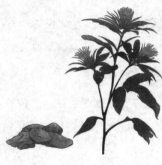

白　术

肠炎

秘方 一

[组方] 枫树叶适量。

[用法] 加水至平面，煎至水减半，呈绿黑色即成。每 500 克药液加入 0.45 克苯甲酸钠（先用酒精溶化）以防腐（若随煎随用，不需加防

腐剂）。每次服量：1~5 岁 1.5~9 克；5~10 岁 9~15 克；10~15 岁 15~30 克；15 岁以上 30~60 克。1 日 3 次。为减少苦味，可加适量的白糖或甘草水。

[备注] 适用于治疗急性肠炎。

秘方 二

[组方] 明矾 2.4 克，砂仁 1.5 克，蟾酥 0.3 克，甘草 15 克。

[用法] 共研为细面，1 次服下。用绿豆水冲服更好。

秘方 三

[组方] 贯众汤 1 料，黄荆叶 120 克。

[用法] 水煎后，可供 15~20 人饮用。

[备注] 用于治疗、预防肠炎，贯众汤组成：贯众 90 克，苦楝根皮、紫苏、荆芥各 15 克。

秘方 四

[组方] 鲜鱼腥草 120 克。

[用法] 用冷开水洗净，捣烂，以温开水（可加白糖调味）送服，4 小时后见效，每 6 小时服 1 剂，连服 3 剂。

[备注] 适用于治疗急性肠炎。

秘方 五

[组方] 陈石榴壳 9 克，艾叶 6 克，红高粱 9 克。

[用法] 水煎，每日 2 剂。

秘方 六

[组方] 竹茹、生姜各 6 克。

[用法] 水煎，1 日 3 剂。

秘方 七

[组方] 丁香、白豆蔻各 9 克。

[用法] 共研细末，每次服 3 克，用开水冲服。

秘方 八

[组方] 吴茱萸、木瓜、食盐各 15 克。

[用法] 同炒焦，水煎服。

秘方 九

[组方] 生大蒜 1~2 枚，明矾 3~6 克。

[用法] 把大蒜捣烂，明矾研细，将开水冲入溶化澄清，取清汁服用，随吐随服，服至不吐为度。

十

[组方] 藿香 15 克，糊米 30 克。

[用法] 用布包好后，放于缸内，用开水冲泡，当茶饮用。

非特异性溃疡性结肠炎

 一

[组方] 乌梅 12~15 克，败酱草 12 克，黄连 4.5~6 克，木香（后下）9 克，当归 10 克，炒白芍 12~15 克，炒枳实 10 克，太子参 12 克，炒白术 10 克，茯苓 15 克，葛根 12 克，炙甘草 6 克。

[用法] 水煎服，每日 1 剂，分 2 次服；或乌梅用 50% 醋浸一宿去核打烂，和余药按原方比例配匀，烘干研末装入胶囊。每服生药 1.5 克，每日 2~3 次，空腹温开水送下。

[备注] 治慢性非特异性结肠炎，症见长期腹泻、大便黏滞成带脓血、腹痛坠胀或里急后重腔腹痞闷、纳少乏力、面色黄白、舌质淡暗、苔腻、脉弦缓滑。

 二

[组方] 百部 15 克，苦参 30 克，乌梅 15 克，五倍子 15 克，枯矾 10 克，大黄 10 克。

[用法] 浓煎 100 毫升，用金黄散加藕汁调成糊状，每日 2 次，每次 50 毫升灌肠。

[备注] 治疗急性直肠炎、溃疡性结肠炎、肉芽性结肠炎等。

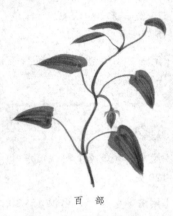

百部

 三

[组方] 黄连 12 克，党参 12 克，白术、白芍各 9 克，木香 4.5 克，山药 12 克，葛根 9 克，吴茱萸 4.5 克，甘草 4.5 克，黄柏 4.5 克，乌药 9 克，煨肉果 9 克。

[用法] 水煎服，每日 1 剂。

[备注] 治过敏性结肠炎，症见左侧小腹疼痛，大便不实且有黏液。

 四

[组方] 党参、白术、焦楂曲、大腹皮、木香、炒扁豆、夏枯草各 10 克，失笑散（包煎）、茯苓、海藻、秦皮各 12 克，柴胡 5 克。

[用法] 水煎服，每日 1 剂。

 五

[组方] 白藓皮 500 克，加水 1500 毫升。

[用法] 水煎浓缩，保留灌肠。1 次 30~50 毫升。

[备注] 治溃疡性结肠炎。

 六

[组方] 炙椿皮 9 克，土茯苓 9 克，川黄连 6 克，炒干姜 6 克，石榴皮 4~6 克，防风 4 克，广木香 4 克，炙粟壳 9 克，元胡 4 克。

[用法] 可常法煎服，也可加大剂量改作散剂或丸剂，丸剂每服 9 克，散剂每服 6 克，日服 2 次。勿在铜、铁器中煎捣。

[备注] 治慢性非特异性结肠炎、过敏性结肠炎、久泻久痢之湿热郁肠、虚实交错症，症见长期溏便中杂有脓液，或形似痢疾，先黏液脓血，后继下粪便，左下腹痛，或兼见里急后重时轻时重。

急性阑尾炎

秘方 一

[组方] 银花 150~200 克，蒲公英 100~200 克，甘草 15 克。

[用法] 每日 1~2 剂，以水煎服。

秘方 二

[组方] 丹皮、小茴香、甘松、延胡、当归、白芍各 6 克，肉桂、炒黄柏各 3 克，附片、枳壳各 9 克，良姜 2 克，甘草 4.5 克。

[用法] 上药以水煎服，每日 2 剂，6 小时服 1 剂。

秘方 三

[组方] 蒜头、芒硝各适量。

[用法] 蒜和芒硝同捣成糊状，用醋在压痛处涂擦，再敷上药约 3 厘米厚，周围以纱布成圈，防止药液外流，2 小时后去掉，以温水洗净，以醋调大黄末敷 12 小时。

[备注] 另加服：银花 3 克，紫花地丁、蒲公英、半枝莲各 30 克，夏枯草、黄芩各 15 克煎水，每剂 30 毫升，每日 1~2 剂。

秘方 四

[组方] 银花 90 克，蒲公英 60 克，甘草 15 克。

[用法] 加水 1.5 千克，煎至 500 毫升，每日 1 剂，早晚 2 次服用。

秘方 五

[组方] 银花、红藤、蒲公英、大青叶、败酱草各 30 克，大黄、黄芩、木香、冬瓜子各 9 克，赤芍 12 克，炒桃仁、川楝子各 6 克。

[用法] 上药以水煎分 3 次服用，每日 1 剂，或制成片剂，每片 0.5 克，每日 3 次，每次 10~15 片。

消化性溃疡

秘方 一

[组方] 延边土白芷 15 克，蒲公英 25 克，甘草 5 克。

[用法] 水煎服。每日 1 剂，分 2 次服用。

[备注] 本方治胃、十二指肠溃疡有明显效果，方中土白芷为延边独活，也叫兴安白芷。蒲公英用全草。

秘方 二

[组方] 瓦楞子 15 克（先煎），青皮 10 克，厚朴 6 克。

[用法] 水煎服。

[备注] 消化性溃疡肝胃不和证。

秘方 三

[组方] 乌贼骨 30 克，白芍 30 克。

[用法] 研细末，每日 3 次，每次 3 克，开水送服。

[备注] 本方治疗消化性溃疡有止血止痛的作用，对胃实热证疗效亦佳。

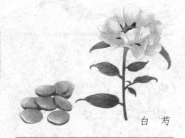

白芍

秘方 四

[组方] 红花、蜂蜜各 60 克，大枣 10 枚。

[用法] 先将红花、大枣加水 400 毫升，文火煮至 200 毫升，去红花加入蜂蜜。每日空腹服 200 毫升，吃枣喝汤。20 天为 1 疗程。

秘方 五

[组方] 丁香、干姜、肉桂各9克，木香、鸡内金、五灵脂各30克，高良姜、乌药各18克，焦三仙45克，苏打300克。

[用法] 共研为细末。每次3克，日服3次。

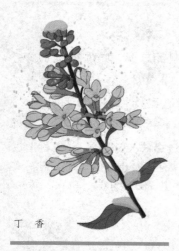

丁 香

秘方 六

[组方] 荜茇10克，儿茶10克。

[用法] 研成细粉，成人每日3次，每次2克，连服7日。

[备注] 本方对胃溃疡、胃出血有显著疗效，若有恶心反应，可饭后服药。

秘方 七

[组方] 花葱10克，鼠曲草10克。

[用法] 水煎服。每日1次，分2次服用。

[备注] 本方治胃、十二指肠溃疡出血。经实验证明花葱具有止血作用。

秘方 八

[组方] 肉桂、当归各30克，吴茱萸10克，鸡内金2克，陈红曲30克。

[用法] 共研细末，炼蜜丸，每丸重3克。每日2丸。

秘方 九

[组方] 生地榆、白芍各20克，黄柏、竹茹、黄连、茜草、甘草各15克。

[用法] 水煎温服，每日2次。

臌胀

秘方 一

[组方] 雄猪肚子1个，大蒜120克，槟榔末、砂仁末各9克，木香6克。

[用法] 上诸药入猪肚子内，于砂锅内用河水煮熟，空腹服食。

[备注] 理气除臌胀。

秘方 二

[组方] 牵牛子末1克，粳米30~60克，生姜2片。

[用法] 先用粳米煮粥，煮沸后放入牵牛子粉末及生姜，煮粥食。禁忌：不可长久服食。另外，孕妇忌服。

[备注] 治水肿膨胀、腹水胀满、小便不利、大便秘结、脚气浮肿、小儿驱虫病。

秘方 三

[组方] 大戟（锉碎，微炒）30克，皂荚（炙黄焦，去皮子）30克，乌扇30克。

[用法] 上药捣为末，炼蜜制丸，如梧桐子大。每服空腹，以温水送服5丸，次日再服。

[备注] 治水气肿入腹、膨胀、恶饮食。

秘方 四

[组方] 萝卜子（用巴豆16粒同炒）120克，牙皂（煨去弦）45克，沉香15克，枳壳120克，酒大黄30克，琥珀30克。

[用法] 上药共研为末，每服3克，随病轻重加减，鸡鸣时温酒送服，姜汤也可，后以金匮肾气丸调理收功。

尿路感染

秘方 一

[组方] 玉米须 30 克，车前子 15 克，甘草 6 克。

[用法] 将以上材料加水煎煮，取汁服用。

[备注] 对尿路疾患如急、慢性尿道炎，膀胱炎有效。

秘方 二

[组方] 大麦 150 克，生姜汁、蜂蜜各 30 毫升。

[用法] 将大麦和两大碗水一同放入锅中。煎至剩 1 碗时，去渣；加入生姜汁、蜂蜜搅匀。每日 1 次。

[备注] 此饮品具有清热下火、消炎利尿的功效，非常适合膀胱炎患者服用。

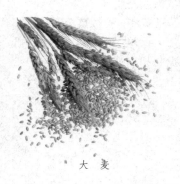

大麦

秘方 三

[组方] 鲜龙葵根 60 克，猪骨头 500 克，盐适量。

[用法] 鲜龙葵根和猪骨头放入锅内，加水 1000 毫升，用小火煎至 500 毫升，加盐调味。每日 1 剂，分 2 次服用。

[备注] 适用于膀胱炎。

秘方 四

[组方] 鱼腥草 30 克。

[用法] 将鱼腥草加水煎汁即可。每日 1 剂，分 3 次服用。

[备注] 此方有清热、利湿、排尿的功效，可缓解膀胱炎的症状。

秘方 五

[组方] 葱或洋葱。

[用法] 把葱或洋葱捣碎，加少许盐拌匀，涂于纱布上，再敷于肚脐下方，再用纱布包裹起来。

[备注] 促进排尿，可有效减轻膀胱炎的症状。

秘方 六

[组方] 柴胡 10 克，五味子 10 克，车前草 30 克，黄柏 12 克。

[用法] 水煎，每日 1 剂，分早晚 2 次服用，连服 7~10 天。

[备注] 清热利尿消炎。治急性尿路感染尿频、尿急、尿痛或见血尿。

秘方 七

[组方] 灯芯草 6 克，干柿饼 2 个，白糖适量。

[用法] 水煎，加糖服用。

泌尿系统结石

秘方 一

[组方] 海金砂（研末）18 克，金钱草 40 克，甘草 6 克。

[用法] 每日 1 剂，水煎分 3 次服用。

[备注] 适用于泌尿系结石。

秘方 二

[组方] 鸡内金一个。

[用法] 研末吞服，每次 1 个，每日 2 次。

[备注] 消积排石。适用于各型泌尿系结石。

秘方 三

[组方] 鸭脚通 60 克。

[用法] 上药制成冲剂，每包重 10 克。每次服 1 包，每日 2 次。

秘方 四

[组方] 取黄鱼头部鱼脑石 20 颗。

[用法] 焙干，研极细末，每次 1~2 克，每日 2 次，温开水送服。

[备注] 化石、通淋、消炎，适用于各型泌尿系统结石。

急性肾炎

秘方 一

[组方] 小白菜 500 克，苡米 60 克。

[用法] 先将苡米煮成稀粥，再加入小白菜，煮沸，待白菜熟即可，不可久煮。食用

时不加盐或少加盐，每日 2 次。

[备注] 清热利尿，健脾祛湿。适用于急性肾炎之浮肿少尿者。

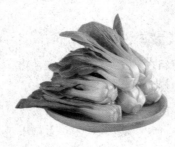

小白菜

秘方 二

[组方] 茯苓、干山药片各 30 克，糯米 50 克。

[用法] 山药、茯苓、糯米加适量砂糖同锅煮粥。温热服食，供四季早、晚餐食用。

秘方 三

[组方] 青头雄鸭一只，粳米适量，葱白 3 茎。

[用法] 青鸭肉切细煮至极烂，再加葱白、米同煮粥；或用鸭汤煮粥。每日 2 次，空腹温热食之，5~7 天为 1 疗程。

[备注] 阴虚脾弱大便泄泻病人不宜食用。

秘方 四

[组方] 大蒜 100 克，鳖肉 300 克。

[用法] 先将鳖肉洗净，放入大蒜和适量白糖、白酒一起炖熟。每日 1 次，分 2 次服完，连服 10~15 天。

秘方 五

[组方] 冬瓜 500 克，赤小豆 100 克。

[用法] 把冬瓜洗净切块，与淘洗干净的赤小豆一同放入砂锅内，加适量水炖烂。饮汤，食瓜、豆。每日 2 次，30 日为 1 个疗程。

[备注] 利水消肿。适用于急性肾炎。

秘方 六

[组方] 鲜茅根 250 克，鲜菠萝汁 500 毫升，白糖 500 克。

[用法] 鲜茅根加水适量，水煎 30 分钟，去渣，用文火煎煮浓缩至将要干锅时，加入鲜菠萝汁，再加热至稠黏时，停火，晾温。拌入干燥的白糖粉把煎液吸净，漉匀，晒干，压碎，装瓶待用。每次 10 克，以沸水冲化、顿服，每日 3 次。

慢性肾炎

秘方 一

[组方] 野鸭 1 只，大蒜 50 克。

[用法] 将野鸭去毛开膛取出内脏，洗净，大蒜剥皮填于鸭腹内，煮熟。食肉饮汤，2 日食 1 只，连服数次。

[备注] 补中益气、宣窍通闭。治慢性肾炎。

秘方 二

[组方] 玉米须 50 克（干）。

[用法] 加水 600 克，用温火煎煮 20~30 分钟，至 300~400 毫升，经过滤而口服，每日 1 剂。

[备注] 利水消肿。用于儿童慢性肾炎轻度水肿或尿蛋白不消者。

秘方 三

[组方] 大蓟根 15 克，薏苡仁根 30 克。

[用法] 水煎服。

[备注] 清热利湿、凉血利尿。主治慢性肾炎，消蛋白尿。

秘方 四

[组方] 绿豆 30 克，制附子 30 克。

[用法] 水煎煮熟，食豆，次日再加绿豆 30 克煮熟，食豆，第 3 天则另用二药煎煮如前。适用于水肿，忌生冷、盐、酒 60 日。

急性肾盂肾炎

秘方 一

[组方] 车前草 50 克，茴香根 50 克，白茅根 50 克，茯苓 50 克。

[用法] 以上 4 味药，晒干备用，煎水内服，每日 3 次。

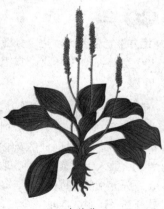
车前草

秘方 二

[组方] 滇香蒿籽 5~10 克。

[用法] 将上药冲细，每次服 5~10 克，冲服，1 天 2 次，连用 1 周。

[备注] 本药有消炎利湿、排尿作用，可反复连续服用，无毒副作用。主治急性肾盂肾炎。

秘方 三

[组方] 石韦草 20 克，紫花地丁 20 克，金银花 20 克，半枝莲 20 克，车前草 15 克，白茅根 30 克。

[用法] 水煎内服，每日 1 剂，分 3 次服用。

[备注] 清热解毒、利湿通淋，主治感受湿热，蕴于下焦所致急性肾盂肾炎、尿路感染、急性膀胱炎等。紫花地丁与半枝莲合用对引起急性肾盂肾炎的某些致病菌有较为明显的抑制作用。

秘方 四

[组方] 灯笼泡草（酸浆草）全株。

[用法] 把草洗净并剪碎，加白酒 1 杯煎服，轻症用 1~2 剂，重症的 8 小时用 1 剂。

[备注] 此方有利尿、消肿的功效。

秘方 五

[组方] 石椒草 50 克，血满草 30 克，车前草 50 克，茯苓 100 克，白茅根 50 克。

[用法] 均为鲜品，洗净切片，水煎内服，每日 3 次。

[备注] 本方治疗急性肾盂肾炎，有较好的疗效。

秘方 六

[组方] 猫毛草 30~50 克，车前草 10~20 克。

[用法] 以上剂量为干品，鲜品可加倍使用。水煎服，每日 1 剂，分 2 次服用。

[备注] 本方具有清热解毒、利尿通淋的功能，主治急性肾盂肾炎所致腰痛、腰酸、尿频、尿急、尿痛等，对改善临床症状疗效较好。

慢性肾盂肾炎

秘方 一

[组方] 黄连 9 克，黄柏 12 克，阿胶 15 克，肉桂 20 克，车前子 15 克，赤茯苓 20 克，党参 15 克，白术 30 克，女贞子 20 克，枸杞子 20 克。

[用法] 水煎，日服 2 次，每日 1 剂。

[备注] 益气养阴、利水通淋。用于慢性肾盂肾炎，症见小便艰涩不利、尿意不尽、小腹胀满、心悸、气短、失眠多梦、口干舌燥、困倦乏力、苔少舌红。

秘方 二

[组方] 活鲤鱼 1 条（重 500 克左右），白花商陆根 9 克（红花的不可用）。

[用法] 除去鲤鱼内脏，保留鱼鳞。将商陆根填入鱼腹，放锅内水煮，煮到鱼汤发黄变浓为止，不加油盐和其他佐料。先喝汤，成人每次 400 毫升，小儿每次 200 毫升，鱼汤喝完后再加水煮，吃鱼喝汤。

秘方 三

[组方] 老生姜 500 克，大枣 500 克，红糖 200 克，二丑 35 克。

[用法] 将生姜去皮捣烂取汁，红枣煮熟去皮、核，二丑研碎为面，四味料同放入碗内拌匀，放入锅内蒸 1 小时，取出，分为 9 份。每日 3 次，每次 1 份，连服 2 剂即可见效。

秘方 四

[组方] 黄芪 30 克，党参 15 克，炒白术 30 克，泽泻 20 克，薏苡仁 30 克，半枝莲 30 克，石苇 30 克，牛膝 15 克，木瓜 15 克。

[用法] 上药以水煎，每日服 2 次。

[备注] 益气健脾、利湿通淋。用于慢性肾盂肾炎，症见疲倦乏力、纳差、小腹胀坠、尿意频频、淋漓不净。

秘方 五

[组方] 麻黄 3~6 克，浮萍 9 克，茯苓皮、冬瓜皮各 30 克，陈皮 6 克，细辛 8 克。

[用法] 水煎服。

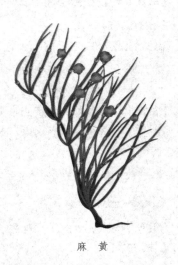

麻黄

秘方 六

[组方] 玉米须、白茅根各 50 克。

[**用法**]水煎服。连服4~5天，症状减轻后，再服4~5天。

急性肾功能衰竭

秘方 一

[**组方**]大戟、芫花、甘遂各等份，大枣10枚。

[**用法**]用大枣10枚煎汤，用汤送服药粉（大戟、芫花、甘遂各等份，共研为细末）3克。每日1次，逐渐减量，中病即止。

[**备注**]适用于急性肾功能衰竭属于邪毒内侵型，症见突然少尿、尿闭、神昏恶心。

慢性肾功能衰竭

秘方 一

[**组方**]菟丝子、泽泻、桑葚子、车前子、地肤子各12克，白术、巴戟天、当归、白芍、山楂各10克，茯苓皮30克，白茅根15克。

[**用法**]水煎服。

秘方 二

[**组方**]女贞子、龟板各15克，旱莲草12克，山萸肉、当归、白芍各9克。

[**用法**]水煎服。

[**备注**]治慢性肾衰肝肾阴虚症。

秘方 三

[**组方**]炮附片、厚朴、草豆蔻、甘草各3~6克，白术、茯苓、大腹皮各9~12克，木瓜6~9克，木香3~9克，生姜3~5片，大枣3~5枚。

[**用法**]水煎服，随症加减。

秘方 四

[**组方**]生大黄10~20克，白花蛇舌草30克，六月雪30克，丹参20克。

[**用法**]用水煎成200毫升，每日2~4次，保留灌肠。

秘方 五

[**组方**]川芎12克，薄荷9克，滑石、紫苏各30克，黑丑、大黄（水浸后下）、黄芩各15克，黄连10克，崩大碗60克。

[**用法**]每日1剂，水煎服。

[**备注**]适用于尿毒症。

秘方 六

[**组方**]生地10~20克，当归、黄芪、益母草各15~30克，枸杞子、防己、怀牛膝、仙灵脾各10~15克，大黄6~10克。

[**用法**]水煎服。

[**备注**]用于慢性肾衰尿毒症前期。

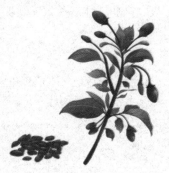

枸杞子

尿血

秘方 一

[**组方**]鲜车前草30克。

[**用法**]鲜车前草水煎。每日分2次服用。

秘方 二

[**组方**]桃仁10克，红花10克，淮牛膝15克，川芎10克，柴胡10克，赤、白芍各15克，枳壳10克，东

北人参 15 克（另煎加入），天麦门冬 15 克，五味子 10 克，玄参 15 克，生地 30 克。

[**用法**] 水煎服，每日 1 剂。

秘方 三

[**组方**] 生地黄、玄参、忍冬藤、板蓝根各 150 克，棕榈炭、阿胶珠、炒蒲黄、炒地榆各 10 克。

[**用法**] 水煎服，每日 1 剂。

[**备注**] 主治尿血。不论实热、虚热或湿热均可用此方。

秘方 四

[**组方**] 莲藕（连节）500 克，瘦肉适量。

[**用法**] 莲藕洗净，留节，切块，与瘦肉同煲。喝汤，吃藕和肉。

[**备注**] 适用于尿血时间较长者。

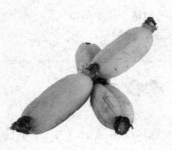

莲 藕

秘方 五

[**组方**] 鲜小蓟根 30 克。

[**用法**] 鲜小蓟根水煎 3~4 沸。分 3 次服用。

秘方 六

[**组方**] 白茅根 120 克。

[**用法**] 白茅根水煎。每日 1 剂，分 2 次服用。

秘方 七

[**组方**] 鲜生地黄 60 克，粳米 100 克。

[**用法**] 鲜生地黄和粳米一同煮成粥。取粥食用即可。

[**备注**] 适用于尿血阴虚火旺者。

秘方 八

[**组方**] 豆豉 15 克，生栀子 10 克，荠菜 30 克。

[**用法**] 将上药先用水浸泡 30 分钟，再煎煮 30 分钟，每剂煎 2 次，混合 2 次煎煮药液，分服。

[**备注**] 清泄三焦，凉血止血。

秘方 九

[**组方**] 苦瓜 250 克，黄鳝 200 克。

[**用法**] 先将苦瓜去瓤，和除内脏的黄鳝一同煮汤。每日分 2 次食用。

遗尿

秘方 一

[**组方**] 鸡肠 1 具，酒适量。

[**用法**] 将鸡肠用盐洗净，焙干研成末。用温酒送服，每服 6 克，1 日 3 次。

[**备注**] 适用于小便失禁。

秘方 二

[**组方**] 蔷薇根 300 克，黄酒 1000 毫升。

[**用法**] 将蔷薇根择除杂质，用冷开水快速洗净，晾干，切碎，放入砂锅内，加入黄酒及 1000 毫升的清水，文火煎沸 1 小时，去渣取汁，候冷，装瓶备用。每服 50 毫升，每晚睡前 1 次。

[**备注**] 活血、缩尿。适用于老年遗尿、糖尿病等。

秘方 三

[**组方**] 大枣 1000 克（小枣加倍）。

[**用法**] 每日 20 时许生吃大枣 8 枚，21 时准时上床睡觉，

食后口渴不准喝水。服食期间不宜过度劳累、兴奋，避免着凉感冒，忌辛辣刺激性食物，连用 1 个月即可达到治疗目的。

[备注] 健脾、补心。适用于神经性遗尿。

秘方 六

[组方] 生白果仁 2~3 枚，鸡蛋 1 个。

[用法] 将白果仁研为细末，备用。将鸡蛋洗净，开一小孔，放入白果末，外以湿纸封口，隔水蒸熟食用。每日 1~2 剂。

[备注] 滋阴润燥、固肾缩尿。适用于遗尿。

秘方 七

[组方] 豆腐皮 50 克，白果 10 克，大米 60 克。

[用法] 按常法煮粥服食。每日 1 剂。

[备注] 养胃益肾、补肺固肾。适用于肾虚遗尿。

糖尿病

秘方 一

[组方] 土人参、金樱子根各 60 克。

[用法] 水煎服。

秘方 二

[组方] 猪胰子 1 条，调料适量。

[用法] 将新鲜猪胰子洗净，入

开水中烫至半熟，捞出切碎，用调料拌匀食用。每日 1 剂。

[备注] 润燥、运食、补充胰岛素。适用于糖尿病。

秘方 三

[组方] 鲜菠菜根 250 克，鸡内金 10 克，大米 50 克。

[用法] 菠菜根洗净，切碎，加水同鸡内金共煎煮 30~40 分钟，然后下米煮作烂粥。每日分 2 次连菜与粥服食。

[备注] 止渴、润燥、养胃。适用于糖尿病。

秘方 四

[组方] 宁夏枸杞 10 克。

[用法] 将枸杞加水 300 毫升，煮沸 1~2 分钟，待冷后，早餐前将浓汁服完，之后反复冲开水当茶饮，每天 4~5 杯（每杯 200 毫升），临睡前将残存枸杞连水一起细嚼咽下。

秘方 五

[组方] 鸡蛋 5 个，醋 400 毫升

[用法] 将鲜鸡蛋打碎，置碗中，加醋 150 毫升，调和后放置 36 小时，再加醋 250 毫升，搅匀即成。上述量分 5~7 天服完。

秘方 四

[组方] 人参 3 克，核桃仁 3 枚。

[用法] 将上述 2 味料研为细末，加水煎沸 2~3 分钟即可饮服。每日 1 剂。

[备注] 补气益肺、固精缩尿。适用于脾肺气虚所致遗尿。

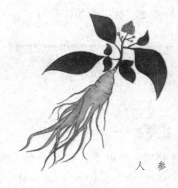

人 参

秘方 五

[组方] 韭菜子 25 克，鱼鳔 25 克，盐少许。

[用法] 共煮做粥。日食 1 次。

[备注] 补肾壮阳、固精止遗。适用于肾虚遗尿、遗精。

秘方 六

[组方] 玉米秆内芯（或玉米须）30 克，黄芪 15 克，山药 60 克。

[用法] 煎汤服。早、晚各服 1 次，连服 10 天。

秘方 七

[组方] 山药 25 克，黄连 10 克。

[用法] 水煎服。

[备注] 清热祛湿、补益脾肾。适用于糖尿病之口渴、尿多、善饥。

秘方 八

[组方] 地骨皮 15 克。

[用法] 将地骨皮制为粗末，放入杯中，用沸水冲泡，代茶饮用。每日 1~2 剂。

[备注] 凉血退热、清肺止咳。适用于肺热津伤型糖尿病，症见烦渴多饮、口干舌燥、大便如常、尿多尿频等。

肛裂

秘方 一

[组方] 乳香、没药各 20 克，丹参 10 克，冰片 5 克，蜂蜜 30 克。

[用法] 先将前 4 味药共研细末，用 75% 乙醇适量，浸泡 5 天左右，加入蜂蜜调匀，即行煎熬加工成油膏状，贮瓶备用。用药前应排尽大便，加少量的高锰酸钾溶液坐浴 10 分钟左右，再用过氧化氢溶液清洗创面裂口，用干棉球拭干泡沫，取药膏外敷创面处，覆盖无菌纱布，用胶布固定。每日换药 1 次，直至裂口愈合。

[备注] 活血止血、止痛生肌。

秘方 二

[组方] 马齿苋 20 克，莱菔子 10 克。

[用法] 马齿苋、莱菔子分别洗净，放入锅中，加清水 500 毫升，急火煮 3 分钟，文火煮 20 分钟，滤渣取汁，分别服用。

秘方 三

[组方] 香蕉 2 只，牛奶 200 克。

[用法] 香蕉去皮，切为小片，牛奶加热后加入香蕉片，分次服用。

秘方 四

[组方] 蜂蜜 20 克，核桃仁 50 克。

[用法] 核桃仁洗净，焙干研为细末，蜂蜜腌制调匀，分次食用。

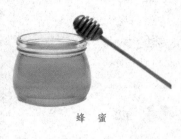

蜂蜜

秘方 五

[组方] 马兰头 50 克，佛手 100 克。

[用法] 马兰头洗净，切为细末，佛手洗净后切为小片，油锅烧热，将马兰头及佛手同炒加食盐、味精，食用。

脱肛

秘方 一

[组方] 蓖麻子（红纹者佳）20 粒，升麻 10 克，猪五花肉 60 克。

[用法] 加水 1 千克，煮至 500 毫升，去蓖麻子，食肉喝汤，隔日 1 次。服 3 日脱肛复位后，蓖麻子减半，再服 3~5 日可防复发。

[备注] 补气升提。用于气虚脱肛。

二

[组方]内服方：炙黄芪 30 克，党参 15 克，升麻 15 克，甘草 6 克。外洗方：枳壳 30 克，芒硝 30 克，五倍子 15 克。

[用法]内服方加水 800 毫升，煎至 500 毫升，每日 1 剂。外洗方加水 1.5 千克，煎至 1 千克，先熏后洗，每日 1~2 次，4 日为 1 个疗程。

[备注]内服宜久煎，外洗方中芒硝后下。

 三

[组方]老枣树皮 15 克，石榴皮 10 克，明矾 6 克。

[用法]上药加水 1 千克，煎至 500 毫升，先熏后洗，待微温，用手巾蘸药液洗脱出部分，每日 2~3 次，连用 3~5 日。

[备注]收敛固涩。用于中期脱肛。

 四

[组方]枳壳 30 克，苦参 15 克，蒲公英 15 克，补中益气丸适量。

[用法]枳壳、苦参、蒲公英三药加水 800 毫升，煎至 500 毫升，先熏后洗，每日 2 次。按常规量配服补中益气丸 7 日。

[备注]补气升提、清热解毒。用于晚期脱肛伴感染者。

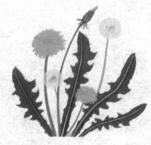

蒲公英

尿闭

 一

[组方]余甘子 20 克。

[用法]以余甘子加少量食盐，捣绒敷肚脐上。

[备注]本方是彝族地区长年应用不衰的独特方剂，具有利尿通小便的功效，疗效较好。适用于治疗小儿尿闭。

 二

[组方]臭灵丹 50 克，青蒿 50 克。

[用法]外敷药，均为鲜品，将 2 种药在火塘中炮熟，加少许真菜油于小腹上，每日 1 次。

[备注]本方为彝医常用药方，有通淋利下的功效，治疗热结小便不通有较好的疗效。

 三

[组方]苦瓠子 30 枚，蝼蛄 3 个。

[用法]焙为末，每次服 3 克，冷水调服。

[备注]用于治疗小便不通，少腹胀急。

 四

[组方]甘草梢 3 克，向日葵根 15 克。又方：甘草节、盐各 9 克，水煎服。治小便不通。

[用法]水煎服。

[备注]用于治疗小便痛而不通。

 五

[组方]青葱 250 克，王不留行 30 克，皂角子 40 个。

[用法]煎汤放木桶中熏。

 六

[组方]生大葱 60 克，生姜 15 克。

[用法]将生大葱（去叶留白及须根）和生姜共捣烂成饼

状，放锅内加热，洒酒水少许以助蒸气，翻炒至甚热取出，放毛巾上包好，外敷关元穴，使其辛热透散，50分钟后，尿液通畅而愈。

[备注]适用于治疗小儿尿闭。葱、姜均为辛温走散之品，两者合用，取其通阳化气之功。但热敷时热度要适宜，以防烫伤皮肤。

癃闭

[组方]玉米穗120克，小茴香3克。

[用法]上述药加入适量水放锅中煮，沥出残渣，加适量砂糖调味，当茶饮。

[组方]葱白1千克，麝香20克。

[用法]将葱白捣碎，加入麝香拌匀，分2包，先置脐上1包，热熨约15分钟，交替使用，以通为度。

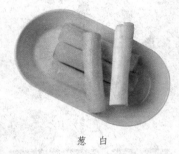

葱 白

黄疸

[组方]大麦芽90克，猪胆1个。

[用法]大麦芽炒黄研末，以猪胆汁拌匀。每次服9克，焦锅巴为引，开水送下。忌盐酱及油腻。

[组方]鲜地骨皮120克。

[用法]洗去泥，捣烂绞汁去渣，临睡前以开水冲服1酒杯。

秘方 三

[组方]黄荆子（牡荆）120克，猪苦胆2个，黄糖240克。

[用法]黄荆子末、猪胆汁、黄糖3味料混合，制成丸药，如豌豆大，每次服10粒，1日3次，饭后开水送下。

秘方 四

[组方]针砂（醋炒煅4次）30克，川朴（姜汁炒）60克，苍术（土炒）60克，东山楂（去核）90克，大白30克，云苓90克，陈皮60克，枳壳30克。

[用法]共研细末，加醋制为丸，如梧桐子大。每次服10~20丸，每日服2次。

[备注]主治黄疸及水肿。忌食生冷食物。

尿崩症

秘方 一

[**组方**] 黄芪 30 克，升麻 6 克，葛根 20 克，天花粉 15 克，桑螵蛸 15 克，煅牡蛎 30 克，五味子 12 克，炒白术 10 克，陈皮 6 克，甘草 6 克。

[**用法**] 上药以水煎服（牡蛎先煎），每日 1 剂。

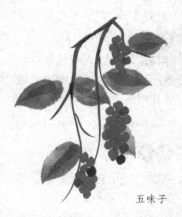

五味子

秘方 二

[**组方**] 党参 15 克，生黄芪 50 克，山药 40 克，砂仁 5 克，麦芽 15 克，石斛 25 克，麦门冬 20 克，花粉 20 克，枸杞子 20 克，女贞子 25 克。

[**用法**] 上药以水煎服（砂仁后下），每日 1 剂。

秘方 三

[**组方**] 知母 6 克，生甘草 6 克，牛膝 15 克，生地 15 克，熟地黄 15 克，黄柏 9 克，黄芩 9 克，玄参 9 克，金樱子 10 克，芦根 12 克，北沙参 30 克。

[**用法**] 水煎服，每日 1 剂。

甲状腺功能亢进症

秘方 一

[**组方**] 昆布 30 克，全蝎 1 只。

[**用法**] 昆布煎汤去渣，全蝎焙焦研末。昆布汤送下全蝎末，每早 1 次，连服 10 余天。

秘方 二

[**组方**] 昆布、海藻、牡蛎各 15 克。

[**用法**] 水煎服，每日 1 剂，连服数日。

[**备注**] 治甲亢肝郁气滞症。

秘方 三

[**组方**] 党参、玄参、丹参各 15 克，麦冬、五味子、柏子仁、熟枣仁各 10 克，生地黄 30 克，远志、炙甘草各 1.5 克。

[**用法**] 水煎服。性情急躁、手指颤加石决明 30 克，钩藤 12 克，龙胆草 5 克；多食、易饥体重下降、大便次数增多，加白术 15 克，炒淮山 12 克，黄连 5 克，减去玄参；汗多，加生牡蛎 30 克；如以心悸、气促、失眠等症状为主，则原方加浮小麦、石菖蒲各 10 克，煅龙齿 30 克。

秘方 四

[**组方**] 枳壳、海藻、法半夏、茯苓、海蛤壳、浙贝母、黑附块各 10 克，黄药子、海带各 15 克，陈皮 6 克，柴胡 12 克，生牡蛎 24 克。

[**用法**] 水煎服。

五

[组方] 法半夏、甘草、枳实各 9 克，陈皮 4.5 克，茯苓、菊花各 15 克，竹茹、白蒺藜、昆布 12 克，龙齿 30 克。

[用法] 水煎服。

[备注] 治甲亢痰热上扰症。

甲状腺功能减退症

 一

[组方] 当归 150 克，生姜 250 克，羊肉 500 克。

[用法] 加水适量，慢火热汤，常饮。

 二

[组方] 生甘草 10 克，人参 8 克。

[用法] 上药加水 500 毫升，文火煎至 150 毫升，早晚各 2 次温服，30 日后改为隔日 1 剂，人参每剂改为 6 克，3 个月为 1 疗程。

 三

[组方] 仙茅、仙灵脾、肉苁蓉。

[用法] 仙茅、仙灵脾、肉苁蓉按 2：2：3 比例配方，水煎取药液浓缩，和莲子肉 100 克同煎。服 300 毫升 / 日，15 日为 1 疗程。

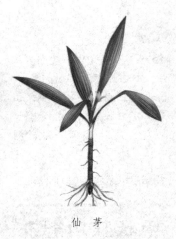

仙 茅

肥胖症

 一

[组方] 炒苍术、山楂、何首乌、淮山药、泽泻各 100 克，制半夏、陈皮、制香附、白茯苓、车前子、生地黄、桔梗、炒枳实、川牛膝、丹皮、白芥子、红花、生蒲黄各 60 克，大黄 30 克，姜汁 30 毫升，竹沥 60 毫升。

[用法] 诸药共粉碎成细面，兑入竹沥、姜汁，水泛为丸如小绿豆大，每次服 5 克，1 日 3 次，饭后开水送服。3 个月为 1 疗程。

[备注] 流气散湿，消痰减肥。主治单纯性肥胖症。

 二

[组方] 萝卜 250 克，冬瓜 250 克，粳米 100 克。

[用法] 将上述各料一起加入适量的水后煮粥。

 三

[组方] 萝卜 250 克，冬瓜 250 克。

[用法] 将上述各料洗净后切成小块，注入适量的水煮熟后食用。

 四

[组方] 柏子仁、炒苍术、茯苓、生黄芪各 20 克，法半夏、薏苡仁、车前草、大腹皮、泽泻各 10 克，炙香附、炒白术、麦芽、神曲各 15 克，夏枯草 12 克，冬瓜皮、陈皮、甘草各 8 克。

[用法] 每日 1 剂，水煎，分 2~3 次口服，半个月为 1 个疗程。

失眠

秘方 一

[**组方**] 芹菜根 90 克，酸枣仁 9 克。

[**用法**] 共水煎。睡前饮服。

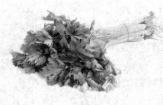

芹 菜

秘方 二

[**组方**] 罗汉果 1 个，猪肺 250 克，调料适量。

[**用法**] 将猪肺切成小块，挤出泡沫，洗净，罗汉果洗净切块，共置锅内，加水炖熟，调味食用。每日 1 剂，2 次分食。

[**备注**] 清热化痰、润肺止咳。适用于痰水型失眠，症见胸闷脘胀、目眩痰多、虚烦不眠口苦胸闷、二便不畅等。

秘方 三

[**组方**] 对虾壳 15 克，酸枣仁、远志各 9 克。

[**用法**] 将上述 3 味料放入砂锅，加水煎煮，连煎 2 次，取汁去渣，2 次药汁混合。每日 1 剂，分早、晚各服 1 次。

秘方 四

[**组方**] 大枣 20 枚，葱白 7 根。

[**用法**] 按常法煮汤服食。每晚睡前 1 剂，连服 5~7 剂。

[**备注**] 益气健脾、养血安神。适用于心脾不足型失眠。

秘方 五

[**组方**] 柿叶、山楂核各 30 克。

[**用法**] 先将柿叶切成条状，晒干，再将山楂核炒焦，捣裂，水煎服。每晚 1 次，7 天为 1 疗程。

[**备注**] 该方有促进睡眠的作用，适用于各种原因引起的失眠。

秘方 六

[**组方**] 小红枣 10 克，牛舌草 3 克，薰衣草 1 克。

[**用法**] 共研粗粉，开水浸泡内服，每日数次，亦可当茶饮用。

[**备注**] 本方对血虚及各种神经衰弱症引起的失眠有良好的治疗作用。

秘方 七

[**组方**] 小麦 50 克，百合、生地各 25 克，红枣 10 枚。

[**用法**] 以水煎服。

秘方 八

[**组方**] 黄连 15 克，阿胶 10 克，朱砂 1.5 克。

[**用法**] 将黄连、阿胶水煎，冲入研成末的朱砂即可服用。每日 2 次。

[**备注**] 适用于头晕耳鸣、腰酸梦遗、五心烦热、心悸不安之失眠。

盗汗、自汗

秘方 一

[组方] 小麦麸 100 克，猪肉末 250 克，水磨糯米粉 250 克，葱末、姜末、盐、酱油各少许。

[用法] 将小麦麸与肉末、葱末、姜末等调料调成肉馅，水磨糯米粉加水适量，再与肉馅包成汤圆。煮熟后可随量食用。

秘方 二

[组方] 碧桃干 15 枚（以未熟果风干，色绿者佳），红枣 10 枚。

[用法] 煎汤。每晚 1 剂，连服 3 剂。

秘方 三

[组方] 黑豆 100 克，红枣 20 枚，黄芪 50 克。

[用法] 水煎。分 2 次服用，每日 1 剂。

[备注] 补气、敛汗。治气虚自汗。

秘方 四

[组方] 淮小麦 50 克，桂圆肉 5 个，红枣 6 个，甘草 10 克。

[用法] 水煎。喝汤，吃桂圆肉和枣，每日 1 剂。

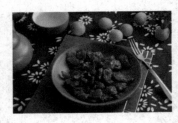
桂圆肉

秘方 五

[组方] 羊肚 1 个，糯米 60 克，红枣 5 枚。

[用法] 将羊肚洗净去污，糯米淘洗干净，同红枣放入羊肚内，用粗线缝口，放锅内隔水炖熟。食时切开羊肚，调好味，佐餐。

秘方 六

[组方] 鲜枇杷叶、糯米各适量。

[用法] 枇杷叶拭去毛，洗净，包裹洗净的糯米，捆扎蒸熟。临睡前吃数个，连吃 3 天。

秘方 七

[组方] 猪心 1 个，黄芪 12 克，党参 12 克，五味子 4 克。

[用法] 将黄芪等三味料放入猪心内，加水炖熟。吃肉饮汤。

[备注] 补气血、安心神。治体虚所致的自汗、盗汗。

秘方 八

[组方] 泥鳅 5 条，生姜 5 片，黄芪、党参各 25 克，怀山药 50 克，红枣 5 枚。

[用法] 泥鳅放清水中养 3 日后令其排出污物，然后放油锅中煎黄，加水三碗，同各味料共煎浓。饮服。

癫痫

秘方 一

[组方] 公鸡 9 只，白及 9 个，黄酒适量。

[用法] 宰杀公鸡时取出鸡心，将鸡心血挤压出来，放于碗内，再将研成细末的白及粉倒入碗内，同捣为泥。分为 2 次服用，每次以黄酒 60 克为引，2 天内服完。

[备注] 鸡血治病以乌鸡、白鸡血为佳，3 年雄鸡血最良。服用此方时，若患者神志不清时，切勿服用。服用后忌食辛辣、烟、酒等刺激性食物。

秘方 二

[组方] 猪心 1 个，朱砂、川贝各 15 克。

[用法] 将猪心用黄泥裹好，焙干，去泥研末。另取朱砂、川贝捣碎，研末，共拌匀。每次服 15 克，开水送下。

秘方 三

[组方] 山药 2 克，青黛 0.3 克，硼砂 1 克。

[用法] 将山药晒干，与青黛、硼砂共研成末。每服 3 克，日服 3 次。

秘方 四

[组方] 净白矾。

[用法] 将白矾研成细粉，备用。成人每次服 3~4.5 克，每日早晚饭后、睡前各服 1 次，温开水冲服。

秘方 五

[组方] 甘草 30 克，小麦 30 克，红枣 10 枚。

[用法] 水煎服。早晚空腹各 1 次。

秘方 六

[组方] 黄瓜藤（蔓）100 克。

[用法] 洗净加水煎汤。分 2 次服用。

中风

秘方 一

[组方] 伸筋草 30 克，透骨草 30 克，红花 30 克。

[用法] 上药加清水 2 千克，煮沸 10 分钟后取用。药液温度以 50℃~60℃为宜，浸泡手足 15~20 分钟。汤液温度降低后再加热浸泡 1 遍，同时手足应尽量做自主伸屈活动。1 个月为 1 个疗程，连用 2 个疗程。

秘方 二

[组方] 黄芪 30 克，红花 10 克，川芎 10 克，地龙 15 克，川牛膝 15 克，丹参 30 克，桂枝 6 克，山楂 30 克。

[用法] 水煎服，每日 1 剂。

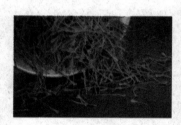

红 花

秘方 三

[组方] 雁脂 250 克，面粉 500 克。

[用法] 雁脂置锅中熬炼为油，滤去渣子。

面粉做成炒面，趁热加入雁脂油，炒至油、面均匀为度。每次取 30 克，开水冲化调服，每日 1 次，半个月为 1 疗程。

秘方 四

[组方] 鲜橘皮 30 克，金银花 25 克，山楂 10 克，蜂蜜 250 克。

[用法] 将橘皮、金银花、山楂放入锅内，加清水适量，用武火烧沸 3 分钟后，将药汁滗入盆内，再加清水煎熬 3 分钟，滗出药汁。将 2 次药汁一起放入锅内，烧沸后加蜂蜜，搅匀即可。可代茶饮。

秘方 五

[组方] 猪脊髓 200 克，甲鱼 1 只，葱、姜、胡椒粉、味精适量。

[用法] 将甲鱼用沸水烫死，揭去甲壳，除去内脏、头、爪。猪脊髓洗净，放入碗内。将甲鱼肉、葱、姜放入锅内，

用武火烧沸后，转用文火将甲鱼肉煮至将熟，再将猪脊髓放入锅内一起煮熟即成。

秘方 六

[组方] 黄豆 500 克，独活 40克，黄酒 1500 毫升。

[用法] 独活以黄酒煎取 1000毫升，黄豆另炒，趁热放入药酒中，浸 1~3 日，去渣，适量温服。

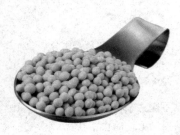

黄 豆

秘方 七

[组方] 猪蹄筋 30 克，冰糖10 克。

[用法] 将温油发过的猪蹄筋加水适量，文火慢煮至极烂，加冰糖调味。以上为 1 日量，代餐食用。隔日 1 次，1 个月为 1 疗程。

秘方 八

[组方] 九制豨莶草 50 克，黄芪 15 克，天南星 10 克，白附子 10 克，川附片 10 克，川芎 5 克，红花 5 克，细辛2.5 克，防风 10 克，牛膝 10克，僵蚕 5 克，苏木 10 克。

[用法] 水煎，每日 1 剂，分2 次服用。

秘方 九

[组方] 胡椒树根 50~100 克，蛇肉 250 克。

[用法] 上 2 味料洗净放入砂锅中，加水适量，水开后，改文火慢炖至肉烂。加入少量盐，食肉饮汤，分 2 次吃完。

秘方 十

[组方] 天麻 15 克，猪脑1 具。

[用法] 将天麻洗净，与猪脑同入瓷罐内，隔水炖 1 小时，熟透为止。隔日 1 次，食猪脑饮汁。

[备注] 镇肝熄风，主治脑血管意外引起的半身不遂及血管硬化、高血压等症。

偏头痛

秘方 一

[组方] 苍耳子 9 克。

[用法] 水煎温服。忌辛辣之物。

秘方 二

[组方] 干鹅不食草 6 克。

[用法] 用好酒浸 7 夜，晒 7天（每天入夜浸酒，白天取出晒干），将草搓软，左痛塞右鼻，右痛塞左鼻。

秘方 三

[组方] 荆芥穗适量。

[用法] 研细末内服。每日 3次，每次 15 克，热水冲服。

[备注] 本方有发汗解热作用，对偏头痛有较好的疗效，无副作用。

秘方 四

[组方] 白芷 9 克。

[用法] 水煎，分 2~3 次服用，或研末，每次服 3 克，1 日3 次。

[备注] 用于治疗偏头痛及感冒头痛。

秘方 五

[组方] 皂矾 3 克（煅存性）。

[用法] 用新瓦盛之，放炭火煅，初化成汁，待干变赤

色，冷透研末过箩，用时以少许吹鼻孔，左边痛吹右鼻孔，左右都痛吹两鼻孔，右边痛吹左鼻孔。吹后2分钟，患者自觉清爽，稍时鼻流清涕，随下血水。试吹1~2次。

秘方 六

[组方] 鲜威灵仙根1把。

[用法] 洗净，抽去筋，打烂，以糖拌，敷患处。

秘方 七

[组方] 细辛3克，炒参12克。

[用法] 水煎服。

秘方 八

[组方] 白芷9克。又方：加细辛3克共研末，贴患处。

[用法] 研末和米粉6克，炒熟，做饼，趁热贴患处，用布扎，1日3次。

眩晕

秘方 一

[组方] 麦冬10克，芹菜、嫩竹笋各150克，盐、味精

各适量。

[用法] 将麦冬洗净，蒸熟待用，芹菜洗净切断成寸许长，嫩竹笋剥壳洗净切片。上3物入油锅炒熟，加入少许盐、味精即成。

秘方 二

[组方] 枸杞子60克，白酒500毫升。

[用法] 枸杞子密封浸泡在白酒中7天以上。每次1小杯，睡前服用。

秘方 三

[组方] 猪脑100克，葱20克，生姜10克，黄酒10克，香油、酱油、蒜泥适量。

[用法] 将猪脑洗净，葱、姜洗净切片，放于盘中。加入黄酒，旺火蒸30分钟。取出晾凉后加入其余调料拌和即可。

秘方 四

[组方] 牡蛎18克，龙骨18克，枸杞子12克，制首乌12克。

[用法] 先将牡蛎、龙骨加水煎20分钟，再加枸杞子和制首乌煎水，取汁去渣。分顿饮服。

[备注] 本方养肝明目，主治

肝阳上亢型眩晕，症见头晕眼花、面颊潮红、心烦易怒、口渴口苦等。

秘方 五

[组方] 绿茶、菊花、槐花各3克。

[用法] 上3味料放入杯中，沸水冲泡，频频饮用，每日数次。

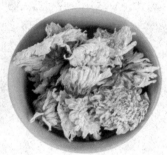

菊 花

秘方 六

[组方] 菊花、山楂、乌梅、白糖各15克。

[用法] 前3味料水煎，放白糖于药液中服用。

秘方 七

[组方] 鲜杏5~10枚，大米100克，冰糖适量。

[用法] 鲜杏洗净煮烂，去核备用。大米淘洗干净，和冰

糖一起加水 600~800 毫升煮成粥。粥将熟时加入杏肉，微煮数沸即可。每日早、晚温热服食。

 八

[**组方**] 白鸽肉 100 克，枸杞子 20 克，黄精 30 克。

[**用法**] 将白鸽肉洗净切块，放于砂锅内。

加入枸杞子、黄精片，共炖成煲，放适量黄酒、盐、葱、姜、味精即可。分顿食用。

震颤麻痹

 一

[**组方**] 赤芍、桃仁各 15 克，红花、枳壳、柴胡各 10 克，老葱白 4 段，全蝎 6 克，蜈蚣 5 条。

[**用法**] 水煎服，每日 1 剂。

 二

[**组方**] 熟地黄 20 克，怀牛膝、当归、枸杞子、首乌、白芍、丹参各 10 克，鸡血藤、木瓜各 15 克。

[**用法**] 水煎服，每日 1 剂，早晚分服。

 三

[**组方**] 生牡蛎 25 克（先煎），炙龟板 15 克（先煎），炙鳖甲 20 克（先煎），白芍 15 克，半夏 12 克，枳实 10 克，制南星 10 克，炙僵蚕 10 克，制首乌 15 克，生地 15 克，麦冬 15 克，川石斛 20 克。

[**用法**] 水煎，日服 1 剂，2 月为 1 疗程。

 四

[**组方**] 白芍 15 克，首乌 15 克，阿胶 12 克，桑寄生 30 克，龟板 30 克，生龙牡 30 克，紫丹参 15 克，明天麻 10 克，钩藤 15 克，黄芪 20 克，云苓 15 克，砂仁 5 克，甘草 6 克。

[**用法**] 上药水煎，阿胶烊化，每日 1 剂，分 2 次服用，15 天为 1 疗程。

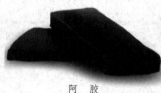
阿 胶

三叉神经痛

 一

[**组方**] 茄子根 15 克，防风、桃仁各 12 克。

[**用法**] 水煎服。

 二

[**组方**] 杞子、菊花、生地黄、熟地黄、山药、山萸肉、丹皮、茯神、泽泻、青橘叶、白芷各 12 克。

[**用法**] 水煎服。

三

[**组方**] 黄芩 10 克，黄连、青橘叶、板蓝根、白芷各 12 克，大黄 6~12 克，夏枯草、连翘、大青叶各 15 克，石膏 45 克，蜈蚣 5 条，全蝎 3 克。

[**用法**] 水煎服。

四

[**组方**] 车前子、黄芩、泽泻、木通各 9 克，生地黄、当归各 16 克，栀子、甘草、龙胆草各 4.5 克。

[**用法**] 水煎服，每日 1 剂，连服 10 剂。

五

[**组方**] 白芍、生牡蛎各 30 克，丹参、甘草各 15 克。

[**用法**] 水煎服。

秘方 六

[**组方**] 制川乌、天南星各6克，白菊花15克，地龙20克，冰片0.5克，细辛3克。

[**用法**] 水煎服。寒重者，重用制川乌12克；热重者，重用白菊花、地龙各30克。

秘方 七

[**组方**] 白参、麦冬、炙甘草、浮小麦、阿胶各10克，白芍15克，煅牡蛎30克，大枣5枚。

[**用法**] 水煎服。

坐骨神经痛

秘方 一

[**组方**] 生地黄15克，地骨皮、寻骨风各12克，钻地风、生甘草各10克。

[**用法**] 将上药以水煎煮，取药汁。每日1剂，分2次服用。

秘方 二

[**组方**] 白芍6克，木瓜12克，鸡血藤15克，威灵仙15克，甘草15克，牛膝12克，白术15克。

[**用法**] 上药以水煎服，每日1剂。

[**备注**] 温经散寒、止痛活络。用于坐骨神经痛，以下肢疼痛为主者。

秘方 三

[**组方**] 独活、羌活、寄生、防风、川芎、当归、茯苓、牛膝、党参、川断、杜仲、桂枝各10克，细辛、甘草各6克，制马钱子0.3克，白芍30克，制川乌3克（先煎、久煎）。

[**用法**] 将上药以水煎煮，取药汁。每日1剂，分2次服用。

秘方 四

[**组方**] 生川乌60克，生甘草乌60克，吴萸20克。

[**用法**] 上药共研末，加食盐20克，用文火炒至深黄色，加食用白糖少许，布包熨患处，每日3~4次。

秘方 五

[**组方**] 生黄芪30克，当归尾、赤芍各8克，牛膝、川芎各10克，桃仁、红花、地龙各9克。

[**用法**] 将上药以水煎煮，取药汁。每日1剂，分2次服用。

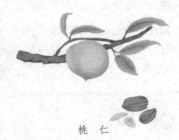

桃 仁

面神经炎

秘方 一

[**组方**] 白附子、僵蚕、全蝎各等份。

[**用法**] 共研为细末。每次服1.5~3克，开水冲服，避免风寒。

秘方 二

[**组方**] 蓖麻仁10克，松香30克。

[**用法**] 上药分别研成细末，取净水1000毫升，煮沸后放入蓖麻仁末，煮5分钟后再放入药末，小火煮3~5分钟，倒入冷水中，捻收成膏，切成小块，约3克，备用。治疗时先将药块用火烫软，平摊于小圆布上，然后贴于患处的下关穴。左歪贴右，右歪贴左，用胶布固定。7~10天换药1次，可连续3~4次。

秘方 三

[组方] 鲤鱼血、白糖各适量。

[用法] 鲤鱼血与白糖调匀涂患处，左歪涂右，右歪涂左，效果很好。

秘方 四

[组方] 黑松叶 500 克，白酒 1000 毫升。

[用法] 将黑松叶捣成汁，和白酒 1000 毫升浸 2 天。每服 1~2 盅，温服，1 日 2 次，渐增加至 30 毫升，至头面出汗为止。

秘方 五

[组方] 黄鳝 1 条（以粗大者为好）。

[用法] 刺破其头部，让鲜血流出，滴入碗中 30 滴，加入麝香 0.5 克，搅拌均匀。涂抹在患处，每隔 15 分钟涂 1 次。一般在面部神经麻痹初发时立即涂抹，2 小时即可好转，8 小时左右可痊愈。如患病时间较长，需连续用药几天。

秘方 六

[组方] 天麻、升麻各 15 克，当归 28 克，北细辛 5 克。

[用法] 共研细末，每天服 3

次，每次 3 克，分 7 天服完，为 1 个疗程。

进行性肌营养不良症

秘方 一

[组方] 干牛髓粉 300 克，黑芝麻 300 克。

[用法] 两者混合，略炒香，研末，加白糖适量合拌，每次服 9 克，每日 2 次。

[备注] 适用于痿症属于肝肾亏虚型，症见起病缓慢、下肢痿软无力、腰膝酸软无力、下肢肌肉渐脱、不能久立，或兼见头晕目眩、咽干耳鸣、遗精或遗尿、舌红少苔、脉细数。

脑血栓

秘方 一

[组方] 益母草 30 克。

[用法] 水煎服。每日 3 次，10 天为 1 个疗程，一般需连续服用 2~4 个疗程。

[备注] 活血化瘀，适用于脑血栓。血压偏高者加用降压药，以保持血压稳定。

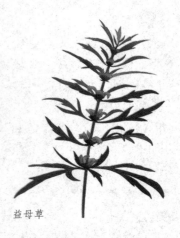

益母草

秘方 二

[组方] 大蒜。

[用法] 去皮洗净。每日佐餐食用。

[备注] 活血解毒，防止血栓形成。

秘方 三

[组方] 红葡萄酒 400 毫升。

[用法] 每次饮 20~50 毫升，每日 2~3 次，可随饭一起饮服。

[备注] 适用于脑血栓后遗症、轻度偏瘫。

秘方 四

[组方] 槐花 6 克。

[用法] 开水泡，饮服。每周 1 次。

秘方 五

[组方] 红花、白酒各适量。

[用法] 红花泡酒，按 30 ：500 的比例。

[备注] 适用于脑血栓和高血压。

精神分裂症

秘方 一

[组方] 生大黄 60 克。

[用法] 将生大黄研为细末后，用开水冲之，待冷频服。本方为 1 剂，每日 1 剂，连服 10 剂为 1 个疗程。

秘方 二

[组方] 栝楼 30~60 克，制南星 10 克，姜半夏 10 克，黄连 6~10 克，栀子 15 克，枳实 15 克，竹沥 10 毫升（兑

入），橘红 10 克，柴胡 10 克，大黄 10 克，菖蒲 10 克，郁金 12 克，白芍 15 克，甘草 3 克。

[用法] 每日 1 剂，水煎，分 2 次温服。

秘方 三

[组方] 龙胆草、郁金、枳实、桃仁、茯神各 10~15 克，胆南星、天竺黄各 8~12 克，黄芩 10~12 克，木通 10~20 克，大黄 10~100 克，芒硝 10~45 克。

[用法] 每日 1 剂，早、中、晚 3 次煎服。10 剂为 1 疗程，间隔两天可进行下一疗程。

秘方 四

[组方] 合欢皮 20~60 克，茯神、郁金各 12 克，菖蒲、醋柴胡、当归、青皮、陈皮、

白术、天竺黄各 10 克，胆星 9 克。

[用法] 每日 1 剂，水煎服。

秘方 五

[组方] 太子参、当归、磁石、青礞石、生龙、牡蛎、茯神各 20~30 克，生赭石 20~60 克，生铁落 20~40 克，黄连、黄芪、沉香、远志、制胆星、石菖蒲、莪术各 6~10 克，粉甘草、芒硝各 6~15 克，莱虫 3~6 克，琥珀末 1~2 克。

[用法] 每日 1 剂，水煎 3 次，分 3 次服用。2 周为 1 个疗程。

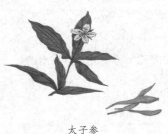

太子参

前列腺炎

 一

[组方] 葡萄汁、鲜藕汁、生地汁各 200 毫升。

[用法] 葡萄汁、鲜藕汁、生地汁和匀，放于砂锅中，烧开后加蜂蜜，调匀。每日服 3 次，每次 1000 毫升。

 二

[组方] 鲜紫花地丁 60 克，田螺肉 10~20 克，芝麻油、盐各适量。

[用法] 将紫花地丁和田螺肉用芝麻油炒熟，加盐调味。1 次食完。

 三

[组方] 凤尾草 30 克，西瓜皮 500 克，蜂蜜 30 克。

[用法] 先将西瓜皮洗净，切成细条状，与洗净的凤尾草同入砂锅，加水适量，先用大火煮沸，改用小火煎煮 30 分钟，用洁净纱布过滤，趁滤汁温热时，加入蜂蜜，搅拌均匀即可于早晚 2 次分服。

 四

[组方] 赤小豆 60 克，薏苡仁 30 克，蜂蜜 20 克。

[用法] 先将薏苡仁洗后晒干，研成细粉，备用。将赤小豆拣去杂质，洗净，用温开水浸泡 1 小时，取出后入锅，加水适量，先用大火煮沸，再改以小火炖 1 小时，待赤小豆酥烂时，调入薏苡仁粉，拌和均匀，继续煮至成羹时加入蜂蜜，搅匀即可。当点心任意服食，或早晚 2 次分食。

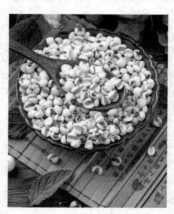

薏苡仁

 五

[组方] 党参 24 克，黄芪 30

克，茯苓、草薢、王不留行各 12 克，莲子 20 克，车前子 15 克，肉桂 6 克，白果、甘草各 9 克，吴茱萸 5 克。

[用法] 将以上各药洗净，水煎，弃渣取汁空腹服用，每日 1 次。

 六

[组方] 鲜蒲公英 60 克，玉米须 60 克，白糖适量。

[用法] 将蒲公英洗净，与玉米须同放锅中，加水浓煎，去渣取汁 1 碗，加入白糖稍炖即成。每日 1 次。

 七

[组方] 肉苁蓉 30 克，羊肾 2 个，葱花、姜末、精盐、味精各适量。

[用法] 将羊肾洗净，用刀剖开，除去筋膜，切片后剁成羊肾泥。肉苁蓉用酒浸泡数小时，去皱皮，切成黄豆大小的方丁，放入锅中，加羊肾泥及清水适量，先用大火煮沸，改用小火煮成羹，加

葱花、姜末、精盐、味精，调和均匀即可。早晚 2 次分服。

前列腺肥大

 秘方 一

[**组方**] 柴胡、白芍、青皮、陈皮、法半夏、茯苓、白芥子、香附、莪术各 9 克，牡蛎 15 克，瓜蒌 12 克。

[**用法**] 水煎服。每日 1 剂，日服 3 次。

秘方 二

[**组方**] 独头大蒜 1 个，栀子 3 个，盐少许。

[**用法**] 上药共捣烂如泥，做成饼状，贴敷肚脐上，上盖敷料，胶布固定，每日换药 1 次，便通即止。

秘方 三

[**组方**] 大黄、毛冬青、忍冬藤各 30 克，红花 10 克，吴茱萸、泽兰各 15 克。

[**用法**] 上药加水 2000 毫升，煎至 1500 毫升，将药液倒入浴盆内，待温坐浴，每日 1 次，每次 15~25 分钟。

秘方 四

[**组方**] 黄芪 100 克，滑石 30 克，甘草 20 克，琥珀 3 克（研冲）。

[**用法**] 水煎服。每日 1 剂，日服 2 次，每次冲入琥珀末 1.5 克，空腹服下。5 剂为 1 个疗程。

秘方 五

[**组方**] 紫花地丁 30 克，蒲公英、鱼腥草各 15 克，野菊花、天葵子各 10 克，金银花、连翘、白头翁各 12 克。

[**用法**] 上药加水 800 毫升，煎至 400 毫升，备用。每次取 200 毫升，作保留灌肠，每日 2 次。

秘方 六

[**组方**] 黄柏、知母、车前子各 15 克，肉桂 4 克。

[**用法**] 水煎服。每日 1 剂，日服 2 次。或煎至 300 毫升，每次取 150 毫升作保留灌肠，每日 2 次。

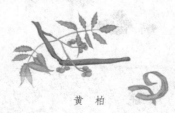

黄柏

前列腺增生症

秘方 一

[**组方**] 独头蒜 1 个，栀子 3 枚，葱白 5 条，石菖蒲 15 克，食盐少许。

[**用法**] 上药共捣烂，用布包外敷脐部，或将诸药混合后炒热外敷，以利药力透达病处。

[**备注**] 饮食以清淡之品为宜，应避免辛辣刺激之品与过咸、过甜食物，起居应有规律，节欲，忌过劳，情绪应稳定。

秘方 二

[**组方**] 黄芪 60 克，鲜鲤鱼 1 条。

[**用法**] 将鲜鲤鱼宰杀后与黄芪一同煮汤饮汤食肉。

秘方 三

[**组方**] 甘遂 10 克。

[**用法**] 甘遂研末，加水调成膏状。把甘遂末敷于脐下，每日 1 次，1 个月为 1 个疗程。

秘方 四

[**组方**] 生黄芪 100 克，滑石 30 克，琥珀 3 克。

[**用法**] 将前 2 味药加水适量煎 2 次，取汁和匀，再将琥珀粉兑入，分 2 次空腹服下。

秘方 五

[**组方**] 麦芽 60~120 克，桃仁、牛膝、王不留行各 15 克，三棱、莪术各 9 克，土茯苓 30~50 克。

[**用法**] 如伴有明显泌尿系感染，加用抗生素。尿潴留者，均停留导尿管排尿。服药 1 月为 1 疗程，可连续治疗数疗程。尿潴留解除或排尿困难等症消除后，可用单味麦芽煎水服以巩固疗效。

早泄

秘方 一

[**组方**] 苦石莲 12 克，人参、甘草、莲须各 3 克，麦冬、远志、芡实各 6 克。

[**用法**] 水煎服。每日 1 剂，日服 2 次。

秘方 二

[**组方**] 龙胆草 15 克，当归、

黄芩、木通各 10 克，泽泻 12 克，生地黄、甘草、栀子、车前子各 9 克（包煎）。

[**用法**] 水煎服。每日 1 剂，日服 2 次。

秘方 三

[**组方**] 白果 9 克，腐皮 45 克，大米适量。

[**用法**] 将白果去壳和心，与腐皮、大米置锅中加水适量，煮粥。每日 1 次，当早餐食用。

秘方 四

[**组方**] 黄精、五味子、女贞子、金樱子、桑螵蛸、牡蛎各 30 克，益智、补骨脂各 12 克。

[**用法**] 水煎服。每日 1 剂，日服 2 次。

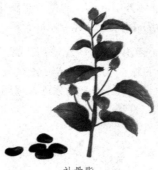

补骨脂

秘方 五

[**组方**] 当归 10 克，人参、

茯神、白术各 9 克，黄芪、龙眼肉各 12 克，远志、酸枣、木香、甘草各 6 克。

[**用法**] 水煎服。每日 1 剂，日服 2 次。

秘方 六

[**组方**] 焦黄柏、生地黄、天冬、茯苓各 10 克，煅牡蛎 20 克，炒山药 15 克。

[**用法**] 水煎服。每日 1 剂，日服 2 次。

秘方 七

[**组方**] 山药 300 克、枸杞子 10 克、盐、白糖、水淀粉、香油、植物油、醋、味精、姜丝、蒜片各适量。

[**用法**] 将山药洗净，去皮，切成段，放入蒸碗中，放进蒸锅，隔水蒸至熟，取出，将山药按压成碎末，制成一个个小饼状；枸杞子入清水中洗净，捞出沥水备用。净锅置火上，倒入适量植物油，大火烧至五成热，加入山药饼，炸至微黄时捞出沥油；锅中留适量底油，加入姜丝、蒜片爆香，加入白糖及少量清水煮沸，倒入山药，加入枸杞子，大火烧至汁将收干，加盐、醋、味精调味，淋入香油，用水淀粉勾薄芡，下入油锅炸至发黄时捞出。将

炒锅烧热，放入炸好的山药，加入白糖和清水适量，炒10分钟，加醋、味精，用水淀粉勾芡，淋上熟油即可。

 八

[组方] 黄鱼鳔胶500克（切碎，用蛤粉炒成珠，以无声为度），沙苑蒺藜240克（马乳浸两宿，隔汤蒸一炷香，取起焙干）。

[用法] 上药共研为末，炼蜜为丸，如梧桐子大。每服80丸，空腹时用温酒或白水送下。

[备注] 服药期间，忌食鱼及牛肉。

秘方 **九**

[组方] 龙眼肉50克，粳米50克。

[用法] 龙眼肉洗净，撕碎，置锅中，加清水700毫升；加粳米，急火煮开5分钟，改文火煮30分钟，成粥，趁热分次食用。

秘方 **十**

[组方] 肉桂（去粗皮，不见火）、川乌（炮去皮、脐）各500克，桃仁（麸炒），白蒺

藜（炒去刺）、巴戟（去心）、山药、茯苓（去皮）、肉苁蓉（酒浸，炙）、石斛（去根，炙）、萆薢、白术、破故纸各1.5千克。

[用法] 上药共研为末，炼蜜为丸，如梧桐子大。每服30丸，空腹时用温酒或盐汤送下；小肠气者，用炒茴香盐酒送下。

 十一

[组方] 椰子肉、糯米、鸡肉各适量。

[用法] 将椰子肉切成小块，加糯米、鸡肉适量，置有盖的瓦盅内，隔水蒸熟。当饭吃，每日1次。

阳痿

秘方 **一**

[组方] 水发海参100克，冬笋片20克，水发冬菇5克，熟火腿末3克，猪油3克。

[用法] 海参切片，冬笋切碎，猪油烧熟，放入葱末姜末爆焦，倒入白汤，然后加入海参、冬菇、冬笋、盐、料酒、味精等，煮沸勾芡，倒入火腿末并撒上胡椒粉即成。

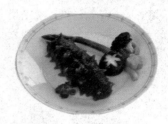

海 参

秘方 **二**

[组方] 雄鲤鱼1条（约500克）、干姜、枸杞子各10克，料酒、盐、味精、胡椒粉各适量。

[用法] 将鲤鱼开肚，单取其内之鱼月霍，加入干姜、枸杞子同炖，煮开后，加料酒、盐，稍煮一会儿，再加味精和胡椒粉调味即成。空腹服。隔日服1次，连服5日。

秘方 **三**

[组方] 雪莲花60克，白酒500毫升。

[用法] 将雪莲花全草泡入白酒中，瓶装密封，每日摇动数次。浸泡7天以后即可饮服。每日早、晚各1次，每次10~15毫升。

秘方 **四**

[组方] 杜仲10克，羊肾2枚，调料适量。

[**用法**]羊肾去脂膜，洗净切碎，与杜仲同入砂锅，加入适量水，炖至熟透后，去渣，经调味即成。空腹服用。

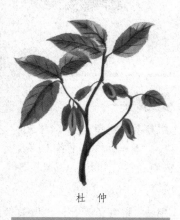

杜 仲

秘方 五

[**组方**]牛鞭1根，韭菜籽25克，淫羊藿、菟丝子各15克。

[**用法**]将牛鞭置瓦片上文火焙干，磨细：淫羊藿加少许羊油，置于铁锅内用文火炒黄（不要炒焦），再将韭菜籽、菟丝子磨成细面，然后将上药混匀后装瓶备用。用时，每天晚饭后用黄酒1匙，或将1匙药粉加入蜂蜜制为丸，用黄酒冲服。

秘方 六

[**组方**]海狗肾2只，人参100克，山药100克，白酒500毫升。

[**用法**]海狗肾洗净，切成片；

人参、山药洗净，切成片。共置瓶中，加白酒，密封1月，分次饮用。

秘方 七

[**组方**]人参30克、仙灵脾30克、肉苁蓉30克、枸杞子30克。

[**用法**]上药研细末，炼蜜为丸，每粒2克，每服1粒，每日2~3次。或用白酒500毫升泡2周后，每次服5~10毫升，每日2~3次。

阳强、阳缩

秘方 一

[**组方**]白酒（60度以上）适量，红尖辣椒2~3个，鲜虾100克。

[**用法**]先将辣椒、鲜虾用油炒熟，冲入白酒煮沸。趁热顿服。

秘方 二

[**组方**]桃仁15克，粳米100克。

[**用法**]将桃仁捣碎，与粳米按常法煮熟，食用。

秘方 三

[**组方**]鲜韭菜适量，白酒（60度）100克。

[**用法**]将韭菜洗净，切碎，捣烂，绞取韭菜汁1杯，加入白酒蒸服。顿服。

秘方 四

[**组方**]老葱白200克，老白干（或二锅头）150毫升。

[**用法**]葱白洗净，切碎，入锅炒至极热，倒入白酒，拌匀。趁热将葱白酒糊敷于下腹部，待凉时加热再敷，数次即愈。

秘方 五

[**组方**]韭菜子、破故纸各30克。

[**用法**]共研细末。每次服9克，每日服3次。

不射精

秘方 一

[**组方**]麻黄3克。

[**用法**]研末，敷于肚脐，外用麝香壮骨膏贴盖。每晚临睡时敷用。连用7日，性交可射精。

秘方 二

[**组方**] 精羊肉 150~200 克，生姜 10~15 克，粳米 150 克，调料适量。

[**用法**] 按常法煮粥服食。每日 1 剂。

秘方 三

[**组方**] 墨鱼肉 100 克，瘦猪肉 150 克，莲子肉 5 克，淮山药 10 克，调料适量。

[**用法**] 按常法煮汤服食。每日 1 剂。

秘方 四

[**组方**] 鲜枸杞叶 250 克，莲子肉 60 克，粳米 150 克，葱白、豆豉汁各适量。

[**用法**] 将枸杞叶洗净切细，将粳米洗净，用豆豉汁拌和，与莲子肉一同加水煮为稀粥，加入葱白末、枸杞叶，再煮数沸即成。每日 1 剂，2 次分服。

秘方 五

[**组方**] 牛肾 1 个，阳起石 30 克，粳米 100 克，葱白 2 根，生姜 3 片，精盐适量。

[**用法**] 将牛肾剖开，剔去筋膜臊腺，洗净切块，阳起石用纱布包好，加水煎煮，去渣取汁，将粳米洗净，与牛肾同放入药汁中，加水煮粥，将熟时加入葱白、生姜、精盐，再煮数沸即成。每日 1 剂。

精液异常症

秘方 一

[**组方**] 鹿角胶 90 克，炮附子 90 克，韭子 60 克，淫羊 100 克，淮牛膝 30 克，菟丝子、肉苁蓉、覆盆子各 60 克，黄精 15 克，枸杞子 30 克，石斛 15 克。

[**用法**] 共研细末，炼蜜为丸，每丸重 9 克早、中、晚各服 1 丸，黄酒送下。

秘方 二

[**组方**] 牛晒参、鹿茸、五味子、仙灵脾各 30 克。

[**用法**] 上药研细末，炼蜜为丸，每粒 2 克，每服 1 粒，每日 2~3 次；或用白酒 500 毫升泡 2 周后，每服 5~10 毫升，每日 2~3 次。

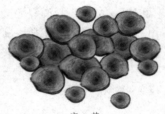

鹿 茸

秘方 三

[**组方**] 生薏仁 30 克，生地 10 克，麦门冬 15 克，女贞子 10 克，滑石 20~30 克，茯苓 10 克，虎杖 12 克。

[**用法**] 水煎服，每日 1 剂。15 日为 1 个疗程，服 1~2 个疗程可见效。

秘方 四

[**组方**] 丹参 15 克，莪术 15 兜，牛膝 15 克，柴胡 10 克，生牡蛎 30 克，生黄芪 20 克。

[**用法**] 水煎服，每日 1 剂，3 个月为 1 个疗程，1~2 个疗程见效。

男性不育

秘方 一

[**组方**] 淫羊藿 15 克，熟地黄 12 克，丹参 30 克，赤白芍、肥知母、川黄柏、丹皮、车前子各 9 克（包），金银花 25 克，生甘草 6 克。

[**用法**] 所有药材加清水适量，浓煎 2 次，头煎、二煎取汁混合，平均分 2 小碗，上、下午各 1 次，连服 1 周为 1 个疗程。

秘方 二

[组方] 仙灵脾 15 克，肉苁蓉 10 克，全当归 10 克，熟地黄 15 克，潼蒺藜 15 克，制黄精 15 克，川续断 10 克，制狗脊 10 克，金锁阳 10 克。

[用法] 每日一剂，水煎，分两次空腹时服用，感冒发烧、腹泻时暂停服用，三个月为一疗程，一般需 1~2 个疗程。忌烟酒。

秘方 三

[组方] 怀山药、薏苡仁各 20 克，大萝卜 1000 克，大米 50 克。

[用法] 萝卜煮熟绞汁，与怀山药、薏苡仁、大米同煮至粥熟。每天 2 次分食。

秘方 四

[组方] 白术 15 克，茯神 9 克，远志 6 克，柴胡 1.5 克，郁金 3 克，白芍 30 克，当归 9 克，巴戟天 6 克，陈皮 1.5 克，白芥子 6 克，神曲 1.5 克，麦冬 9 克，丹皮 9 克。用法水煎服，连服 10 剂。

秘方 五

[组方] 当归 15 克，制首乌 30 克，益母草 30 克，川牛膝 15

克，鸡血藤 20 克，沉香 6 克，桑螵蛸 10 克，沙苑子 15 克，荔枝 15 克，仙灵脾 15 克，党参 10 克，熟地黄 25 克，血竭 4 克，黄酒 30 毫升。

[用法] 水煎服，每剂煎药 3 次，前两次内服，第三次温热坐洗。

秘方 六

[组方] 黑附子、蛇床子、紫梢花、远志、菖蒲、海螵蛸、木鳖子、丁香各 6 克，潮脑 5 克。

[用法] 上药研为末，用 15 克，水 3 碗煎至 1 碗半，温洗阴囊阴茎，日洗 2~3 次，留水温洗更好。

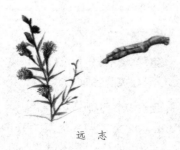

远 志

秘方 七

[组方] 破故纸（盐酒浸炒）、川萆薢、杜仲（盐酒炒断丝）、牛膝（盐酒炒）各 200 克，共研为末，胡桃肉（去皮）400 克，另捣。

[用法] 上研共捣，炼蜜为丸，以空心酒或木香汤或淡盐汤服下 12 克。

秘方 八

[组方] 胡桃肉 30 克，猪腰 1 对。

[用法] 猪腰切片与胡桃肉同入锅中炒熟，分成 3 份，每日睡前温热食用，3 日食完。

秘方 九

[组方] 沙苑蒺藜（水淘净，晒干，炒香）、当归（酒浸）各 240 克，鱼鳔、蛤粉（炒焦）各 500 克。

[用法] 共研为末，炼蜜为丸，如桐子大，每服 6 克，以空心淡盐汤服下。

秘方 十

[组方] 枸杞子、甘菊花、菟丝子（酒煮，捣成饼）各 100 克，山萸（去核）、天门冬、白茯苓各 150 克，淮生地（用生者，酒蒸 9 次）200 克，肉苁蓉（酒洗去鳞膜，浸一宿）75 克，肉桂、汉椒（去目）各 50 克。

[用法] 上药研为细末，红铅丸桐子大，每服 30 丸，以空心盐酒服下。

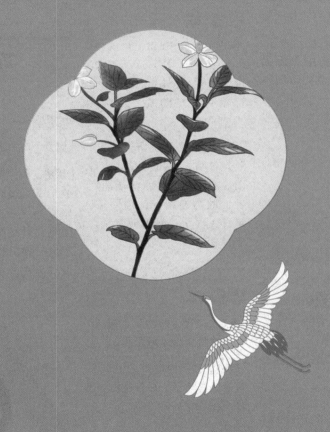

烫伤、烧伤

秘方 一

[**组方**] 地榆粉 6 克，黄柏粉 18 克，甘草粉 12 克，木通粉 18 克，冰片 9 克，共研为细粉和匀。

[**用法**] 铁火烧伤用鸡蛋调匀，烫伤用麻油调匀，用鸭毛把药扫于患处，每日上药多次，干后即加，如有水疱可以挑破。

秘方 二

[**组方**] 黑醋 250 克，五倍子 100 克，蜂蜜 18 克。

[**用法**] 以上各药混合拌匀，推于黑布上，外敷瘢痕，3~5 日更换 1 次，至瘢痕软化变平，症状消失，功能恢复正常。主治烧伤疤痕。

秘方 三

[**组方**] 净茶油 120 克，鱼胆汁 60 毫升。

[**用法**] 将胆汁加入油内搅匀待用，越久越好，待油变成白色，用之更妙。

[**备注**] 频频涂抹患处，干后再涂，至愈为止。

秘方 四

[**组方**] 大黄 30 克（焙），寒水石 20 克（水飞），石膏 20 克（煅），龙骨 20 克（煅），青黛 1 创伤 10 克，地榆炭 20 克，冰片 3 克。

[**用法**] 各药分别研极细末，混匀过筛，高压消毒储瓶备用。患处用温开水清洁消毒后，取药加蜂蜜调糊外搽，每日 3~5 次，暴露创面，必要时包扎。

秘方 五

[**组方**] 食醋 100 克，食盐 50 克，鸡蛋 2 个（取蛋清）。

[**用法**] 放碗内搅拌，用鸡毛帚蘸药搽患处。2 日结痂，3 日痛减，7 日脱痂而愈，无疤痕。

秘方 六

[**组方**] 大麦面适量。

[**用法**] 大量的麦面向烫伤局部敷，大约至 1 寸厚，即时止痛，待半日可揭去面壳。主治滚水烫伤。

冻伤

秘方 一

[**组方**] 白萝卜适量。

[**用法**] 萝卜洗净，切大厚片，放于小火边烤，当萝卜皮开始冒热气（50℃左右）时，便将它敷在患处，待一片冷了以后换另外一片，至皮肤发红为止。每天 1 次，至痊愈为止。

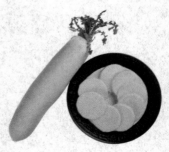

白萝卜

二

[**组方**] 生姜适量。

[**用法**] 将生姜洗净，切片，捣烂，取汁备用。将生姜汁涂擦于冻伤处。

三

[**组方**] 赤小豆 50 克。

[**用法**] 赤小豆洗净，放入锅中，加适量水煎，取煎液，备用。用煎液熏泡、洗患处，每日 2 次。

毒蛇咬伤

一

[**组方**] 鲜万年青叶适量。

[**用法**] 将万年青叶洗净捣烂，外敷患处。每日 1~2 次。

二

[**组方**] 白芷适量。

[**用法**] 研末搽伤口或和醋调敷，亦可以白芷末 2~9 克，开水送服。

三

[**组方**] 雄黄 6 克，大蒜 15 克。

[**用法**] 将大蒜去皮，与雄黄共捣烂，外敷患处。每日 1 次。

四

[**组方**] 鱼腥草 1 把。

[**用法**] 和盐少许捣烂，冲黄酒煎服。

五

[**组方**] 鲜竹叶菜（又名鸭跖草）适量。

[**用法**] 将竹叶菜洗净，捣烂，外敷伤处。

六

[**组方**] 鲜慈姑（又名燕尾草、白地栗等）适量。

[**用法**] 将慈姑洗净捣烂，外敷伤口，每 2 小时换药 1 次。同时用草捣汁服下。

七

[**组方**] 梨树叶 2 把。

[**用法**] 将梨树叶洗净（干鲜不拘），加水煎汤。饮服 1 大碗，出汗，并以梨树叶水洗伤口。

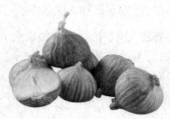
独头大蒜

八

[**组方**] 独头大蒜 1 枚。

[**用法**] 切片置伤口上，艾灸，不拘次数，或以大蒜捣烂敷患处。

虫类咬伤

一

[**组方**] 南瓜叶数叶（大叶者只用 1~2 叶）。

[**用法**] 捣烂敷患处，或用苦瓜叶捣汁抹患处。

二

[**组方**] 苋菜适量。

[**用法**] 捣烂涂于伤口或捣取汁滴患处。

[**备注**] 可治蜈蚣咬伤、蜂蜇。

三

[**组方**] 柳树根 9~12 克，糯米 1 撮。

[**用法**] 水煎服，咬伤时即服。

[**备注**] 用于治疗毒虫咬伤。

秘方 四

[组方] 细茶叶适量。

[用法] 泡水，洗、搽患处。

[备注] 用于治疗斑蝥伤烂皮肤。本方亦治蜈蚣咬伤、蜂蜇伤。用法尚有茶叶捣烂，敷患处。

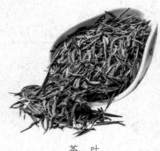

茶 叶

秘方 五

[组方] 生姜适量。

[用法] 捣汁加清油调和搽患处。

[备注] 用于治疗蜘蛛咬伤。

秘方 六

[组方] 碱水适量。

[用法] 洗蝎蜇处。

[备注] 用于治疗虫咬、蝎蜇、蜈蚣咬伤。也有用肥皂沫外涂的，黄蜂蜇伤忌用。

秘方 七

[组方] 半边莲适量。

[用法] 生捣或浓煎取汁，敷患处，留原叮孔，勿封住，有毒液流出即愈。

[备注] 用于治疗黄蜂叮伤及毒蛇、蜈蚣咬伤。

秘方 八

[组方] 鲜青蒿适量。

[用法] 捣如泥状敷患处。

[备注] 用于治疗黄蜂蜇伤。

秘方 九

[组方] 马齿苋1把。又方：马齿苋捣烂外敷。亦治蜈蚣咬伤、蝎蜇、毛虫刺伤。

[用法] 捣汁1杯，兑开水服，渣敷患处。

碰伤

秘方 一

[组方] 南瓜叶适量。

[用法] 南瓜叶洗净，晒干，研为粉末，密封储藏，备用。先将伤口消毒，再将南瓜叶粉末涂敷伤口。

秘方 二

[组方] 大蒜内膜（蒜皮最里面一层的薄膜）1片。

[用法] 如果我们的皮肤不慎碰伤，出现小伤口，又一时找不到药物，可以用大蒜内膜暂时充当"创可贴"，贴在伤口上。

秘方 三

[组方] 小磨香油适量。

[用法] 当我们不小心磕伤、碰伤，出现青斑、肿块时，应迅速在伤处抹点小磨香油。

跌打损伤

秘方 一

[组方] 归尾90克，桃仁90克，血竭15克，地鳖虫45克，儿茶15克，乳香30克，没药30克，自然铜60克，红花15克，大黄90克，朱砂15克，骨碎补30克（去毛），麝香1.5克。

[用法] 上药共研为细末，用黄明胶烊化为丸，每丸重9克。每服1丸，陈酒磨开冲服，每日3~4次。

秘方 二

[组方] 大黄、苏木、生干地

黄、当归、赤芍药各等份。

[**用法**] 上药共研为末。每次 9 克，温酒调服。

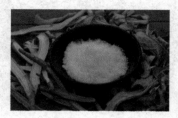

樟 脑

 三

[**组方**] 草乌（去皮、尖，生用）、乳香（火熨）、没药（火熨）五灵脂各 90 克，生麝香少许。

[**用法**] 上药共研为末，酒糊为丸，如指头大，每服 1 丸。

 四

[**组方**] 黄丹（飞砂）60 克，乳香、没药、儿茶、血竭、朱砂、樟脑各 3 克，麝香、冰片各 0.3 克，黄蜡、水牛油、猪油各 30 克。

[**用法**] 先将黄蜡熔化，次入猪油、水牛油和匀，候冷将诸药末投入，搅匀，油纸摊贴；臁疮作隔纸膏贴敷。

 五

[**组方**] 泽兰、川当归各 300 克，芍药、白芷、川芎、肉桂（去粗皮）各 150 克，川续断 300 克，牛膝 300 克，川乌、川椒（去目）各 90 克，桔梗、甘草各 120 克，白杨皮（不用亦可）、细辛 150 克（以上俱要净称）。

[**用法**] 上药共研为极细末。每服 6 克，热酒送下。

 六

[**组方**] 生地黄（研如膏）、木香（为末）各等份。

[**用法**] 视肿处大小，将生地黄膏摊纸上，再将木香粉撒布地黄膏上，然后再摊一层地黄膏。敷伤损处。

 七

[**组方**] 乳香、没药、红花、当归、秦艽、川断、蒲黄、五灵脂、桃仁各等份。

[**用法**] 上药以水、酒各半煎服。

 八

[**组方**] 天花粉 5 千克，黄柏（色重者），大黄、姜黄各 2.5 千克，白芷 2.5 千克，紫厚朴、陈皮、甘草、苍术、天南星各 1 千克。

[**用法**] 上药晒极干燥，磨极细，过筛，瓷器收贮。凡遇红赤肿痛发热未成脓者，以及夏月诸疮，俱用茶汤同蜜调敷；如微热微肿，及大疮已在，欲作脓者，葱汤同蜜调敷；如风热恶毒，皮肤亢热，红色光亮，游走不定者，蜜水调敷；如天泡火丹，赤游丹，黄水漆疮，恶血攻注等，大蓝根叶捣汁调敷，或加蜂蜜；汤泼火烧，皮肤破烂，麻油调敷。

脉管炎

 一

[**组方**] 猪蹄1只，毛冬青根150克，鸡血藤50克，丹参50克。

[**用法**] 加水共煮至蹄烂，去药渣。吃肉饮汤。

 二

[**组方**] 鹿角胶（鹿角煎熬浓缩而成的胶物）15克，熟地黄50克，肉桂5克，麻黄2克，白芥子10克，姜炭2克，生甘草5克。

[**用法**] 水煎服。每日1剂。

疔疮

 一

[**组方**] 苦苣9克。

[**用法**] 将新鲜苦苣捣汁，外敷于患处。

 二

[**组方**] 灯笼草15克。

[**用法**] 将灯笼草捣汁敷患处，每日换1次。

 三

[**组方**] 巴豆1个。

[**用法**] 将巴豆研细末，用葱汁、蜂蜜调敷患处。

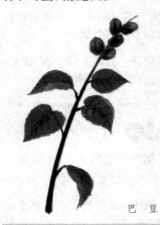

巴豆

 四

[**组方**] 七叶一枝花1只。

[**用法**] 将七叶一枝花磨水涂在疮顶上。

 五

[**组方**] 马鞭草根100克。

[**用法**] 将马鞭草根捣烂，加入少量醋，敷贴于患处。

 六

[**组方**] 田螺1个。

[**用法**] 将冰片放入田螺内化为水，用此水涂于疮上。

 七

[**组方**] 新鲜芭蕉根400克。

[**用法**] 捣烂绞汁，生服，并可捣烂敷于患处。

疖

 一

[**组方**] 赤小豆粉50克，芙蓉叶粉200克，苯酚10毫升，饴糖240克，淀粉50克，蒸馏水500毫升。

[**用法**] 将蒸馏水加热，加入苯酚，混匀后加饴糖搅匀，再加芙蓉叶粉、赤小豆粉和淀粉，搅成糊状。敷于患部，

将中心部位露出，隔天换药1次。

秘方 二

[**组方**] 熟地黄、山茱萸、怀山药、肉苁蓉各5~30克，蟅虫、水蛭、全蝎各5克。

[**用法**] 将蟅虫、水蛭、全蝎分别研末后混匀，余药加水3000毫升煎煮30分钟，弃渣留汁，外搽患处。

秘方 三

[**组方**] 牛齿150克，鸡蛋壳100克，花生油适量。

[**用法**] 将上药焙干研末，花生油调匀。外用患处，每天换药1次。

秘方 四

[**组方**] 藤黄90克，52度白酒300毫升。

[**用法**] 将藤黄研末，浸入白酒中。外涂患处，每天3次。

秘方 五

[**组方**] 鸡蛋壳数个，猪脂适量。

[**用法**] 将鸡蛋壳焙干研末，与猪脂搅匀。外涂患处，每天1次。

秘方 六

[**组方**] 鲜秋葵叶15克，蜂蜜适量。

[**用法**] 将秋葵叶用清水洗净，加适量蜂蜜，同捣混匀备用。取适量药泥摊于消毒纱布上，敷于患处，每天1~2次。

秘方 七

[**组方**] 冰片0.6克，凤凰衣（孵出雏鸡后的卵壳内膜）3克。

[**用法**] 上药共研细末。敷于患处，每天2次。

秘方 八

[**组方**] 石斛、野菊花各12克，紫花地丁、金银花各15克，生甘草8克。

[**用法**] 上药加水3000毫升煎煮30分钟，弃渣留汁。每天1剂，早晚分服。

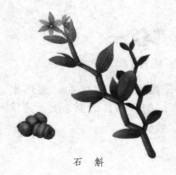

石 斛

秘方 九

[**组方**] 葱白30克，米粉120克，醋少许。

[**用法**] 将葱白切细丝，与米粉一同炒成黑色，捣为细末，用醋调匀，置于消毒纱布上。敷于患处，胶布固定，隔天换药1次。

痈

秘方 一

[**组方**] 仙人掌50克，生石膏粉30克。

[**用法**] 将仙人掌去刺洗净，切碎捣烂，和生石膏粉调成糊状，每隔8~12小时换药1次。

秘方 二

[**组方**] 鱼腥草40克，菊花叶30克，绿豆30克。

[**用法**] 水煎服，每日2~3次。

秘方 三

[**组方**] 野菊花30克，巴豆仁12个。

[**用法**] 共捣烂，敷患处、每日1~2次。

秘方 四

[组方] 白矾 30 克，马勃 20 克，白芷 10 克。

[用法] 共研为细末，醋调，涂患处，每日 1~2 次。

秘方 五

[组方] 金银花 15~30 克，连翘 9~15 克，蒲公英 15~30 克，赤芍 9~15 克，花粉 9~15 克，白芷 6~9 克，川贝母 9~15 克，陈皮 9~15 克，蚤休 9~15 克，龙葵 9~15 克，鲜生地 15~30 克。

[用法] 水煎服，每日 1 剂。

秘方 六

[组方] 柳枝 20 克，桑枝 30 克，黄柏 15 克。

[用法] 水煎服，每日 1~2 次。

疽

秘方 一

[组方] 熟石膏 21 克，升丹 9 克。

[用法] 共研细末，掺于疮口上，或用药线蘸药插入疮中，外用膏药或油膏盖贴。

秘方 二

[组方] 防风、甘草节、白芷、茯苓、黄连、连翘、白芍各 3 克，天花粉、金银花各 4 克，半夏、乳香、没药各 1.5 克。

[用法] 用好酒煎，胸前者饭后服，背上者饭后服，下部者空腹服，上部者饭后服，俱要以出汗为度。如大汗，用木香敷脚踝及腕内，盖被出汗而愈。

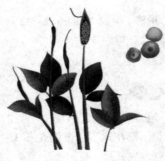

半 夏

痔疮

秘方 一

[组方] 南瓜子 1000 克。

[用法] 加水煎煮，趁热熏肛门。每日最少 2 次，连熏数日。

秘方 二

[组方] 金针菜、红糖各 120 克。

[用法] 先将金针菜用水 2 碗煎成 1 碗，加入红糖调拌，待温，服下。

秘方 三

[组方] 牡丹皮、糯米各 500 克。

[用法] 上药共研为细末，和匀。每日 100 克，以清水调和，捏成拇指大小饼状，用菜油炸成微黄色，早晚 2 次分服，连用 10 日为 1 疗程。若嫌硬，可稍蒸软后再吃，一般连用 1~2 个疗程。

秘方 四

[组方] 茄子 1~2 个，调料适量。

[用法] 茄子洗净后置盘中，加油、盐少许，放入锅中隔水蒸熟后服食。

秘方 五

[组方] 鲜案板草 2000 克（干品 500 克）。

[用法] 上药为 1 次药量，加水煎开 10 分钟后倒入盆中，

待温时，坐浴 30 分钟，再将药渣敷于患处 30 分钟，每日 3 次，4 日为 1 疗程。

丹毒

秘方 六

[组方] 黑木耳、黑芝麻各 60 克。

[用法] 上 2 味料各分二份，一份炒熟，一份生用，然后生熟混合。每服 15 克，以沸水冲泡，焖 15 分钟，代茶频频饮之，每日 1~2 次。

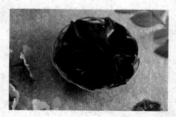

黑木耳

秘方 七

[组方] 木槿花适量（鲜品 30~60 克，干品 6~9 克）。

[用法] 木槿花去杂质，加水适量，煎汤代茶。每日 1 剂，不拘时服用。

[备注] 本方活血祛瘀，主治痔核初发，症见黏膜瘀血、肛门不适等。

秘方 一

[组方] 金银花 20 克，玄参 15 克，当归 10 克，甘草 6 克。

[用法] 每日 1 剂，水煎服。再用马勃、朴硝各 90 克，冰片 5 克，与捣烂的鲜马齿苋 90 克、香油适量调成糊状外敷患处。

秘方 二

[组方] 金银花、蒲公英各 30 克，忍冬藤、丹参各 20 克，野菊花 15 克，川牛膝、薏苡仁、枳壳、厚朴、牡丹皮、当归各 12 克，淡竹叶 10 克。

[用法] 每日 1 剂，水煎服。

秘方 三

[组方] 天花粉 50 克，大黄、黄柏、姜黄、白芷各 25 克，天南星、陈皮、苍术、厚朴各 10 克。

[用法] 研末，加麻油，调敷患处，厚 0.5 厘米，每天 1 次。

秘方 四

[组方] 苍术 90 克，当归、赤芍、丹参、桃仁、红花、川牛膝、木瓜、防己各 45 克，黄柏、丝瓜络、泽泻、槟榔各 30 克，研末，加水制为丸。

[用法] 每日 2 次，每次 6~9 克，口服。

秘方 五

[组方] 黄芩、黄连、玄参各 10 克，连翘、板蓝根各 15 克，薄荷、僵蚕、陈皮、甘草各 6 克，升麻 5 克，柴胡 9 克。

[用法] 每日 1 剂，水煎服。

秘方 六

[组方] 生大黄、黄柏各 150 克，白茅根 100 克，白芷、生甘草各 50 克。

[用法] 上药浸泡于 2000 毫升浓度 50% 的乙醇内，7 日后倾其药液，盛于避光容器中，置于凉暗处保存备用。用时无菌敷料，药液浸透，敷双层置于患处，外加单层无菌纱布包扎固定，每日 2 次，直至疼痛缓解。

秘方 七

[组方] 金银花、连翘各30克，生地黄、茯苓各20克，薏苡仁15克，苍术、黄柏、牛膝、车前子、牡丹皮各10克，生甘草6克。

[用法] 每日1剂，水煎服。外敷药用金黄膏，每日1换。

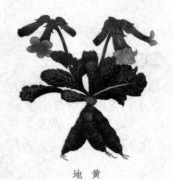

地 黄

秘方 八

[组方] 黄柏、薏苡仁、萆薢、土茯苓、蒲公英、野菊花各30克，牡丹皮、赤芍各15克，苍术、川牛膝各12克。

[用法] 水煎服，每日1剂，7日为1疗程。

秘方 九

[组方] 蒲公英、萆薢、薏苡仁各30克，金银花20克，车前草15克，黄柏、牛膝、赤芍、牡丹皮、紫花地丁、鸭跖草各12克，黄连6克。

[用法] 水煎服，每日1剂。

秘方 十

[组方] 金银花、蒲公英各30克，生地黄20克，连翘15克，知母、玄参、牛膝、茯苓、赤芍各10克。

[用法] 水煎服，每日1剂。

疝气

秘方 一

[组方] 鲜生姜适量。

[用法] 将鲜姜洗净，捣烂取汁，去渣，将汁贮于碗中。阴囊浸入姜汁内片刻即成。

秘方 二

[组方] 葱衣（葱白的表皮）100克。

[用法] 葱皮洗净，切碎，入锅加水煮沸2~3分钟即可。每日1次，连服7~10日。

秘方 三

[组方] 干老丝瓜1个，陈皮10克。

[用法] 丝瓜焙干，研细。陈皮研细。两味混合，开水送服，每服10克，日服2次。

[备注] 理疝消肿。治小肠疝气致睾丸肿痛。

秘方 四

[组方] 吴萸子9克，小茴香（炒）15克，广木香3克，生姜5克，豆豉30克，黄酒200毫升。

[用法] 将上药共研制为细末，与黄酒一同放入砂锅内，煎至100毫升，滤取酒液即成。每日1次，2次分服，温服。

秘方 五

[组方] 桂心100克，生姜60克，吴茱萸30克，白酒或黄酒200毫升。

[用法] 将上药共研为细末，与酒一同置砂锅内，隔水炖沸，酒剩一半时，去渣即可。每日1次，3次分服。

[备注] 服药期间忌食生姜。

秘方 六

[组方] 红皮蒜2头，金橘2只，橘核30克，白糖50克。

[用法] 将大蒜去皮，切片；金橘（不去皮）切碎；橘核捣碎，待用。锅内加水适量，放入大蒜、橘核、金橘，大火烧沸，改用文火煮20分钟，去渣取汁，调入白糖即可。每天1~2次，顿服。

秘方 七

[组方] 沉香、附子各 1 个，川楝子 45 克。

[用法] 上药研为细末。加水 70 毫升，生姜 3 片，枣 1 个，盐少许，煎至 50 毫升，空腹服用。

秘方 八

[组方] 川楝子 5 个（只取肉），青橘皮、茴香各 30 克，木通 1 把，巴豆 50 个。

[用法] 上药同炒黄。不用巴豆，可加海金砂 3 克、滑石 4.5 克同研匀。每服 5 克，热酒调服。

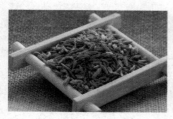

茴香

秘方 九

[组方] 当归 6~9 克，枸杞 9 克，小茴香 6 克，肉桂 3~6 克，乌药 6 克，沉香 3 克（或木香亦可），茯苓 6 克。

[用法] 加水、生姜 3~5 片，同煎，空腹温服。

静脉炎

秘方 一

[组方] 芒硝 200 克。

[用法] 加温水溶化，局部热敷，每 6 小时 1 次，每次 30 分钟。

秘方 二

[组方] 红花 100 克。

[用法] 将其装入玻璃瓶内，加入 75% 酒精 500 毫升，浸泡 7 日以上，外涂患处，每日 3 次。

秘方 三

[组方] 山慈菇 50 克。

[用法] 研末，装入玻璃瓶内，加入 75% 酒精或高度数白酒（用量以超出药面 20 毫升为度）浸泡 7 日以上，备用。用时将山慈菇酒少许倒入手掌，在患处来回用力搓擦，直到皮肤发热。每日 3~5 次，7 日为一疗程。

秘方 四

[组方] 鸡蛋 2 个。

[用法] 将鸡蛋煮熟，剥去蛋壳，取蛋黄放入铁勺内搅碎，用火烤炼，待其熬成黑色即见油脂流出，一般每个蛋黄可炼 4~5 毫升油。将油涂在已消毒好的创面上，用无菌纱布包扎，每 3~5 天换药 1 次。

秘方 五

[组方] 夏枯草 50 克。

[用法] 水煎或沸水浸泡，当茶饮服，每日 1 剂。

破伤风

秘方 一

[组方] 蒲公英、金银花、当归、败酱草各 30 克，连翘 20 克，僵蚕、钩藤、防风、川芎、羌活各 15 克，红花、桃仁、全蝎各 10 克，栀子 12 克。

[用法] 上药水煎 3 次后合并药液，分早、中、晚 3 次口服，每日 1 剂。

秘方 二

[组方] 黄连 15 克，酒 1 盅。

[用法] 加水，煎为七成，入黄蜡 10 克，溶化后趁热服下。

秘方 三

[组方] 鱼鳔胶 10~15 克，黄酒 120 毫升。

[用法] 将鱼鳔胶用线捆扎数周，用草燃烧，烧焦后，放土地上晾干，研末。用黄酒煎开冲服，见汗即愈。

秘方 四

[组方] 南星、防风、白芷、天麻、白附子、羌活等份，共研为细末。

[用法] 每次服 10 克，热酒 1 盅调服。

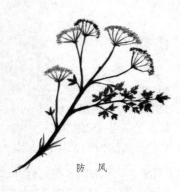

防风

下肢溃疡

秘方 一

[组方] 鲜天胡荽全草 50 克，鸡蛋白 1 个，土霉素 1 克。

[用法] 将鲜天胡荽全草洗净捣成糊状，放入锅内炒热后取出，待温热时放入鸡蛋白 1 个，土霉素粉 1 克搅匀，外敷时先用温盐水洗净局部脓液，剪除不新鲜的肉芽组织，然后把药摊于患部，厚约 0.5 厘米，用纱布包扎好，每日 1 次。

秘方 二

[组方] 陈牛皮 1 块。

[用法] 将此药烧灰存性，研极细末，涂于患处。

[备注] 牛皮越陈越好。以文火炮制。

秘方 三

[组方] 茄子皮、萝卜皮各等份。

[用法] 将茄子皮烧成灰，香油调敷。再用萝卜皮煮熟趁热贴患处。

[备注] 疮面每 3 天用淡盐水清洗 1 次。治疗中忌食腥腻之物。

秘方 四

[组方] 鸡蛋黄 10 个。

[用法] 将鸡蛋煮熟，剥取蛋黄，微火烤出蛋黄油，收贮，涂搽于溃疡面上，每日 1 次。

[备注] 蛋黄油败火祛毒、收敛生肌。外搽下肢溃疡，伤口愈合快，无疤痕。除此之外尚可用于治疗烧伤、烫伤。

秘方 五

[组方] 辛夷花 50 克，紫草 75 克。

[用法] 上药共研为细末，用猪油或香油调成膏贴患处。每日 1 次。

[备注] 本方一般 10 天见效或痊愈。

秘方 六

[组方] 桉叶 60 克，艾叶 60 克。

[用法] 将桉叶用水冲洗后，放入砂锅内，加水适量，煎 2 小时后去渣，浓缩糊剂备用。先用艾叶水（一味艾叶煎水）反复清洗疮面，揩干后，用棉签蘸桉叶糊剂涂于患处包扎，隔日换药 1 次，一般用药 4 次见效，7 次治愈。

03 风湿性疾病

风湿性关节炎

 一

[**组方**] 苍术 120 克。

[**用法**] 加水 1500 毫升煎至 500 毫升，去药渣，加蜂蜜 100 克，一次服完，以出微汗为佳。

 二

[**组方**] 生姜 250 克。

[**用法**] 切碎备用，取公鸡 1 只（1000~1500 克），去毛洗净，去除内脏，切成小块。将生姜与鸡块一起放入瓦罐内，加入白酒 250 毫升，文火炖熟，不加油盐。2 天内分次服完，以出微汗为佳，服时避风。

 三

[**组方**] 生地 90 克。

[**用法**] 水煎服，每日 1 剂。

 四

[**组方**] 虎杖 30 克，猪脚爪 1 只，米醋 50 毫升。

[**用法**] 共煎煮 2 小时后饮其汤。

 五

[**组方**] 葡萄根 30~60 克。

[**用法**] 水煎服，或和猪尾骨炖服。

 六

[**组方**] 干萆薢根 15 克。

[**用法**] 与猪脊骨 250 克炖服。

 七

[**组方**] 川芎 500 克。

[**用法**] 研细末备用，用时取本品少许，用温水或醋调成糊状，涂于纱布上敷于患处，每两天换 1 次。

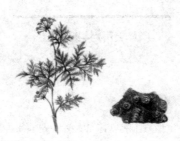

川 芎

 八

[**组方**] 金钱草 50~100 克。

[**用法**] 用酒炒热，外敷患处。

 九

[**组方**] 蚕沙 30 克。

[**用法**] 水煎，一日 3 次，加入热黄酒半杯同服。

 十

[**组方**] 土茯苓 500 克。

[**用法**] 去皮，和猪肉炖烂，分数次连渣服食。

 十一

[**组方**] 补骨脂 60 克。

[**用法**] 浸泡于 500 毫升 50 度以上白酒内 7 天，每次饮酒 10~20 毫升，每日 2~3 次，连服 10~20 日。

类风湿性关节炎

 一

[**组方**] 生石膏 30 克，知母 9~15 克，桂枝 9 克，甘草 3 克，粳米 15 克。

[**用法**] 上药以水煎内服，每日 1 剂，石膏先煎，热痛明显者，可加水玄参、赤芍各 9 克。

 二

[**组方**] 防风、当归、秦艽、葛根、羌活、桂枝各 9 克，赤芍、杏仁、黄芩各 12 克，甘草 3 克。

[**用法**] 上药以水煎内服，每日 1 剂。

[**备注**] 祛风通络、散寒除湿。用于风寒湿痹阻型类风湿性关节炎，症见关节疼痛，呈游走性；关节屈伸不利；或见恶风发热、苔薄脉浮。

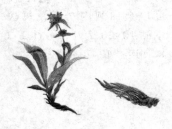

秦艽

秘方 三

[**组方**] 薏苡仁 15~30 克，麻黄、桂枝、乌药、苍术各 9 克，当归 12 克，甘草 3 克。

[**用法**] 上药以水煎内服，每日 1 剂。

秘方 四

[**组方**] 秦艽 15 克，甘草 15 克。

[**用法**] 上药以水煎内服，每日 1 剂。关节肿痛明显者加地骨皮 15 克，防己 9 克；游走性明显者加独活、桑枝各 10 克；慢性肿痛加当归、鸡血藤各 10~30 克。

秘方 五

[**组方**] 干地黄 30 克。

[**用法**] 用水 500 克，稍浸泡后用文火煎，取药液 100 克。用同方法连煎 3 次取药液共 300 毫升，每日 1 剂，分 3 次服完。每服 7 日，休息 3 日，然后再服。

颈椎病

 一

[**组方**] 紫贝齿 30 克（先煎）、磁石 30 克（先煎）、粉葛根 15 克，炒白芍 15 克，丝瓜络 15 克，炙甘草 9 克。

[**用法**] 每日 1 剂，先将紫贝齿、磁石煮半小时，再加入诸药共煎。日服 2 次。

秘方 二

[**组方**] 当归、红花、三七粉各等量。

[**用法**] 共研细末。口服，每次 3 克，每日 3 次，温开水送服，9 天为 1 疗程。

秘方 三

[**组方**] 五加皮 200 克，当归 150 克，川牛膝 120 克，红花 50 克，白酒 200 毫升。

[**用法**] 将以上药材浸入白酒中 1 个月。适量饮用，每日 3 次。

[**备注**] 注意颈部不要受凉。

秘方 四

[**组方**] 何首乌 20 克，枸杞子、威灵仙、当归各 15 克，川芎、白芍、葛根各 30 克，山茱萸、桂枝、防风、柴胡、羌活各 10 克，白芥子 6 克，川续断 12 克。

[**用法**] 每天 1 剂，水煎分 2 次服，12 天为 1 个疗程。

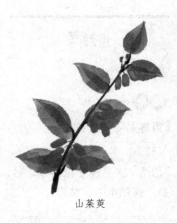

山茱萸

秘方 五

[组方] 老桑枝 60 克，母鸡 1 只（约 1000 克）。

[用法] 母鸡洗净，切小块，与老桑枝一起放入锅内。加适量水煲汤，加盐调味。汤料同食，佐餐食用。

[备注] 适用于神经根型颈椎病，症见颈椎转动不利、时有疼痛、上肢麻木、头晕等。

秘方 六

[组方] 桂枝 9 克，葛根 15 克，白芍 10 克，黄芪 20 克，生地 10 克，当归 15 克，川芎 10 克，片姜黄 10 克，羌活 10 克，防风 10 克，甘草 3 克，生姜 3 片，大枣 5 枚。

[用法] 每日 1 剂，水煎，分 2 次温服。

秘方 七

[组方] 独活 20 克。

[用法] 独活水煎取汁，代茶饮用。

秘方 八

[组方] 人参粉 10 克，粳米 50 克，红枣 15 克，白糖适量。

[用法] 粳米与红枣煮粥，粥熟后加入人参粉、白糖煮沸即可。每日食用 1 次。

秘方 九

[组方] 臭梧桐根 50 克。

[用法] 臭梧桐根水煎取汁。每日服 2 次，5 日为 1 个疗程。

肩周炎

秘方 一

[组方] 薏苡仁、莱菔子、菟丝子、紫苏子、吴茱萸、盐各 30 克。

[用法] 盐炒黄，余药炒至变色。装入布袋熨患处，同时活动肩关节。

秘方 二

[组方] 松叶 500 克，独活、麻黄各 50 克，白酒 2500 毫升。

[用法] 将前 3 味料去除杂质，洗净晾干，用纱布包好，浸入白酒内，密封贮存，每日摇荡 1 次，30 日即成。每次服 10 毫升，每日 3 次，温服。

秘方 三

[组方] 黄芪 30 克，当归 20 克，童子鸡 1 只，生姜、盐各适量。

[用法] 先将童子鸡宰杀，去毛及内脏后清洗干净，再将黄芪、当归、生姜洗净后塞入鸡腹中，然后放入砂锅内，加适量水、盐，用大火烧沸，再转小火慢炖 2 小时即可。吃鸡肉，喝汤，3 日 1 剂。

秘方 四

[组方] 生首乌 250 克，酒 500 克。

[用法] 将首乌捣碎，浸入酒中。24 小时以后，隔水煮 1 小时，去渣，临睡前温饮半杯。

秘方 五

[组方]生姜 20~30 克。

[用法]将生姜洗净切片，加水煎沸 3 分钟，去渣，用毛巾浸入姜汤中，绞干后温熨患部。每日 2~3 次。

腰椎间盘突出症

秘方 一

[组方]归尾、泽兰各 12 克，赤芍、川楝子、延胡各 9 克，制川乌 6 克（先煎）。

[用法]每日 1 剂，水煎，分 2 次服用，还可取药渣，以布包热熨腰部，或加水煎，以药汤洗腰部。

秘方 二

[组方]金钟花、生地各 500 克，血藤 250 克，桔梗 200 克。

[用法]先将上药用冷开水喷湿，再加白酒 5000 毫升，浸泡 1 周即成。初次服 10 毫升，以后每日 3 次，逐渐增量至四肢稍有麻木感，以此为限，连服 1 周后，再逐渐减量。

秘方 三

[组方]生川乌 10 克，生草乌 10 克，马钱子 12 克，三七 20 克。

[用法]共研细末，调醋，敷患处。

秘方 四

[组方]核桃仁 210 克，黑芝麻 210 克，杜仲 60 克，川续断 30 克，骨碎，补 45 克，木瓜 30 克，菟丝子 60 克，元胡 30 克，香附 15 克，当归 60 克。

[用法]上药除核桃仁、黑芝麻外，均晒干、碾碎，过筛待用。将黑芝麻于碾槽内碾碎，再放入核桃仁一起碾，当用手摸无颗粒时，与药面一起倒入盆中，以炼蜜 250 克分数次加入盆内搅拌，反复揉搓成团块，取团块 7 克制成药丸。冬天可装入瓶内储存，夏天制成蜡丸或用油纸单包，装入瓷盆放阴凉处。每次服 1 丸，每日服 2 次，以黄酒 20 毫升冲服。连服 100 丸为 1 个疗程。

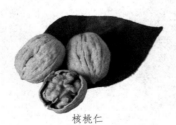

核桃仁

腰痛

秘方 一

[组方]吴茱萸末 9 克，黄酒 1 杯。

[用法]将上述 2 味料调匀炒热，摊油纸上，贴患处。

秘方 二

[组方]栗子 15 个，糯米 100 克。

[用法]按常法煮粥食用。每日 1 剂，连服 3~5 日。

秘方 三

[组方]鸡血藤、伸筋草各 9 克。

[用法]水煎服。

秘方 四

[组方]赤小豆 120 克，大枣 10 枚，红糖适量。

[用法]水煎服，每日 1 剂。

[备注]补气活血。适用于年老体弱所致的腰腿酸痛。

秘方 五

[组方]何首乌 180 克，薏米 120 克。

[**用法**] 何首乌和薏米浸米酒 1500 毫升，密封 15 天。每日早、晚各饮 15~20 毫升。

秘方 六

[**组方**] 辣椒叶适量，酒少许。

[**用法**] 洗净，捣烂，炒热，将酒频频洒上，趁热敷于患处，以布条束之。

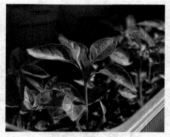

辣椒叶

腰扭伤

秘方 一

[**组方**] 红花 6 克，鸡蛋 2 个。

[**用法**] 将鸡蛋冲洗，磕入碗中，搅散。红花略冲洗，放入搅开的鸡蛋液中，拌匀。不锈钢炒锅置火上，放适量油烧热后，倒入红花鸡蛋液，炒熟即可，不用加盐。每天吃 1 次，连吃 3 天。

秘方 二

[**组方**] 西瓜皮 500 克，白酒、盐各适量。

[**用法**] 将西瓜皮洗净，刮除瓜皮内侧的白色部分，只留青色瓜皮，晒干或风干，研为末。每次取 20 克，加入少许盐，用白酒调服，每日 3 次，连用 3 天。

秘方 三

[**组方**] 冬瓜皮 30 克，白酒适量。

[**用法**] 冬瓜皮洗净，炒灰存性，研为细末，备用。用白酒送服，每日 1 次，每次服用 6 克，3~5 天为 1 个疗程。

雷诺病

秘方 一

[**组方**] 炙黄芪 60 克，苏木 15 克，川芎 15 克。

[**用法**] 取上药加水 800 毫升同煎，先用武火煎沸后，改用文火续煎 30 分钟，取药汁 1 次服完，每剂煎服 2 次，每日 1 剂。

秘方 二

[**组方**] 桂枝 15 克，炮姜 10 克，鹿茸 6 克，附子 6 克（先煎）。

[**用法**] 先取鹿茸加水 900 毫升同煎，用武火煎沸后，改用文火续煎 30 分钟，再将余药加入同煎，每剂煎服 2 次，每日 1 剂。

秘方 三

[**组方**] 熟地黄 15 克，鹿角胶 15 克，白芥子 6 克，肉桂 6 克，炮姜炭 6 克，麻黄 6 克。

[**用法**] 每日 1 剂，2 煎混合，分早晚 2 次温服。第 3 煎倒入盆内熏洗患指，每日 1 次，每次熏洗 20~30 分钟。

骨质增生症

 一

[**组方**] 川芎末 6~9 克，山西老陈醋适量，药用凡士林少许。

[**用法**] 将药末加老陈醋调成浓稠糊状，然后混入少许药用凡士林调匀。随即将配好的药膏涂抹在患者增生部位，涂好后盖上 1 层塑料纸，再贴上纱布，用宽胶布将纱布四周固封。2 天换药 1 次，10 次为 1 疗程。

 二

[**组方**] 生草乌 10 克，细辛 10 克，洋金花 6 克，冰片 16 克。

[**用法**] 先将前 3 味药研末，用 50% 酒精 300 毫升浸入，冰片另用 50% 酒精 200 毫升浸入，每日搅拌一次，约 1 周后全部溶化，滤净去渣，将二药液和匀，用有色玻璃瓶贮藏。每次用棉球蘸药液少许涂痛处或放痛处片刻，痛止取下，每天 2~3 次。

骨折

 一

[**组方**] 当归 20 克，黄芪 100 克，嫩母鸡 1 只。

[**用法**] 当归、黄芪与嫩母鸡共煮成汤。每日 2 次，连服 2~3 周。

 二

[**组方**] 川断 15 克，骨碎补 15 克，枸杞子 6 克，杜仲 10 克，白酒 500 毫升。

[**用法**] 上药放入白酒中，浸半月后开始服用。每日 1~2 次，每次适量。

 三

[**组方**] 川芎 30 克，白酒 500 毫升。

[**用法**] 川芎泡酒，7 天后服用，每次 10~20 毫升，每日 2~3 次。

 四

[**组方**] 红花、苏木、当归各 10 克，红糖、白酒各适量。

[**用法**] 先煎红花、苏木，后加入当归、白酒再煎，去渣取汁，兑入红糖。食前温服，每日 2~3 次，连服 3~4 周。

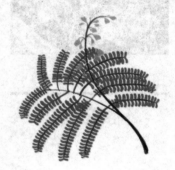

苏木

 五

[**组方**] 接骨草叶 500 克，白酒适量。

[**用法**] 将接骨草叶捣烂，加少许白酒炒至略带黄色，然后用文火煎 6~8 个小时，搓挤出药汁过滤，配成 45% 酒精浓度的药酒 500 毫升。用时将接骨草酒浸湿夹板下纱布即可，每日 2~3 次。

秘方 六

[**组方**] 川芎 50 克，丹参 50 克，鱼骨 20 克红花 15 克，白酒 250 克。

[**用法**] 先将鱼骨用菜油煎至色黄酥脆，与其余药物共研为粗末，泡入白酒中，7 日后即可服用。每服 25 毫升，连服 10~15 日。

秘方 七

[**组方**] 反背红、紫地丁、独定子、金铁锁黑骨头（滇口柳）各 3 克。

[**用法**] 水煎服，每日 3~4 次，或泡酒 500 毫升，每日 3 次，每次服 10 毫升。

秘方 八

[**组方**] 韭菜 60 克，葱白 30 克，地龙 20 克。

[**用法**] 上 3 味料共捣烂，白酒调敷患处。

秘方 九

[**组方**] 茶叶、枸杞叶各 500 克，面粉适量。

[**用法**] 上 2 味料共晒干研末，加适量面粉糊黏合，压成小方块（约 4 克），烘干即得。每服 1 块，成人每日 2~3 次，沸水冲泡饮用。

秘方 十

[**组方**] 麻皮、糯米、黑豆、栗子各等份，白酒适量。

[**用法**] 前 4 味料烧灰为末，白酒调服。

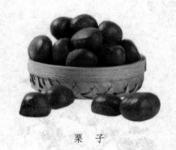

栗 子

骨结核

秘方 一

[**组方**] 鲜烟叶 100 克，鲜鱼腥草 100 克，盐少许。

[**用法**] 三味料共捣烂。涂于患部，每日换药 1 次。

秘方 二

[**组方**] 烟丝 100 克，槟榔 100 克，牡蛎（先煅末）50 克，白芷 50 克，姜汁、面粉各少许。

[**用法**] 共研末，以姜汁加面

粉调如糊。敷于患处，每日更换 1 次。

秘方 三

[**组方**] 活虾 10 只，生黄芪 15 克。

[**用法**] 同煮汤。每日早晚各服 1 次。

秘方 四

[**组方**] 鲜姜（或干姜）。

[**用法**] 将姜洗净，捣烂，加水煮沸 1 小时趁热把手巾浸入其中，稍拧半干，敷于患处，如此反复至局部发红为度。每日早晚各 1 次。

秘方 五

[**组方**] 大白萝卜 5 千克，藏红花 60 克，丁香花 30 克。

[**用法**] 将大白萝卜洗净，切碎，放入无锈锅内煮沸，去渣，续加温熬至黑色膏药样即可。另以藏红花、丁香花加水 1500 毫升，熬至 500 毫升。与上膏放在一起再煎至稠厚如膏药。埋于地下 1 米，6 个月后即可使用。用时，将膏药摊布上敷手患处，或填充空洞处。每日或隔日换药 1 次。

骨关节炎

秘方 一

[组方] 独活、杜仲、牛膝、秦艽、防风、茯苓、白芍各9克,桑寄生18克,党参、当归各12克,川芎、甘草各6克,肉桂、细辛各3克,熟地黄15克。

[用法] 每天1剂,水煎,分2次温服,治疗7天为1疗程。

秘方 二

[组方] 鲜白鲜皮藤60克(或干品30克)。

[用法] 将白鲜皮藤切成约10厘米长,白皮鸡蛋1个(带皮),加水500毫升,煎30~50分钟,去渣,喝汤,吃鸡蛋。每日1次,15天为1疗程,一般7天即可见效。1个疗程服完后休息5天,继服第二疗程。

秘方 三

[组方] 葛根、川牛膝、川椒、羌活各20克,透骨草、苍术、丹参、细辛各15克,生草乌、艾叶各10克,米醋250毫升。

[用法] 将上药除米醋外用纱布包裹,放锅内用适量凉水泡20分钟后,煮沸约10分钟,然后将药液倒入盆内加醋,待水温降至约38℃时,用两块毛巾蘸取药液,交替热敷痛处。每次20分钟,每天3次。

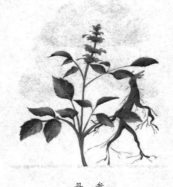

丹 参

秘方 四

[组方] 羌活、当归、乌梅、炒艾叶、五加皮各20克,防风、制川乌、地龙、木通、川椒各10克,生姜15克(拍烂)。

[用法] 将上药用纱布包裹后,放入大小适中的盆中,加冷水(约盆容积的2/3)后,置火上煮沸5分钟左右,待药温适宜后,用药水沐足,并可轻轻揉按患部。每日2次,每次20分钟,每剂药可用5天。

痛风

秘方 一

[组方] 枇杷叶(去毛,炙)、陈皮(汤,去瓤焙)、丁香各15克,厚朴(去皮,涂姜汁,炙)120克,白茅根、麦门冬(去心,焙)、干木瓜、甘草(炙)各30克,香薷23克。

[用法] 上药捣为末。每服6克,用水250毫升,加入生姜2片,煎至180毫升,去渣温服,温水调下亦得;如烦躁,用新汲水调下,不拘时候。小儿3岁以下,可服1.5克。

秘方 二

[组方] 元参、薄荷、荆芥、甘草、归尾、桔梗、陈皮、黄芩、川芎、枳壳(或加制大黄亦可)各等份。

[用法] 上药以水煎服。

秘方 三

[组方] 吴茱萸(汤泡7次)、生姜各7.5克,木瓜45克。

[用法] 上药细挫,用水300毫升,煎至180毫升,去渣,分3次热服,不拘时候。

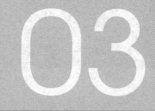
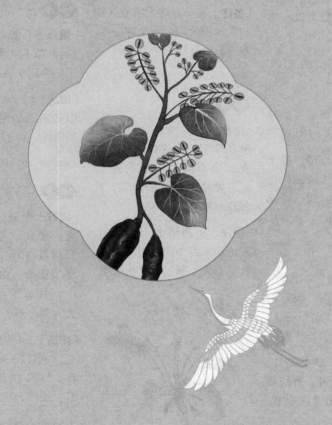

带状疱疹

秘方 一

[组方] 生马钱子数枚，醋适量。

[用法] 将马钱子去皮，在瓦上用醋磨汁。外敷患处，每天 2 次。

秘方 二

[组方] 龙胆草、板蓝根、延胡索各 50 克，当归 100 克。

[用法] 上药用水洗净，晾干后共研细末，装入胶囊，每粒含 0.5 克药末。每次 2~6 粒，每天服用 3 次。

秘方 三

[组方] 虎杖 15 克，板蓝根 20 克，牡丹皮、赤芍各 13 克，蝉蜕 10 克，甘草 5 克。

[用法] 上药加水 2500 毫升，浸泡后煎煮 30 分钟，弃渣留汁。每天 1 剂，分 2 次服用。

秘方 四

[组方] 生大黄、白芷、雄黄

各 10 克，花生油适量。

[用法] 上药共研细末，加花生油调和成膏状。外敷患处，每天 1 次。

[备注] 雄黄有毒，不宜久用和大面积使用，防止砷中毒。本方只可外用，不可口服。

秘方 五

[组方] 红藤 18 克，忍冬藤、紫花地丁、白花蛇舌草各 30 克，络石藤、生地黄各 15 克，虎杖、连翘各 20 克，牡丹皮、贯众各 10 克。

[用法] 上药用水 3000 毫升浸泡后煎煮 30 分钟，弃渣留汁。每天 1 剂，分 2 次服用。

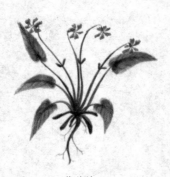

紫花地丁

麻风

秘方 一

[组方] 石硫黄 90 克（研），雄黄 30 克（研），硇砂、附子（生用）各 60 克。

[用法] 上四味料，捣筛为散，以苦酒和如泥，涂患处。干即再涂，以治愈为度。

秘方 二

[组方] 干姜、熟枳壳各 105 克，干葛、熟苍术、桔梗、升麻各 30 克，当归、熟半夏、茯苓、白芷各 6 克，陈皮、甘草各 45 克，芍药 24 克大黄（蒸）15 克。

[用法] 上药锉为散。每服 12 克。水 220 毫升，加生姜 3 片，灯芯 10 根，煎至 160 毫升，去滓，空腹时服用。

秘方 三

[组方] 柏叶、麻黄（去根节）、山栀子（去皮）、枳

壳（去瓤，锉，麸炒）、羌活（去芦）、羊肝石、白蒺藜（炒，去角）、升麻、子芩（去皮）、防风、牛蒡子（隔纸炒）、荆芥穗、茺蔚子、大黄（湿纸裹，甑上蒸）各15克，苦参30克。

[用法] 上药研为细末。每服6克，温水调服，每日8次。

秘方 四

[组方] 当归、苦参各60克，防风、荆芥、羌活各45克，蝉蜕、川芎各15克，全蝎（滚水泡去咸味）3克，大风子240克。

[用法] 上药各研为细末，制丸，如梧桐子大，不得见火，日，阴干。布囊盛之。每服9克，每日服3次，清茶送下。病起一年者服1服，10年余者服10服。

麻疹

秘方 一

[组方] 大风子30克，生大黄24克，狼毒透骨草、黄柏各15克，硫黄、水杨酸各10克，雄黄5克。

[用法] 上药研为粗末，醋浸待用。临用时把患手、足浸入药液中，每次1~2小时，

每1~2次，7日为1疗程。疣表面增厚的角质层须用刀或剪子修除，亦可配合5%氟尿嘧啶软膏外涂患处，以加速疣赘的消失。

秘方 二

[组方] 牛蒡子10克，牛膝10克，蝉蜕10克，甘草20克。

[用法] 煎汤150毫升，每日3次内服。

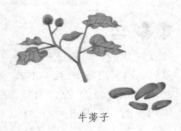
牛蒡子

秘方 三

[组方] 蝉蜕10克，薄荷10克，牛蒡子10克，连翘9克，芦根15克，川贝9克，竹茹8克，建曲10克，甘草6克，另用香菜300克，鲜荆芥200克。

[用法] 加水250毫升，文火煎至10分钟取药汁160毫升，每6小时口服1次，每次40毫升。皮疹久而不出者，将香菜、荆芥捣汁轻擦耳后、胸膜、手足心。

寻常疣

秘方 一

[组方] 生黄芪60克，板蓝根、大青叶、生牡蛎各30克，薏苡仁24克，莪术、丹参各20克，茯苓、百部、白芷各15克，野菊花、当归各12克，甘草6克。

[用法] 每日1剂，水煎服。药渣再煎，温浸、擦洗患处，至疣体变软。并用氟尿嘧啶注射液5毫升，肽丁胺，外涂患处，每日3次。3周为1疗程，用2~3个疗程。

秘方 二

[组方] 大蒜1~2瓣（紫皮较佳），捣成糊状备用。

[用法] 用胶布将寻常疣根基部皮肤粘贴遮盖。以75%乙醇消毒疣体后，用无菌刀或剪子剪破疣的头部，以见血为好，随即用适量蒜泥贴敷疣体及破损处，然后用胶布包盖一般4~5天后，疣体即可脱落。不愈者可再治1次。如惧怕切破疣体，可将蒜瓣切开涂擦疣体，每日4~8次，一般20多天，疣体可自行脱落。

三

[组方] 乌梅、藜芦、千金子、急性子各 30 克，加浓度 75% 乙醇 500 毫升，浸泡 1 周。

[用法] 用药前，先将疣体表面粗糙刺状物拔除，以出血为度，再将药涂于患处。

 四

[组方] 鲜薜荔果（又名爬墙虎、木馒头、木莲、风不动，为桑科植物薜荔的果实）。

[用法] 局部消毒后，以消毒针头刺破疣体使之稍有出血，然后用折断鲜薜荔蒂流出的汁滴于患处，隔日 1 次。

 五

[组方] 土茯苓 50 克，生地黄 30 克，苦参、紫草各 15 克，黄芩 12 克，甘草 10 克。

[用法] 每日 1 剂，水煎服。

扁平疣

 一

[组方] 马齿苋、苦参、土茯苓、薏苡仁、露蜂房各 30 克。

[用法] 水煎取液，用纱布，蘸药液反复擦洗患处至发红，每天 2 次。

 二

[组方] 党参 30 克，当归、羌活、茵陈、防风、泽泻、升麻、知母、猪苓各 15 克，白芷、僵蚕、蝉蜕各 12 克，苍术、葛根、甘草各 6 克。

[用法] 每日 1 剂，水煎取液，熏蒸患处 5~10 分钟后，口服。

 三

[组方] 大青叶、板蓝根、薏苡仁、白鲜皮各 30 克，木贼 20 克，山豆根 10 克，当归、川芎、蝉蜕、陈皮各 9 克，甘草 6 克。

[用法] 每日 1 剂，水煎服

 四

[组方] 蒲公英、生薏苡仁各 30 克，生桑叶、紫草各 15 克，菊花、黄芩各 12 克。

[用法] 每日 1 剂，水煎服。

 五

[组方] 生薏苡仁、生龙骨、生牡蛎各 30 克，板蓝根、淫羊藿各 15 克，莪术 10 克。

[用法] 每日 1 剂，水煎服。

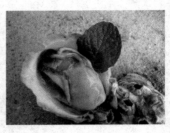

牡 蛎

传染性软疣

 一

[组方] 鸦胆子适量。

[用法] 将鸦胆子连壳打碎加水 80 毫升，酒精灯上煮沸 5~10 分钟，弃渣留汁 40 毫升。

用棉签蘸药液，涂于疣体上，每天 2 次。

 二

[组方] 狗脊 10 克，地肤子、白鲜皮、板蓝根各 20 克，甘草 5 克。

[用法] 上药用水 1500 毫升浸泡后煎煮 20 分钟，弃渣留汁。用棉签蘸药液，涂于疣体上。

秘方 三

[**组方**] 红花、干姜、生半夏各 30 克，骨碎补 40 克，吴茱萸 15 克，樟脑 10 克，75% 乙醇 1000 毫升。

[**用法**] 上药用清水洗净后，浸泡于乙醇中 1 周。用棉签蘸药酒少许，涂于疣体上，每天 1 次。

秘方 四

[**组方**] 板蓝根、大青叶各 15~30 克，薏苡仁 10~20 克，生甘草 5~10 克。

[**用法**] 上药用水 1000 毫升浸泡后煎煮 30 分钟，弃渣留汁 200 毫升。每天 1 剂，分 2 次服用。

秘方 五

[**组方**] 板蓝根、薏苡仁各 30 克，木贼、防风各 10 克，生槟榔 6 克。

[**用法**] 上药用水 1500 毫升浸泡后煎煮 30 分钟，弃渣留汁。每天 1 剂，分 2 次服用。

秘方 六

[**组方**] 土茯苓、薏苡仁各 35 克，紫草根、板蓝根、大青叶、蒲公英、败酱草各 15 克，蚤休 10 克。

[**用法**] 上药用水 2000 毫升浸泡后煎煮 30 分钟，弃渣留汁。每天 1 剂，分 2 次服用。

秘方 七

[**组方**] 五倍子、冰片、川椒、大青叶各等份，香醋适量。

[**用法**] 上药共研细末，用香醋调成糊状备用。用热毛巾将疣体逐个擦洗，使之潮红，再将药涂于疣体上。

痘疹

秘方 一

[**组方**] 牛蒡子 4.5 克，甘草 1.5 克，荆芥 3 克。

[**用法**] 水煎，日服 2 次，早、晚各 1 次。

秘方 二

[**组方**] 栀子仁 30 克，白鲜皮、赤芍、升麻各 15 克，寒水石、炙甘草各 9 克。

[**用法**] 锉为散，水煎，每服 3~6 克，以紫草茸末 1.5 克调服。

秘方 三

[**组方**] 牛蒡子 4.5 克，甘草 1.5 克，荆芥 2.1 克，防风 1.8 克。

[**用法**] 水煎，不拘时温服。

秘方 四

[**组方**] 紫草 3 克，炙甘草 1.5 克，黄芪 4.5 克，糯米 3 克。

[**用法**] 水煎，日服 2 次，温服。

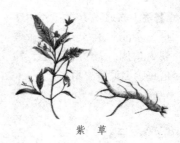

紫草

头癣

秘方 一

[组方] 紫皮独头大蒜。

[用法] 将蒜捣烂后用纱布滤汁。患者剃头洗发后外涂汁液。连续外用 5 天为 1 个疗程，外用 1~2 个疗程。

秘方 二

[组方] 露蜂房 3 克，猪油适量。

[用法] 研成细末，猪油调成膏状。患者剃头洗发后，外涂油膏。连续外用 5 天为 1 个疗程，外用 1~2 个疗程。

[备注] 露蜂房有毒，外用适量，不能超过 5 克，气血虚弱者禁用，肾功能不全、痈疽疮疡已溃者忌用。

秘方 三

[组方] 生姜。

[用法] 将生姜捣成泥状后加温。外敷患处，每天 1 次。

秘方 四

[组方] 米醋 200 毫升，五倍子 30 克。

[用法] 将五倍子煎汁，加米醋调匀。外敷患处，每天数次。

秘方 五

[组方] 大蒜 50 克，蓖麻油或猪油适量。

[用法] 将大蒜捣成泥状，加蓖麻油或猪油调匀。外敷患处，每天 1 次。

[备注] 大蒜对皮肤有刺激性，外敷时以皮肤潮红、不起疱为佳。本方只可外用，不可口服。

秘方 六

[组方] 川椒（去子）25 克，紫皮大蒜 100 克。

[用法] 将川椒研粉，与大蒜混合，捣成药泥备用。先用温水将患处浸泡、洗净、擦干，再敷薄薄一层药泥，并用棉球反复搓揉，使药物渗入皮肤，每天 1~2 次。

[备注] 大蒜对皮肤有刺激性，外敷时以皮肤潮红、不起疱为佳。本方只可外用，不可口服。

秘方 七

[组方] 鲜蚕豆适量。

[用法] 将鲜蚕豆洗净捣烂。外敷患处，干即换之。

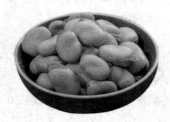

蚕豆

秘方 八

[组方] 百部 20 克，土荆皮、苦参、白花蛇舌草各 30 克，枯矾 15 克。

[用法] 上药用水 2000 毫升浸泡后煎煮 30 分钟，弃渣留汁。洗前剃除患部头发，外洗患处局部，每天 1 次。

体癣

秘方 一

[组方] 土槿皮 130 克，百部 65 克，槟榔、芒硝各 16 克，樟脑 9 克，花椒、蝉蜕、全蝎、木通各 6 克。用 50% 的乙醇浸泡诸药 2 个月以上，去渣过滤制成酊剂，装瓶时，每 100 毫升加水杨酸 2 克，苯甲酸 4 克，备用。

[用法] 用棉签蘸此药液由外向内涂抹患处 2~3 遍，并保持患处干燥，每天早晚各 1 次，7 天为 1 疗程。

秘方 二

[组方] 川椒 3 克，生大黄 3 克，公丁香 3 克，密陀僧 3 克，硫黄 5 克，枯矾 6 克。

[用法] 以上诸药共研细末，放入陈醋 100 毫升内浸泡 3 日后可用。用药前先把老生姜切断，搓擦患处，待产生刺激感后，用药涂搽，每日 2 次，连续数日。

秘方 三

[组方] 构树浆适量。

[用法] 本品涂搽患处，每日 2 次。

秘方 四

[组方] 苦参 30 克，蛇床子、地肤子、黄柏各 20 克，苍耳子、射干、白矾各 15 克。

[用法] 水煎，取滤液，外洗患处，糜烂者湿敷，每次 15 分钟。

秘方 五

[组方] 苦楝根皮 30 克，白酒 90 克。

[用法] 将苦楝根皮放白酒内浸泡数日，然后涂搽患处，每日 2~3 次。

手癣

秘方 一

[组方] 土槿皮 30 克，皂角 15 克，花椒、大风子、白矾、雄黄各 10 克，鲜凤仙花一撮，食用醋 0.5~1 升。

[用法] 将上药与醋放在砂锅内浸 1 夜，次日煮沸后将药汁倒入瓷盆内，待温，将患手浸入。第 1 天浸 6 小时，第 2 天至第 4 天浸 2~3 小时。每剂药使用 2 天，症状严重者每天使用 1 剂。浸泡后 7 天内不能用碱水洗手，一般在浸泡时觉手部有胀感，少数

患者有灼热感，若局部有皲裂时，则有刺痛感。

秘方 二

[组方] 熟地黄 240 克，山茱萸 120 克，山药、牡丹皮、茯苓、泽泻、白芍、当归、麦冬各 90 克，柴胡、肉桂各 30 克，石菖蒲 15 克。为 1 疗程量。

[用法] 研末，制成蜜丸，每丸重 10 克，每日 2 次，每次 1 丸，口服。治疗 1 个疗程。

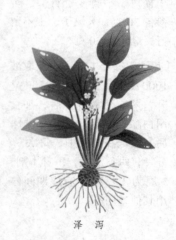

泽 泻

秘方 三

[组方] 苦参、桃仁、蛇床子、乌梅、连翘、大黄各 30 克，甘草 20 克。

[用法] 每日 1 剂，水煎后加芒硝 40 克，浸泡患处，每次约 10 分钟，每日 2~3 次。

秘方 四

[组方]荆芥、防风、土茯苓、苦参、地肤子各30克，黄连10克，雄黄6克。

[用法]水煎25分钟，煮沸后，加冰片6克，去渣，浸泡患处5~10分钟，每日4次，每剂用3日，15日为1疗程。

秘方 五

[组方]防风、荆芥、透骨草、土槿皮、地骨皮、百部、苦参各30克，大风子、王不留行、皂角各20克。

[用法]每日1剂，头煎取液1000毫升，二煎取液500毫升，两次药液混合后，加食用白醋500毫升。将手洗净后，浸泡在药液中，每次30分钟，每日2次，每日1剂，3周为1疗程。治疗期间停用其他外用药。

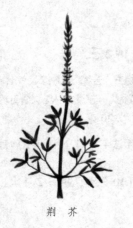

荆芥

秘方 六

[组方]红霉素软膏50克，复方阿司匹林片（研粉）15克，雄黄粉、黄连粉、黄精粉各10克，滑石粉、血竭粉、珍珠粉各6克。加入凡士林适量，制成软膏备用。

[用法]上药调匀后装入消毒后的瓷瓶内备用。先用热水清洗患处，然后涂上药膏，双手相对摩擦，自觉发热，疮面看不见油迹为止，每日1次，1个月为1疗程，如未及1疗程已愈，则仍需坚持用药1个疗程。未愈者，继续用药。

秘方 七

[组方]水杨酸15克，蛇床子10克，黄柏、土槿皮、生大黄各6克，樟脑3克。

[用法]加入75%乙醇500毫升，浸泡24小时后滤渣备用。用时选塑料袋1~4只，每只倒入溶液100~150ml，浸泡患手50~60分钟，治疗3周。

足癣

秘方 一

[组方]明矾、枯矾各120克，

儿茶15克，侧柏叶250克。

[用法]上药用水1000毫升浸泡后煎煮30分钟，弃渣留汁。熏洗患足，每天1次。

秘方 二

[组方]大蒜20~25瓣，醋150~200毫升。

[用法]将蒜捣烂，浸于醋中2~3天。将患足用温水浸泡3~5分钟后，再用药液浸泡15~20分钟，每天3次。

[备注]大蒜对皮肤有刺激性，外用时以皮肤潮红、不起疱为佳。本方只可外用，不可口服。

秘方 三

[组方]新鲜榆钱100克，75%乙醇500毫升。

[用法]将上药浸泡于乙醇中60小时后去渣备用。浸泡患足，每天1次，每次30分钟。

秘方 四

[组方]大黄50克，芒硝20克。

[用法]将大黄研成细末，加水500毫升煎煮15分钟后加芒硝溶化后过滤，弃渣留汁。先熏患足，待药液温度适宜

再浸泡患足，每天 2 次，每剂连用 4~5 次。

花斑癣

秘方 一

[**组方**] 牡丹皮 10 克，郁金 10 克，红花 10 克，白蒺藜 10 克，紫草 10 克，黑豆 15 克。

[**用法**] 水煎，每日 1 剂，分 3 次服用。

秘方 二

[**组方**] 补骨脂 30 克，白蒺藜 30 克。

[**用法**] 浸入酒精中（95% 的酒精 100 毫升），1 周后滤其液，每日 3 次涂搽。

秘方 三

[**组方**] 苦参、地榆、胡黄连、地肤子各 200 克，放入 75% 乙醇 1000 毫升中浸泡一周，过滤后再加 75% 乙醇至 1000 毫升。

[**用法**] 外搽患处，每日 3 次。

秘方 四

[**组方**] 鲜山姜 20 克，米醋 100 毫升。

[**用法**] 将山姜捣碎，放入米醋内浸泡 12 小时，密封保存备用。先以肥皂水洗净患处，用棉签蘸药水涂患处，每日 1 次，连用 3 日。

秘方 五

[**组方**] 艾叶、菊花各 10 克。

[**用法**] 放在澡盆里用热水浸泡 5 分钟左右，用此水洗浴即可。

艾叶

脓疱疮

秘方 一

[**组方**] 木槿皮 20 克，大黄 15 克，黄柏、苦参、白鲜皮、地肤子、白矾各 10 克。

[**用法**] 煎取药液，洗浴，每日 2 次，每次 20~30 分钟。5 日为 1 个疗程，1 个疗程后评定疗效。

秘方 二

[**组方**] 六一散（包煎）20 克，金银花、土茯苓、蒲公英、野菊花各 15 克，紫花地丁 10 克，连翘 9 克，黄芩、赤芍各 6 克。

[**用法**] 每日 1 剂，水煎服。治疗 10 天为 1 个疗程，一般治疗 1~2 个疗程后评定疗效。

秘方 三

[**组方**] 石膏 120 克，青黛、黄连、黄柏各 60 克，白矾 30 克。

[**用法**] 上述各药分别研成细末，过 120 目筛，然后混合均匀即成。加适量麻油，使之调成糊状后，均匀涂于皮损表面，每日 2 次。

秘方 四

[**组方**] 金银花、野菊花、蒲公英、紫花地丁、天葵子各 15 克，龙胆、黄芩、栀子、泽泻、当归各 10 克，甘草 6 克。

[**用法**] 每日 1 剂，水煎服。

秘方 五

[**组方**] 土茯苓 60 克，败酱草、黄柏、白鲜皮各 30 克，金银花、连翘、野菊花、蒲公英、

四季青、地锦草、白花蛇舌草、苦参、枯矾各 15 克。

[用法] 水煎 15~20 分钟，取液，药温约 45℃，每日 1 剂。

秘方 六

[组方] 黄连、黄柏、黄芩适量。

[用法] 将上药各研为细末，以麻油调匀即可。每日 1 次，局部外敷，3 日为 1 个疗程。

秘方 七

[组方] 雄黄 2 份，枯白矾、生明矾各 3 份。共研细末。

[用法] 用时将药粉干搓皮损处约 1 毫米厚，略加按压，以不掉为度，不必包扎。只要皮损区干燥，不必加药。避免水洗，脓痂或黄水可用过氧化氢棉球拭去，创面干净后外敷。

秘方 八

[组方] 猪油 4 份，熬沸，加乳香、没药各 1 份，融化后，冷却备用。

[用法] 先用 3% 过氧化氢清创，去脓痂，药涂患处。每日 2~4 次，3 日为 1 疗程，用 1~9 日。

蜂窝织炎

秘方 一

[组方] 萆薢、当归尾、牡丹皮、牛膝、防己、木瓜、薏苡仁、秦艽各 6 克。

[用法] 上药加水 3000 毫升煎煮 30 分钟后，弃渣留汁。每天 1 剂，早晚分服。

秘方 二

[组方] 忍冬藤、蒲公英各 30 克，制乳香、制没药、雄黄各 6 克，52 度白酒 500 毫升，蜂蜜 120 克，葱白 7 根。

[用法] 将上药洗净切碎加白酒，隔水煮 1 小时，再加蜂蜜、葱白略煎 7 分钟。不拘时饮用，微醉为度。

[备注] 雄黄有毒，不宜久用，以免引起砷中毒。

秘方 三

[组方] 金银花 50 克，甘草 10 克，黄酒 150 毫升。

[用法] 将上药洗净加水 600 毫升煎煮至 150 毫升，再加黄酒 150 毫升略煎。每天 1 剂，分 3 次服用。

秘方 四

[组方] 绿豆粉 30 克，猪苓 30 克，醋适量。

[用法] 将绿豆粉炒成黄黑色，再与猪苓共研细末，每次取适量药末用醋调匀。外敷患处，每天 2 次。

秘方 五

[组方] 鲜芋头、鲜生姜各适量，面粉少许。

[用法] 将鲜芋头、鲜生姜洗净去粗皮，共捣烂如泥，用面粉调匀。外敷患处，每天 1 次，每次 3 小时。

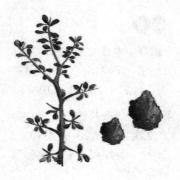

没 药

疥疮

一

[**组方**] 蒺藜 50 克，硫黄 100 克。

[**用法**] 以上 2 味药压碎成细粉。过筛、混匀即得。每次用药 20~50 克，水煎，温热洗患处，每日 2~3 次。

[**备注**] 主治疥疮，以及各种皮肤病所致瘙痒症。

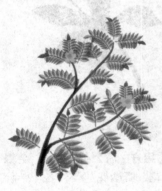

蒺 藜

二

[**组方**] 巴豆仁菜油或茶油各适量。

[**用法**] 将巴豆仁捣烂，以油调成糊状，外涂患部，每日 2~3 次。

[**备注**] 本方对疥疮有较好的疗效，有的患者搽后局部出现红疹，但数小时后可消除。

三

[**组方**] 凡士林 100 克，黄连 30 克，白矾 10 克，氯霉素片 15 片。

[**用法**] 将各药研成细末，与凡士林混合成膏，每日 2 次，涂搽患处。

四

[**组方**] 明矾、黄柏各 50 克，蓖麻子、大风子各 40 粒。

[**用法**] 共研末，调入猪油内，绢包搽患处。

五

[**组方**] 硫黄 20 克，雄黄 10 克，轻粉、红粉冰片各 5 克。

[**用法**] 将上药溶于 95% 酒精 500 毫升内，摇匀，棉花蘸药水外用，搽患处，每日 2 次。

[**备注**] 该药搽 3~5 天即可痊愈。此方有毒不可内服，只限外用。

六

[**组方**] 雄黄、硫黄、白芷、轻粉各 3 克。

[**用法**] 共研细末，过细罗，分成 2 包。用时先洗澡，洗后用 120 克香油兑 6 克药面调匀，放手心内在患处来回搓之，微微搓出血来。连洗 2 次，搓 2 次。

七

[**组方**] 苦参 50 克，花椒 9 克。

[**用法**] 煎汤洗患处。

虫咬皮炎

一

[**组方**] 松香、百部、艾叶、雄黄、葫芦巴、木香、石菖蒲各 10 克，冰片 3 克。

[**用法**] 将药物碾细、过筛，每20克装一布袋，每位患者用2袋，1袋放内衣口袋里，另1袋置于床上。

秘方 二

[**组方**] 苦参、地肤子、蒲公英、甘草各30克，连翘、野菊花、紫背天葵、蛇床子、白鲜皮各15克。

[**用法**] 煎液。外洗患处。

[**备注**] 适用隐翅虫皮炎。

秘方 三

[**组方**] 连翘、蒲公英各12克，半枝莲、马齿苋各15克，丹皮、野菊花、牛蒡子、生甘草、栀子各10克。

[**用法**] 水煎服。

[**备注**] 治虫咬皮炎。

秘方 四

[**组方**] 百部根100克，槟榔10克。

[**用法**] 瓣水煎取汁，加酒洗头。

[**备注**] 治头虱。

秘方 五

[**组方**] 芙蓉叶、野菊花叶各60克。

[**用法**] 捣碎，用麻油调匀，敷患处。

[**备注**] 治蜂叮，蚊、虱咬伤。

秘方 六

[**组方**] 花椒或苦楝树皮适量。

[**用法**] 煎水洗头。

蜂蜇伤

秘方 一

[**组方**] 泡过的茶叶适量。

[**用法**] 将泡过的茶叶捣烂。外敷伤口，每天2次，每次20分钟。

秘方 二

[**组方**] 鲜青蒿适量。

[**用法**] 将鲜青蒿洗净捣烂。外敷伤口周围，每天3次，每次30分钟。

秘方 三

[**组方**] 食盐适量。

[**用法**] 加温水溶化，冲洗伤口及周围，每天3次，每次10分钟。

秘方 四

[**组方**] 鲜鱼腥草适量。

[**用法**] 将鲜鱼腥草洗净捣烂。外敷伤口周围，每天3次，每次30分钟。

秘方 五

[**组方**] 鲜七叶一枝花适量。

[**用法**] 将鲜七叶一枝花洗净捣烂。外敷伤口周围，每天3次，每次30分钟。

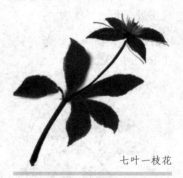
七叶一枝花

秘方 六

[**组方**] 蒲公英15克，金银花、野菊花、蚤休各12克，赤芍10克，甘草、蝉蜕各6克。

[**用法**] 上药加水2000毫升，煎煮30分钟，弃渣留汁。每天1剂，分2次服用。

湿疹

秘方 一

[组方] 蒲公英、萆薢各 30 克，黄柏、苍术地肤子、当归、牡丹皮、赤芍、甘草各 15 克。

[用法] 2 日 1 剂，水煎，分 6 次服用。用湿疹膏（含马齿苋、苦参、黄柏、地肤子、枯矾、青黛、炉甘石、五倍子等，研末，加凡士林适量）外涂患处，每日 2 次。2 周为 1 疗程。禁热水烫洗，禁刺激品洗涤，禁酒，禁食发物。

秘方 二

[组方] 黄芪 50 克，金银花、紫花地丁各 30 克，蒲公英、黄柏、苍术、苦参各 25 克，紫草、当归各 20 克，甘草、柴胡各 15 克。

[用法] 每日 1 剂，水煎取液 600 毫升，分 2 次空腹服用。

秘方 三

[组方] 萆薢、茯苓、泽泻各 15 克，白术、黄柏各 10 克，苍术、白芷各 6 克，牡丹皮 8 克，防风 5 克。

[用法] 每日 1 剂，水煎服。

秘方 四

[组方] 金银花 30 克，牡丹皮、连翘各 15 克，龙胆、黄芩、苦参、苍术、萆薢、黄柏、茵陈各 10 克，生甘草 5 克。

[用法] 每日 1 剂，水煎服。

荨麻疹

秘方 一

[组方] 徐长卿 60 克，白薇 15 克。

[用法] 将上药以水煎煮，取药汁。将药汁涂于患处，每日 2~3 次。

秘方 二

[组方] 冬瓜皮（经霜）20 克，黄菊花 15 克，赤芍 12 克，蜜蜂少许。

[用法] 水煎代茶饮，每日 1 剂，连服 7~8 剂。

秘方 三

[组方] 黄芪 18 克，荆芥 12 克，防风、蝉衣、知母、苦参、当归、生地黄、苍术、牛膝各 10 克，木通、甘草、胡麻各 6 克。

[用法] 将上药以水煎煮，取汁 200 毫升。每日 1 剂，分早、晚 2 次服用。7 日为 1 个疗程，2 个疗程间隔 1~2 日，最多不超过 4 个疗程。

[备注] 服用期间调情志，避风邪，忌食辛辣、鱼腥、烟酒、浓茶等物。

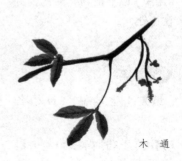

木 通

秘方 四

[**组方**] 红枣 15 克，党参 9 克，五味子 6 克。

[**用法**] 水煎，饮汤吃枣，每日 1 剂。

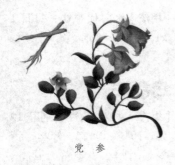

党 参

水稻性皮炎

秘方 一

[**组方**] 防风 20 克，黄柏 20 克，苍术 20 克，蛇床子 30 克，苦参 30 克，土茯苓 30 克，白矾 30 克。

[**用法**] 以上诸药共煎汁，浴洗患处。

秘方 二

[**组方**] 生地榆、黄柏各 15 克。

[**用法**] 上药加水 500 毫升浸泡后煎煮 30 分钟，弃渣留汁。待药液温度适宜后外洗患处，每天 2 次。

秘方 三

[**组方**] 土花椒 6 克。

[**用法**] 上药加食盐少许，煎汤洗患处。

秘方 四

[**组方**] 石榴皮适量。

[**用法**] 上药以水煎汁，涂搽患处或浸泡患处。

漆性皮炎

秘方 一

[**组方**] 生山楂 40 克，生大黄、蒲公英各 30 克。

[**用法**] 上药加水 2000 毫升浸泡后煎煮 30 分钟，弃渣留汁。待药液温度适宜后湿敷或外洗患处，每天敷洗 2~3 次，每次 15 分钟，每天 1 剂。

秘方 二

[**组方**] 蒲公英 20 克，生地黄 15 克，地肤子 12 克，荆芥、防风、连翘、金银花、浮萍各 9 克，蝉蜕、白鲜皮、甘草各 6 克。

[**用法**] 每日 1 剂，水煎，分 3 次服用，用 5~7 日。

秘方 三

[**组方**] 土茯苓、白鲜皮各 30 克，茵陈、苦参各 20 克，黄芩、黄柏、栀子、苍术各 10 克，薏苡仁 15 克，甘草 5 克。

[**用法**] 每日 1 剂，水煎服。

秘方 四

[**组方**] 大黄、黄芩、黄柏、苍术各等量。

[**用法**] 上药共研细末轧片，每片 0.3 克。每次 10 片，每天 1 次，温开水送下。

秘方 五

[**组方**] 白茅根 30 克，生地榆 15 克，牡丹皮、赤芍、连翘各 12 克，生地黄、荆芥、苍耳子、防风各 10 克。

[**用法**] 每日 1 剂，水煎服。

激素依赖性皮炎

秘方 一

[**组方**] 生地黄 30 克，白鲜皮、炙黄芪、茯苓皮、制大黄、赤芍、牡丹皮各 10 克，蝉蜕、生甘草各 3 克。制成颗粒剂。

[用法] 每日 3 次，每次 10 克，冲服。

秘方 二

[组方] 土茯苓 30 克，生地黄 20 克，牡丹皮、大青叶、白鲜皮、乌梅各 15 克，防风、蝉蜕、甘草各 10 克。

[用法] 每日 1 剂，水煎服。

秘方 三

[组方] 生地黄 30 克，蒲公英 20 克，金银花、生石膏（先煎）各 15 克，桑白皮、青蒿各 12 克，地骨皮 10 克，连翘、黄芩、玄参、麦冬各 9 克。

[用法] 每日 1 剂，水煎服，并用药液湿敷患处。1 个月为 1 疗程，用 3 个疗程。

秘方 四

[组方] 生地黄、玄参、桑白皮、黄芩、紫草各 10 克，白鲜皮、丹参各 15 克，甘草 3 克。

[用法] 每日 1 剂，水煎服，2 个月为 1 疗程。

秘方 五

[组方] 金银花、连翘、生地黄、牡丹皮、赤芍、知母、竹叶、苦参各 12 克，生甘草、黄连各 6 克。随症加减。

[用法] 每日 1 剂，水煎，餐后服用。

秘方 六

[组方] 菊花、生黄芩、生大黄、板蓝根、白鲜皮各 20 克。

[用法] 水煎，取液 3 升，药温 36℃~37℃，外敷患处，每次 30 分钟，每日 1 次。

结节性红斑

秘方 一

[组方] 青风藤、生黄芪各 30 克，半边莲石见穿、土茯苓苍术各 20 克，金银花、玄参独活各 15 克，黄柏、白芷、川芎、延胡索、当归、甘草、重楼各 10 克。随症加减。

[用法] 每日 1 剂，水煎，分 3 次服用。

秘方 二

[组方] 忍冬藤、鸡血藤各 30 克，大血藤 20 克，玄参、当归、桔梗 15 克，桃仁、红花、白芷各 10 克，甘草 3 克。

[用法] 每日 1 剂，水煎，分 3 次服用。

秘方 三

[组方] 白茅根 30 克，生地黄、茜草、紫草车前草各 15 克，川牛膝 12 克，当归、赤芍、泽泻各 10 克，黄柏、防己、生甘草各 6 克。

[用法] 每日 1 剂，水煎服。

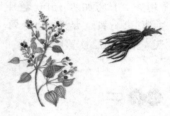

茜草

秘方 四

[组方] 赤芍、鸡血藤、路路通各 30 克，当归、川芎、生地黄、牛膝、丹参各 12 克，桂枝 10 克。

[用法] 每日 1 剂。20 日为 1 疗程，一般服药 2~3 个疗程。

秘方 五

[组方] 金银花、玄参、忍冬藤、生牡蛎各 30 克，当归、蒲公英、鸡血藤、川牛膝、青风藤、海风藤各 15 克，泽兰 10 克，甘草 6 克。

[**用法**]每日 1 剂，水煎服，15 日为 1 疗程，用 1~3 个疗程。

多形性红斑

 一

[**组方**]玄参、升麻、金银花、生甘草、连翘各 9 克。

[**用法**]上药加水 1500 毫升煎煮 30 分钟，弃渣留汁。每天 1 剂，分 2 次服用。

 二

[**组方**]防风、白芷、羌活、当归、丹参、藁本各 15 克，荆芥 20 克，甘草 10 克。

[**用法**]上药加水 2000 毫升煎煮 30 分钟，弃渣留汁。每天 1 剂，分 3 次温服。

 三

[**组方**]南蛇藤 30 克。

[**用法**]上药加水 1000 毫升煎煮 30 分钟，弃渣留汁。每天 1 剂，分 2 次服用。

 四

[**组方**]生地榆、黄柏各 30 克，硼砂 15 克。

[**用法**]上药加水 1000 毫升浸泡后煎煮 30 分钟，弃渣留汁。待药液温度适宜后浸洗或湿敷局部，每次 20 分钟，每天 3~4 次。

 五

[**组方**]附子（先煎）、桂枝、麻黄、桃仁、红花、川芎各 10 克，地肤子、细辛、甘草各 5 克。

[**用法**]附子加水 2500 毫升煎煮 30 分钟，再加入其他药煎煮 30 分钟后弃渣留汁。每天 1 剂，分 2 次服用。

 六

[**组方**]当归、川芎、红花、赤芍、桃仁、丹参、桂枝、乳香、没药、黄芪各等份。

[**用法**]上药研末，水泛为丸。每次服用 10 克，每天 3 次。

结节性痒疹

 一

[**组方**]白鲜皮 30 克，黄柏、苍术、连翘各 20 克，生大黄 15 克。

[**用法**]上药加水 5000 毫升，煎后取汁，待温后用两条毛巾浸药交替湿敷患处，每次 20~40 分钟，每日早晚 2 次。

 二

[**组方**]白鲜皮、夏枯草各 30 克，苦参、生地黄各 15 克，威灵仙、漏芦、黄连、当归各 10 克，全蝎、甘草各 6 克。

[**用法**]每日 1 剂，水煎服。

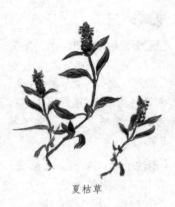

夏枯草

 三

[**组方**]当归、生地黄、天冬、麦冬、桃仁、桔梗、茯苓、何首乌、党参各 10 克，乌梅、红花、白鲜皮、玄参、远志、酸枣仁、柏子仁、三棱、莪术各 5 克

[**用法**]每日 1 剂，水煎 2 次，取汁约 300 毫升，分 2 次温服。

酒糟鼻

秘方 一

[组方] 硫黄、大黄等份，研细拌匀备用。

[用法] 取上药 5 克加凉开水调成糊状，睡前涂鼻部，次晨洗去，每晚 1 次，2 周为 1 疗程。

秘方 二

[组方] 焦三仙 30 克，生槐花、金银花各 15 克，白茅根、红花、鸡冠花、玫瑰花、栀子、黄芩各 10 克。

[用法] 每日 1 剂，水煎服，早晚分两次服用。所余药渣再浓煎，取汁洗浴鼻部。

秘方 三

[组方] 当归、生地黄、川芎、赤芍、黄芩（酒炒）、赤茯苓、陈皮、红花（酒洗）、甘草（生）各 3 克。

[用法] 上药用水 400 毫升，姜 3 片，煎 320 毫升，加酒 20 毫升，调五灵脂末 6 克，热服。

秘方 四

[组方] 芫花、黄连、白矾等药，烘干粉碎成粗粉，加入 75% 乙醇浸渍 1 周，取药液，再把药渣压榨取汁，两液混合，再加入 75% 乙醇适量，使药物含量为 10%~15% 即可，装瓶备用。

[用法] 用温水洗净面部后，用药液每日 1~3 次外涂于病变处。以增生期为主者，外涂药液后局部按摩 15~30 分钟，3 个月后观察疗效。

[备注] 对乙醇过敏者禁用。

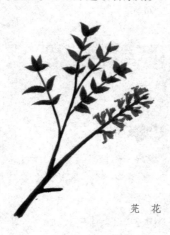

芫 花

秘方 五

[组方] 山茶花 60 克，黄芩 60 克，胡麻仁 60 克，山栀子 60 克，连翘 30 克，薄荷 90 克，荆芥 30 克，芍药 30 克，防风 30 克，葛花 60 克，苦参 60 克，甘草 60 克。

[用法] 上药共研为末。以清茶调服，每次 9 克。

秘方 六

[组方] 金银花 30 克，生地黄 15 克，枇杷叶、桑白皮、川芎、黄芩、栀子各 10 克，陈皮、桃仁、红花、赤芍、甘草各 9 克。

[用法] 每日 1 剂，水煎服。15 天为 1 疗程。

斑秃

秘方 一

[组方] 何首乌、补骨脂、菟丝子、熟地黄各 30 克，全归 15 克，川芎 12 克，羌活、

升麻、炙甘草各9克。

[**用法**] 水煎服。

秘方 二

[**组方**] 桑葚 200 克，侧柏叶 50 克，蜂蜜 50 克。

[**用法**] 水煎侧柏叶 20 分钟后去渣，再放入桑葚，文火煎煮半小时后去渣，加蜂蜜成膏。

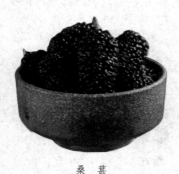

桑葚

秘方 三

[**组方**] 生地黄、黄芪、制首乌、侧柏叶各 6~15 克，当归、川芎、赤芍、桃仁、桑叶各 5~10 克，红花 3~6 克，代赭石 10~30 克。

[**用法**] 水煎服。

秘方 四

[**组方**] 怀山药、何首乌、黑芝麻各 30 克，丹皮、泽泻各 6 克，山萸肉 18 克，冬桑

叶、丹参各 12 克，羚羊粉 3 克，焦三仙 15 克。

[**用法**] 水煎服。每日 1 剂，1 周为 1 疗程。气虚者加党参 18 克，炙黄芪 18 克：虚烦不眠者加酸枣末 18 克。

秘方 五

[**组方**] 生地黄、熟地黄、鸡血藤、首乌藤白芍、桑葚各 15 克，生黄芪 30 克，川芎、旱莲草各 9 克，明天麻、木瓜、冬虫夏草各 6 克。

[**用法**] 水煎服。

秘方 六

[**组方**] 黄精、熟地黄、补骨脂各 10 克。

[**用法**] 研碎。用开水泡，代茶饮用。

脱发

秘方 一

[**组方**] 柏枝（干药）、椒仁、半夏各 90 克，蜂蜜、生姜汁各少许。

[**用法**] 将柏枝、椒仁、半夏材料加水 500 毫升，煎至 250 毫升，调入少许蜂蜜，再煎沸。用时调入少许生姜

汁，调匀，搽脱发处，每日 2 次。

秘方 二

[**组方**] 侧柏叶、制首乌、墨旱莲、丹参各 30 克，女贞子、当归各 15 克。

[**用法**] 每日 1 剂，水煎，分 3 次服用。

秘方 三

[**组方**] 黑芝麻 30 克，熟地黄、何首乌、桑葚、鹿角霜、菟丝子、党参、黄芪、枸杞子各 15 克，当归、白术各 10 克，川芎 9 克。

[**用法**] 每日 1 剂，水煎，分 2~3 次服用。1 个月为 1 疗程，用 1~3 个疗程。

秘方 四

[**组方**] 丹参、党参、赤芍各 20 克，何首乌熟地黄、黄芪各 30 克，川芎、白芍、柴胡、郁金各 10 克，泽泻、山茱萸、黄精各 15 克，甘草 3 克。随症加减。

[**用法**] 每日 1 剂，水煎服。

秘方 五

[**组方**] 熟地黄 18 克，当归 15 克，羌活 9 克，天麻 9 克，川

芎 9 克，菟丝子 9 克，首乌 30 克，木瓜 9 克，白芍 9 克。

[用法] 每日 1 剂，水煎服。

秘方 六

[组方] 胡麻仁、石菖蒲、天花粉、川芎、枸杞子、苦参、生甘草各 10 克，生地黄、何首乌各 20 克，当归、白芍各 12 克。

[用法] 每日 1 剂，水煎服。1 个月为 1 疗程，用 3 个疗程。

秘方 七

[组方] 余甘子、番红花、冬虫夏草、马先蒿等 10 余种藏药。

[用法] 切碎，共捣粗末，加白酒，浸泡 1~3 周，过滤备用。每日 2~3 次，每次 5~10 毫升，轻涂发根处。

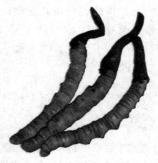

冬虫夏草

秘方 八

[组方] 生地黄、羌活、蒺藜、

白鲜皮、地肤子、野菊花、黑芝麻、何首乌各 15 克，牡丹皮、赤芍、白芍各 12 克。

[用法] 每日 1 剂，水煎服。2 周为 1 个疗程。

白发症

秘方 一

[组方] 淡菜 100 克，何首乌片 15 克。

[用法] 将淡菜洗净后，加何首乌片，放入锅中蒸，或者隔水炖，待熟即成。趁热饮汁每日 1 剂，分为 2~3 次服用。

[备注] 何首乌虽属药品，但药味不浓，饮汁后，何首乌可抛去，淡菜加豉油再煮，可佐餐食用。

秘方 二

[组方] 何首乌 100 克，鲜鸡蛋 2 枚，红糖适量。

[用法] 将前 2 味药加水适量煎煮，蛋熟后去皮再煮半个小时，加红糖少许再煮片刻。吃蛋喝汤，每 3 日 1 次。

秘方 三

[组方] 菊花、茯苓、黑芝麻

各 1000 克，蜂蜜适量。

[用法] 将上药研为细末，加蜂蜜做成如绿豆大丸剂。吞服，每日 3 粒，3 个月为 1 个疗程。

[备注] 本方可使白发转黑，用以治疗高血压所致白发，效果佳。

秘方 四

[组方] 干熟地黄 2000 克，杏仁（汤浸，去皮尖，双仁，研成膏状）500 克，诃子皮 250 克，蜂蜜适量。

[用法] 将干熟地黄和诃子皮研为细末，加入杏仁搅匀，炼蜜和调，做成梧桐子大小的丸药。用温水送下，每次 30 粒，饭前服用。

[备注] 服药期间忌食生葱、萝卜、大蒜。

秘方 五

[组方] 女贞子 520 克，旱莲草、桑葚各 300 克，白酒适量，蜂蜜适量。

[用法] 先将女贞子阴干，再用酒浸 1 日，蒸透晒干；把旱莲草、桑葚阴干；将上 3 味药碾成细末，炼蜜成丸，每丸重 10 克。每日早、晚各服 1 丸，淡盐开水送服。

秘方 六

[组方] 女贞子500克，黑芝麻250克。

[用法] 将上药以水煎煮，取药汁。每次服用20毫升，每日2~3次，温开水送下。

痤疮

秘方 一

[组方] 冬瓜籽仁15克，生山楂15克，马蹄粉30克，冰糖适量。

[用法] 将山楂洗净切片，马蹄粉加水调成黏稠状。将山楂和冬瓜子仁放入锅中，加水用中火烧开，改用小火煮10分钟后，放入冰糖，然后将马蹄粉糊徐徐倒入锅中，边倒边搅，烧开后即成。当点心吃，每日2次。

秘方 二

[组方] 冬瓜子15克，荷叶1张，地骨皮15克。

[用法] 将冬瓜子洗净，荷叶洗净，切丝，同地骨皮共放入砂锅中，加水适量，大火烧开后，用中火煎20分钟，去渣取汁，加入冰糖调味，代茶饮用。

秘方 三

[组方] 鱼腥草15克，地骨皮9克，山楂15克，枇杷叶9克。

[用法] 鱼腥草洗净沥干水，与山楂、地骨皮、枇杷叶共放入锅，加水适量，中火煎20分钟，去渣饮汁。每日2次，连服数日。

秘方 四

[组方] 麻黄、杏仁各10克，炙甘草6克。

[用法] 上药加水1500毫升，煎煮30分钟，弃渣留汁。每天1剂，分2次服用。

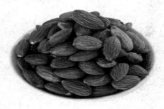

杏 仁

秘方 五

[组方] 金橘500克，洗净去核：槟榔20克，碾碎研细面：鲜橘皮50克，切细丝；夏枯草20克，连翘20克，蜂蜜50克。

[用法] 先将连翘、夏枯草加水1500毫升煎煮30分钟，挤去药渣，用药液再煮金橘、橘皮丝和槟榔面，煎至金橘

烂熟，药液不足可再加适量水。待水将耗干时，放入蜂蜜，再煎煮20分钟，收汁即停火，贮于瓶罐之中，每日食3次，每次10~15克即可见效。

秘方 六

[组方] 生姜9克，陈醋100毫升，木瓜60克。

[用法] 将3味药共放入砂锅中煎煮，待醋煮干时，取出生姜、木瓜食之。每天1次，早晚2次吃完。连用7天。

秘方 七

[组方] 瘦猪肉50克，苦瓜、丝瓜、黄瓜各100克，调料适量。

[用法] 原料先切片。将猪肉煸炒至半熟，依次将苦瓜片、丝瓜片、黄瓜片下锅同炒，每味料下锅时间相隔1分钟，待下黄瓜片时，加入调料即可。

秘方 八

[组方] 百合50克，绿豆100克，粳米或糯米适量，冰糖适量。

[用法] 将绿豆洗净加水煮至开裂后，加入粳米或糯米煮成粥。加入百合煮片刻，放

入冰糖调匀即可。当点心食，每日分 2 次服完。

脂溢性皮炎

一

[**组方**] 生地黄、当归各 15 克，何首乌 20 克，荆芥、防风各 6 克。

[**用法**] 上药用水 1500 毫升浸泡后煎煮 30 分钟，弃渣留汁。每天 1 剂，分 2 次服用。

二

[**组方**] 透骨草、皂角各 30 克，明矾 60 克。

[**用法**] 上药用水 2000 毫升浸泡后，煎煮 30 分钟，弃渣留汁。以药液外洗患处，每次 15 分钟，每天 1 次。

三

[**组方**] 苦参、野菊花、白鲜皮各 30 克，硫黄 15 克。

[**用法**] 上药用水 2500 毫升浸泡后煎煮 30 分钟，弃渣留汁。待药液温度适宜后外洗患处。

四

[**组方**] 绿豆 15 克，滑石

30 克，白芷 30 克，白附子 4 克。

[**用法**] 上药共研细末，每次取药末 20 克加温水搅匀。待药液温度适宜后外洗患处，每天 2 次。

五

[**组方**] 防风、花椒各 30 克，陈艾叶、雄黄各 50 克。

[**用法**] 上药用水 2500 毫升浸泡后煎煮 30 分钟，弃渣留汁。待药液温度适宜后洗患处，每天 1~3 次。

[**备注**] 雄黄有毒不宜久用，防止砷中毒。本方只可外用，不可口服。

六

[**组方**] 花椒（炒熟）60 克，轻粉（微煅）、硫黄（微煅）、枯矾、碱式碳酸铜（炒）各 30 克，麻油适量。

[**用法**] 上药共研细末，麻油调匀。外涂患处，每天 2 次。

七

[**组方**] 金银花、苦参、野菊花各 30 克，荆芥、藿香各 20 克，枯矾 15 克

[**用法**] 上药用水 3000 毫升浸泡后煎煮 30 分钟，弃渣留

汁 2000 毫升。待药液温度适宜后洗患处，每天 1~3 次。

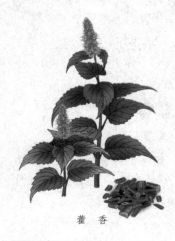

藿 香

八

[**组方**] 生地黄 30 克，当归、荆芥、苦参、刺蒺藜、知母各 9 克，蝉蜕、生甘草各 6 克。

[**用法**] 上药用水 1000 毫升浸泡后煎煮 30 分钟，弃渣留汁。每天 1 剂，分 2 次服用。

九

[**组方**] 苍耳子、王不留行各 30 克，苦参 20 克，明矾、冰片各 10 克。

[**用法**] 上药用水 3000 毫升浸泡后煎煮 30 分钟，弃渣留汁。待药液温度适宜后洗患处，每天 2 次。

冻疮

秘方 一

[组方] 黄柏 3 克。

[用法] 将黄柏研细末，用牛乳调和，涂患处。每日 1~2 次。

秘方 二

[组方] 大蒜适量。

[用法] 暑伏时，把大蒜去皮，再将大蒜捣成泥状。敷在上年生过冻疮之处，过 1 日 1 夜。洗去，3~4 日后再敷 1 次。

秘方 三

[组方] 生姜 1 块（约 50 克）。

[用法] 生姜切片。用生姜片轻擦冻疮处待发热时止。

秘方 四

[组方] 白萝卜适量。

[用法] 白萝卜切成大块，放在火上烤热轻擦易患冻疮部位，冷后再烤热擦至萝卜水分完为止。

秘方 五

[组方] 当归 12 克，桂枝 9 克，赤芍 9 克，生姜 5 克，大枣 10 个，甘草 5 克。

[用法] 水煎服。

秘方 六

[组方] 金银花 50 克，当归、黄芪各 25 克，生甘草、青黛、地榆各 10 克，白矾 5 克。

[用法] 上药以水煎服。

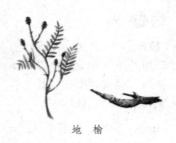

地 榆

秘方 七

[组方] 三七 5 克，企边桂 10 克。

[用法] 企边桂捣细备用。三七泡白酒 100 克。热水洗敷患处后，用企边桂末调

三七酒，每日早晚搽患处，4~9 次可治愈。

褥疮

秘方 一

[组方] 生黄芪 60 克，金银花 30 克，当归 15 克，赤芍、地龙各 10 克，川芎、桃仁、红花、白芷各 6 克。

[用法] 水煎服。

秘方 二

[组方] 荆芥、防风、甘草各 9 克。

[用法] 煎汤洗患部。

秘方 三

[组方] 云南白药、冰硼散各等量。

[用法] 均匀混合，涂撒在经盐水清洗过的疮面上，每天 1 次。

四

[组方] 白矾 15 克，孩儿茶 6 克。

[用法] 研末，用蜂蜜调匀涂患处，每日 1 次。

 五

[组方] 生黄芪、鸡血藤各 15 克，归尾、赤芍、桃仁、丹参各 10 克，忍冬藤 30 克，川芎、生甘草各 6 克。

[用法] 水煎服。

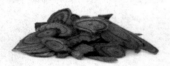

鸡血藤

 六

[组方] 滑石、龙骨各 60 克，川贝母 10 克，白及 20 克，麝香、冰片各 1 克。

[用法] 研末，疮面常规消毒后，外敷患处。

皮肤瘙痒

 一

[组方] 何首乌 30 克，当归 12~15 克，熟地黄、黄芪、蒺藜、川芎、荆芥、白芍各 10~12 克，防风、甘草各 6 克。

[用法] 每日 1 剂，水煎服。

 二

[组方] 生地 20 克，熟地黄 20 克，僵蚕 20 克，粳米 100 克。

[用法] 将熟地黄、生地黄、僵蚕水煎取汁。粳米淘洗干净，加药汁，加清水适量，中火煮粥。每日 1 次，早起空腹食用，7~10 日为 1 疗程。

[备注] 气滞痰盛、脘腹胀痛、食少便溏者不宜食用地黄。

 三

[组方] 甘草 6 克，野菊花 15 克，赤芍药 12 克，土茯苓 30~50 克。

[用法] 将以上各味药共研为粗末，放入热水瓶中，冲入沸水大半瓶，盖焖 20 分钟，代茶饮用。其渣榨取汁涂患处，每日 1 次。

[备注] 血燥、血虚所致者不宜服用。

 四

[组方] 竹叶 5 克，银耳 10 克，白茅根 30 克，金银花 3 克，冰糖适量。

[用法] 将竹叶、白茅根洗净加水适量煎熬，煮沸后 15 分钟取药液 1 次，反复 3 次，把药液合并待用。另将银耳用温水泡开，择洗干净。用药液泡银耳上火烧沸后，改文火熬至银耳熟烂，加入冰糖。最后把洗净的金银花撒入银耳汤中，略煮沸即可服用。可随时饮之。

 五

[组方] 熟地黄 24 克，蒺藜 15 克，山茱萸、山药、防风、荆芥各 12 克，茯苓、泽泻、牡丹皮各 9 克，蝉蜕 6 克。

[用法] 每日 1 剂，水煎服。停用其他药，禁烟酒及浓茶，禁鱼腥及辛辣之品。10 日为 1 疗程，用 1~5 个疗程。

 六

[组方] 赤芍 15 克，桃仁 15 克，蝉蜕 15 克，粳米 100 克。

[用法] 将桃仁、赤芍、蝉蜕水煎取药汁。粳米淘洗干净，加药汁，加清水适量，共煮为粥。每日 1 次，早晚服用，每 7~15 日为一疗程。

神经性皮炎

秘方 一

[组方] 荆芥、防风、三棱、莪术、生甘草各 10 克，蝉蜕 5 克，露蜂房 3 克，生地黄、七叶一枝花各 15 克，紫草 20 克。

[用法] 上药用水 2000 毫升浸泡后煎煮 30 分钟，弃渣留汁。每天 1 剂，早晚分服。

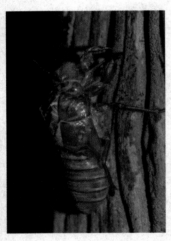

蝉 蜕

秘方 二

[组方] 梓白皮、川槿皮、榆白皮、白鲜皮、海桐皮、生地黄、熟地黄各 15 克，地肤子、蛇床子、当归、赤芍各 9 克，苦参、何首乌各 10 克，红花 6 克，甘草 5 克。

[用法] 每日 1 剂，水煎服。

秘方 三

[组方] 丹参 25 克，牡丹皮、桑白皮、白鲜皮、荆芥、蒺藜、金银花、连翘、白前各 15 克，防风、蝉蜕、生地黄、僵蚕各 10 克，全蝎 5 克。

[用法] 每日 1 剂，水煎服，7 剂为 1 疗程，每疗程间隔 3 日。

秘方 四

[组方] 蒺藜、合欢皮各 30 克，白芍 20 克，当归、羌活、茯苓、蝉蜕、柴胡各 10 克。

[用法] 每日 1 剂，水煎服，1 周为 1 疗程。

秘方 五

[组方] 蒺藜 60 克，磁石、生牡蛎（均先煎）各 30 克，红花、皂角刺、三棱、莪术、海藻、昆布各 15 克，炙甘草 10 克，全蝎 5 克，黄连 3 克。

[用法] 每日 1 剂，水煎服。

[备注] 服药期间忌食腥、辣刺激物，避免用开水洗烫。

秘方 六

[组方] 煅龙骨、煅牡蛎各 45 克，鸡血藤、夜交藤、何首乌各 30 克，蝉蜕、威灵仙、僵蚕各 15 克，当归、生地黄 10 克。

[用法] 每日 1 剂，水煎服。

秘方 七

[组方] 何首乌、代赭石、珍珠母各 30 克，威灵仙 20 克，当归、甘草各 15 克，苦参、牡丹皮各 12 克，凌霄花 10 克。

[用法] 每日 1 剂，水煎服。

银屑病

秘方 一

[组方] 生地黄、金银花各 30 克，威灵仙 21 克，羌活 15 克，蛇蜕 6 克，白鲜皮 24 克，土茯苓 60 克，甘草 12 克。

[用法] 每日 1 剂，水煎服。用 6 日，间隔 1 日。

秘方 二

[组方] 土茯苓、生地黄、当归、补骨脂、淫羊藿各 15 克，生槐花、黄芩、制大黄、雷公藤、莪术、红花、甘草各 10 克。

[用法] 每日 1 剂，水煎，分 3 次服用。

秘方 三

[组方] 防己、滑石、薏苡仁、栀子、草薢、茯苓、牡丹皮各15克，苦杏仁、连翘、半夏、蚕沙、赤小豆皮、黄柏、泽泻、通草各10克。

[用法] 每日1剂，水煎服，2个月为1疗程。

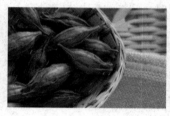

栀 子

秘方 四

[组方] 生地黄、丹参、蒺藜、土茯苓、白花蛇舌草各30克，三棱、莪术、茯苓各10克，重楼15克，甘草6克。

[用法] 每日1剂，水煎，分3次服用。

秘方 五

[组方] 板蓝根30克，紫草、茜草、玄参、赤芍、丹参、鸡血藤各15克，桃仁、红花、莪术各10克。

[用法] 每日1剂，水煎服。

秘方 六

[组方] 土茯苓、白花蛇舌草各30克，黄柏、当归、牡丹皮、生槐花、肿节风、红花、生地黄、赤芍各10克，黄芩、茵陈、白鲜皮各15克，苦参20克。随症加减。

[用法] 每日1剂，水煎服。

秘方 七

[组方] 土茯苓、菝葜、板蓝根、白花蛇舌草、生地黄、丹参、鸡血藤、白茅根各30克，生槐花、大青叶各15克，黄芩、紫草、茜草各10克，山豆根6克，赤芍、牡丹皮各9克。

[用法] 每日1剂，水煎服。

秘方 八

[组方] 蝉蜕、三棱、忍冬藤、泽兰、皂角刺地肤子、莪术各80克，生地黄、黄芩、蒲公英金银花、山豆根、白鲜皮各150克，泽泻、苦参各120克，藿香60克，蒺藜100克。

[用法] 制成丸剂，每粒0.2克。每天3次，每次4粒，口服。

秘方 九

[组方] 熟地黄、生地黄、白茅根、板蓝根各20克，玄参、茜草根、苦参各15克，紫草30克，土茯苓25克。

[用法] 每日1剂，水煎，分3次服用。

手足皲裂

秘方 一

[组方] 冬青叶适量。

[用法] 研细末，分别同麻油、桐油调成糊状。涂于患处，每日2次，一般1周即可愈合。

秘方 二

[组方] 当归、紫草各60克，忍冬藤10克，麻油500毫升。

[用法] 用以上前3味药共研粗末，放入麻油中浸泡24小时，然后用小火煎熬至药枯焦，去渣备用。涂敷于患处，每日数次，至愈合为止。

秘方 三

[组方] 白芷12克，白及、全当归、生地黄各15克，紫草9克，白蜡250克，麻油120毫升。

[**用法**] 将以上前5味药放入锅内，用麻油浸泡半天，然后熬枯去渣，离火后加入白蜡熔化拌匀，备用。睡前洗净患处，再将药膏用小火熔化，涂敷于患处，每晚1次。

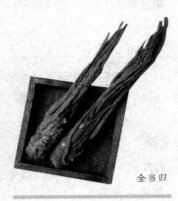

全当归

秘方 **四**

[**组方**] 甘草50克，75%浓度的酒精200毫升，甘油200毫克。

[**用法**] 甘草浸泡于酒精内24小时后，取浸液去甘草加甘油即成。用时应先将患处洗净后再涂药液。

秘方 **五**

[**组方**] 地骨皮30克，明矾20克。

[**用法**] 煎水温浴，每日1次。

秘方 **六**

[**组方**] 明矾10克，白及15克，马勃6克。

[**用法**] 上药水煎3次，每次用水600毫升煎取300毫升，3次药液兑匀置于小盆内备用。用前将药液加温，洗净患手或足，再浸入药液，早、晚各浸20分钟。每剂药可浸泡3日，3剂为1个疗程。

鸡眼

秘方 **一**

[**组方**] 鸦胆子仁5粒。又方：用鸦胆子油涂患部。

[**用法**] 先将患部用温开水浸洗，用刀刮去表面角皮层，然后将鸦胆子捣烂贴患处，外用胶布粘住。每3~5日换药1次。

[**备注**] 用于治疗鸡眼、脚垫、肉疣等。

秘方 **二**

[**组方**] 葱白、独头蒜各适量。

[**用法**] 去皮洗净，共捣烂如泥，敷在鸡眼上。一般5天后鸡眼处变黑，再隔2天可脱落。

秘方 **三**

[**组方**] 红尖辣椒（干品）5克，食醋。

[**用法**] 将干辣椒剪成与鸡眼大小相当的圆片，酒盅中盛醋15毫升，投入干辣椒5克浸泡12小时取出。立即将辣椒片对准鸡眼贴好，外用氧化锌胶布固定，3日1次，1~3次即可治愈。

[**备注**] 如鸡眼多者，可多浸泡辣椒，浸泡不可超过12小时，浸泡时间过长辣椒作用会失效。

秘方 **四**

[**组方**] 大葱。

[**用法**] 将生葱管剖开，取有液汁的一面，剪成与鸡眼同等大小的1块。贴于鸡眼，每日1次，数日可消。

秘方 **五**

[**组方**] 生姜适量，生石灰、碱面各等份。

[**用法**] 先用2%的碘酒和75%的酒精消毒，然后用生姜捣烂取汁与其他2药共捣。取适量涂在鸡眼上，再用胶布覆盖固定，每3日换1次药，一般1~3次鸡眼脱落。

[**备注**] 本方治疗鸡眼效果极佳。

秘方 六

[组方] 生姜适量，生石灰、碱面各等份。

[用法] 先用 2% 的碘酒和 75% 的酒精消毒，把患处洗净，然后用生姜捣烂取汁，与其他 2 味料共捣如泥，取适量涂在鸡眼上，再用胶布将其覆盖，每 3 日换 1 次药，一般 1~3 次鸡眼就随之脱落。

多形性日光疹

秘方 一

[组方] 青蒿 60 克。

[用法] 将青蒿洗净捣碎，用冷开水浸泡，过滤留汁。每次饮用半茶杯，每天 3~5 次。连续服用 10 天为 1 个疗程，服用 2~3 个疗程。

[备注] 平时应避免强烈日光或长时间照晒。

秘方 二

[组方] 绿豆 20 克。

[用法] 将绿豆加水 1500 毫升煎煮至熟烂。食豆饮汤，每次 1~2 茶杯，每天 2~3 次。

秘方 三

[组方] 大黄、黄芩、黄柏、苍术各等量。

[用法] 上药共研细末轧片，每片 0.3 克。每次口服 10 片，温开水送下。

秘方 四

[组方] 六一散（滑石、甘草 6：1 比例）9 克，枯矾 1.5 克。

[用法] 上药共研细末，外敷患处，每天数次。

秘方 五

[组方] 酸梅 20 克。

[用法] 将酸梅洗净后加水 1000 毫升，小火煎煮 10 分钟。每次饮 1 茶杯，每天 2~3 次，用至皮疹消退。

黄褐斑

秘方 一

[组方] 柴胡、茯苓、白术、白芍、当归、甘草各 10 克，薄荷（后下）6 克，煨干姜 3 片。

[用法] 将上药用水 1000 毫升浸泡后煎煮 30 分钟，弃渣留汁。每天 1 剂，分 2 次服用。

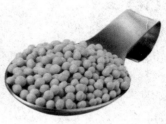
黄豆

秘方 三

[组方] 鲜胡萝卜适量。

[用法] 将鲜胡萝卜研碎挤汁，取 10~30 毫升，每日早晚洗完脸后，用鲜汁拍脸，等干后用涂有植物油的手轻拍面部。

[备注] 每日喝 1 杯胡萝卜汁也有化斑作用。因胡萝卜中含有丰富的胡萝卜素，胡萝卜素在体内可转化为维生素 A。维生素 A 具有滑润、健肤的作用，并可防治皮肤粗糙及雀斑。

秘方 四

[组方] 熟地黄 18 克，山药

20 克，枸杞子山萸肉、陈皮、牡丹皮各 9 克，泽泻、茯苓各 15 克，菊花 12 克。

[用法] 将上药用水 1000 毫升浸泡后煎煮 30 分钟，弃渣留汁。每天 1 剂，分 2 次服用。

秘方 五

[组方] 茄子 1 个。

[用法] 将茄子切片榨汁，擦于局部，一天三次，数日可见效果。

秘方 六

[组方] 芹菜、红萝卜各 50 克，苹果半个，雪梨 1 个，柠檬 1/4 个。

[用法] 共放入榨汁机中榨汁，1 次饮完，每周 2~3 次。

雀斑

秘方 一

[组方] 蓖麻子、密陀僧、硫黄各 1 克，羊髓和匀。

[用法] 临卧敷之，次早洗去，常洗自愈。

秘方 二

[组方] 西瓜子、杏仁各半。

[用法] 研细，晚间拌蛋清擦面，早晨用淘米水洗脸，1 月即可治愈。

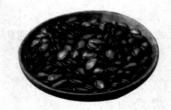
西瓜子

秘方 三

[组方] 桃花、杏花各 10 克。

[用法] 用水浸泡后洗脸，或用桃花、冬瓜子各等份捣烂，以蜂蜜调后敷面。

秘方 四

[组方] 白附子、蛤蜊粉、茯苓、密陀僧各等份。

[用法] 共研细末，蜜调搽面，翌晨洗净。

秘方 五

[组方] 白僵蚕、白附子、白芷、山柰、硼砂滑石粉、白丁香、冰片各 1 克。

[用法] 研成细末，每晚临睡时用药粉揉搓面部。

秘方 六

[组方] 当归、赤芍、柴胡、茯苓、香附、花粉各 9 克，甘草、蝉衣各 3 克，薄荷 1 克。

[用法] 水煎服。

胼胝

秘方 一

[组方] 食盐少许，枯矾 1~3 克。

[用法] 食盐加水适量调成淡盐水，枯矾研成极细粉末。先用淡盐水洗净患处后，用小刀沿胼胝周围约 1 毫米处，划一环形刀痕，以不见血为度，将极细枯矾末 1~3 克撒于划痕部，用绷带固定。每天换药 1 次，2~3 天后，胼胝干枯翘起，用带齿钳夹将其撕脱，若有渗血用云南白药止血。

秘方 二

[组方] 金毛狗脊、地肤子各 30 克。

[用法] 上药用水 1000 毫升浸泡后煎煮 30 分钟，弃渣留汁。浸泡患部，每次 15~20 分钟，每天 1~2 次，每剂可连用 3~4 天。

秘方 三

[组方] 狗脊、陈皮各 30 克，细辛、香附各 15 克。

[用法] 上药用水 2000 毫升浸泡后煎煮 30 分钟，弃渣留汁。每次浸泡患处 30 分钟，每天 2 次。

秘方 四

[组方] 鲜独活、食盐各适量。

[用法] 上药捣烂如泥，外敷患处，每天 1 次。

秘方 五

[组方] 水牛角尖烧灰、龙骨、松香、轻粉各等份，麻油适量。

[用法] 上药研成细末，用麻油调匀。外敷患处，每 3 天 1 次。

秘方 六

[组方] 木贼 60 克，王不留行 30 克，乌梅 10 克。

[用法] 上药加水 2000 毫升浸泡后煎煮 30 分钟，弃渣留汁。浸泡患部，每次 15~20 分钟，每天 1~2 次，每剂连用 3~4 天。

狐臭

秘方 一

[组方] 雄黄、密陀僧各 30 克，枯矾、樟脑各 10 克，轻粉、冰片各 5 克。

[用法] 上药研极细末，浸泡于 75% 酒精（250 克）中一周后，密封备用。用前先剃去腋毛，腋窝用温水肥皂清洁、拭干，以棉花蘸取上液，每日 3~5 次直接涂患处，至狐臭完全消失为止。

[备注] 用时勿使药液误入口鼻，以免发生不良后果。同时，应注意腋窝的卫生清洁，注意保持局部干燥，戒除烟酒，忌食辛辣、煎炒等刺激性食物。

秘方 二

[组方] 樟脑（结晶）2 克，明矾 2 克。

[用法] 研末，石炭酸 4 克，甘油 10 毫升，置于瓶内，充分搅匀，使之溶解，用时患者先将腋毛剃尽，洗干净，涂上药水，每日 3~4 次，一般 2 周可治愈。

秘方 三

[组方] 滑石 70 克，冰片 5 克，炉甘石 15 克，密陀僧 10 克。

[用法] 上药研极细末，瓶装备用。浴后擦干腋窝部，随即将细末粉搽上。每日 1~3 次。

秘方 四

[组方] 紫丁香 1 克，三仙丹 1 克，冰片 1 克，石膏 2 克，滑石粉 1 克，明矾 1.5 克。

[用法] 研细末混合拌匀即成。早晚用肥皂水洗患部，敷上药末，如汁液过多，可制一纱袋装药粉，挟腋下，每日 2 次。

玫瑰糠疹

秘方 一

[组方] 硫黄 20 克，猪脂（或凡士林）80 克。

[用法] 将硫黄研末，猪脂调匀。外敷患处，每天早、晚各 1 次。

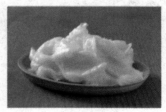

猪 脂

秘方 二

[组方] 红花、鸡冠花、凌霄花、玫瑰花、野菊花各9克。

[用法] 上药加水1000毫升浸泡后煎煮30分钟，弃渣留汁。每天1剂，分2次服用。

秘方 三

[组方] 紫草、甘草各15克。

[用法] 上药加水800毫升浸泡后煎煮30分钟，弃渣留汁。每天1剂，分2次服用。

秘方 四

[组方] 黄芩、枇杷叶、桑白皮、防风、甘草各15克，连翘、紫草、白鲜皮各10克。

[用法] 上药加水1500毫升浸泡后煎煮30分钟，弃渣留汁。每天1剂，分3次服用。

红斑狼疮

秘方 一

[组方] 生地黄15克，胡黄连、银柴胡、熟地黄、地骨皮、紫花地丁各10克。

[用法] 每日1剂，水煎2遍，分早晚2次服用。

秘方 二

[组方] 苦参、忍冬藤、生地黄、玄参、虎杖、羊蹄根、苦参、黄芩、车前子各30克，麦冬12克，知母9克。

[用法] 病重者每日2剂，水煎服。

秘方 三

[组方] 白檀香、紫檀香、沉香、白云香、黑云香、丁香、广木香、冰片、石膏、红花、肉豆蔻、草果仁、木通、石榴、诃子、川楝子、栀子、麦冬、草乌、炙决明子、火麻仁、射干、文冠木、黄柏、益母草、五味子、甘草各15克，熊胆5克，人造牛黄1.5克。

[用法] 共研为细末，水泛为丸，黄豆粒大小。每日3次（成人量），每次3~5克。

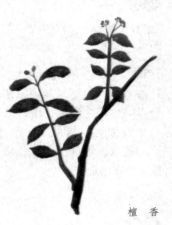

檀香

秘方 四

[组方] 制何首乌、蒺藜、熟地黄、山药、枣皮、牡丹皮、泽泻、茯苓、丹参、紫草、地骨皮、秦艽、夏枯草、白鲜皮、炒酸枣仁、钩藤、豨莶草各15克。

[用法] 每日1剂，水煎服。

秘方 五

[组方] 雷公藤、大血藤、鸡血藤等，制成合剂。

[用法] 每次10~15毫克，每日3次，2个月1个疗程。

过敏性紫癜

秘方 一

[组方] 丹参、山药、黄芪、防风、白术各15克，薏苡仁、益母草各20克，紫草、赤芍、蝉蜕、泽泻、车前子（包煎）各10克。

[用法] 上药加水1000毫升浸泡后煎煮30分钟，弃渣留汁。每天1剂，分2次服用。

秘方 二

[组方] 青黛3克，紫草、牡丹皮、丹参、金银花、连翘、

薄荷、赤芍、乌梅炭各9克。

[**用法**] 上药加水1000毫升浸泡后煎煮30分钟，弃渣留汁。每天1剂，分2次服用。

秘方 三

[**组方**] 黄芪30克，当归、白术、茯苓、女贞子、甘草各15克，党参、地榆炭、侧柏叶各20克。

[**用法**] 上药加水1000毫升浸泡后煎煮30分钟，弃渣留汁。每天1剂，分2次服用。

秘方 四

[**组方**] 茜草15~30克，紫草、生甘草、丹参各10克，红枣5枚。

[**用法**] 上药加水1000毫升浸泡后煎煮30分钟，弃渣留汁。每天1剂，分2次服用。

秘方 五

[**组方**] 黄芩、防风、白术、丹参各15克，紫草、赤芍、蝉蜕各10克，威灵仙15克，姜黄、黄柏各10克。

[**用法**] 上药加水1000毫升浸泡后煎煮30分钟，弃渣留汁600毫升。每天1剂，分2次服用。

秘方 六

[**组方**] 茜草15~30克，紫草、生甘草、丹参各10克，红枣5枚。

[**用法**] 上药加水1000毫升浸泡后煎煮30分钟，弃渣留汁。每天1剂，分2次服用。

秘方 七

[**组方**] 槐花30克，栀子、牡丹皮、赤芍各15克，侧柏叶、生地黄各20克，小蓟25克。

[**用法**] 上药加水1000毫升浸泡后煎煮30分钟，弃渣留汁。每天1剂，分2次服用。

秘方 八

[**组方**] 水牛角100克，甘草50克。

[**用法**] 上药加水1000毫升浸泡后煎煮30分钟，弃渣留汁。代茶服，每天1剂。

秘方 九

[**组方**] 青黛、三七粉各3克，紫草、牡丹皮、黄柏、茯苓、泽泻各9克，滑石15克，鲜茅根20克，赤小豆30克。

[**用法**] 上药加水1000毫升浸泡后煎煮30分钟，弃渣留汁。每天1剂，分3次服用。

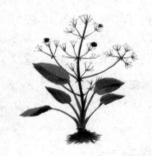

泽 泻

秘方 十

[**组方**] 桂枝、生白芍、炙甘草、生姜、红枣各6克，丹参15克。

[**用法**] 上药加水2000毫升浸泡后煎煮30分钟，弃渣留汁。每天1剂，分2次服用。

秘方 十一

[**组方**] 柴胡、黄芪、陈皮、当归、炙甘草、升麻各6克，党参、白术、阿胶、紫草各10克，红枣10枚，仙鹤草20克，甘草8克。

[**用法**] 上药加水1000毫升浸泡后煎煮30分钟，弃渣留汁。每天1剂，分2次服用。

干燥综合征

秘方 一

[**组方**] 生地黄、熟地黄、白

芍、百合、玄参各 12 克，浙贝母、当归各 10 克，麦冬、桔梗各 9 克，生甘草 6 克。

[**用法**] 每日 1 剂，水煎服。30 日为 1 个疗程。

秘方 二

[**组方**] 炙黄芪 30~100 克，黄精 30 克，生地黄、熟地黄、当归、玄参各 15~30 克，天冬、麦冬各 15 克，黄连、黄柏 3~6 克。

[**用法**] 每日 1 剂，水煎后分 2 次温服。

秘方 三

[**组方**] 沙参、麦冬、黄芪各 30 克，玉竹、天花粉、白扁豆、黄精各 15 克，桑叶、甘草各 10 克。

[**用法**] 每日 1 剂，水煎服。1 个月为 1 个疗程。

秘方 四

[**组方**] 山药 15 克，生地黄、熟地黄、枸杞子、山茱萸各 12 克，炒黄柏、当归、白芍、肉苁蓉、玄参、天花粉、天冬、麦冬各 10 克，炒知母 6 克。

[**用法**] 每日 1 剂，水煎服。

秘方 五

[**组方**] 熟地黄、枸杞子各 15 克，黄精、麦冬、山药、茯苓、车前子、石斛、当归、生地黄、太子参、白术各 10 克。

[**用法**] 每日 1 剂，水煎服。

秘方 六

[**组方**] 鸭跖草 30 克，板蓝根、半枝莲各 15~30 克，大青叶 12~30 克，玄参 15 克，土茯苓、连翘各 12~15 克。

[**用法**] 每日 1 剂，水煎服。

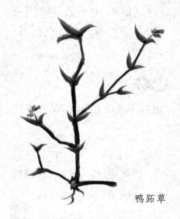

鸭跖草

秘方 七

[**组方**] 葛根、党参各 20 克，熟地黄、枸杞子、菊花、金银花各 15 克，白术、生地

黄、白芍、玄参、麦冬、五味子、石斛、蒺藜、柴胡各 10 克，天花粉 9 克，甘草 6 克。

[**用法**] 每日 1 剂，水煎服。

秘方 八

[**组方**] 玉竹 30 克，女贞子、山药各 20 克，当归、白花蛇舌草各 15 克，人参（另煎）5 克。

[**用法**] 每日 1 剂，水煎服。

秘方 九

[**组方**] 黄精、葛根、何首乌、西河柳、南沙参、北沙参、云母石各 12 克，黄芩、升麻各 9 克，桂枝 6 克。

[**用法**] 每日 1 剂，水煎服。

秘方 十

[**组方**] 薏苡仁 30 克，山药、茯苓、枸杞子各 20 克，黄精、牛膝各 15 克，淫羊藿、雷公藤各 12 克。

[**用法**] 每日 1 剂，水煎服，3 个月为 1 个疗程。

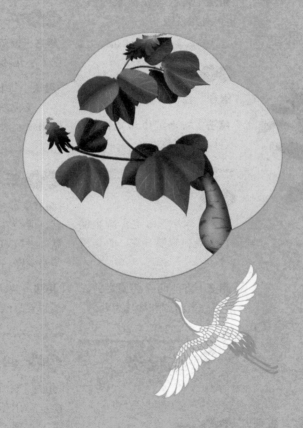

睑腺炎（麦粒肿）

秘方 一

[**组方**] 菊花 6 克，蒲公英 14 克，芙蓉花 12 克，薄荷 6 克。

[**用法**] 将上药水煎后，熏洗患处。

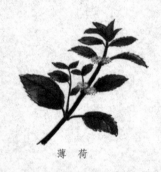

薄 荷

秘方 二

[**组方**] 地肤子 3 克。

[**用法**] 将新鲜地肤子捣汁，滴入目中。

秘方 三

[**组方**] 蒲公英 60 克，野菊花 15 克。

[**用法**] 水煎服。头煎分 2 次内服，二煎熏洗患眼，每日数次，每日 1 剂。

秘方 四

[**组方**] 白菊花 9 克。

[**用法**] 将白菊花煎水内服，也可外用洗眼。

秘方 五

[**组方**] 生地黄 50 克。

[**用法**] 将新鲜生地黄捣烂，取汁与醋调敷患处。

秘方 六

[**组方**] 赤小豆 6 克，鲜生地黄 15 克，米醋 6 克，鸡蛋清 1 个。

[**用法**] 将前两味药捣烂，以米醋、蛋清调和涂抹患处。

结膜炎

秘方 一

[**组方**] 熟地黄、当归、山药、白芍、山萸肉、玄参、泽泻、寸冬、茯苓、西杞果、丹皮、菊花各 2 克。

[**用法**] 上药以水煎 2 次，分 2 次服用，每日 1 剂。

秘方 二

[**组方**] 板蓝根、白茅根各 60 克（小儿药量减半）。

[**用法**] 每日 1 剂，用水煎，早、晚饭后服用。小儿则少量频服。禁食辛辣食物。

秘方 三

[**组方**] 黄丹 60 克，黄连 15 克，薄荷花 120 克，黄芩 24 克，大黄 60 克，黄柏 30 克，龙脑少许。

[**用法**] 共研细粉，用葱汁浓茶调敷眼两侧及眼眶。

秘方 四

[**组方**] 知母、黄芩、石膏、桑皮、山栀子、连翘、生地黄、木通、防风、白芷、赤芍、丹皮、枳壳、车前子、川芎各 12 克。

[**用法**] 上药以水煎汁，分 2 次服用，每日 1 剂。

秘方 五

[组方] 蜂蜜 25 克，谷精草、绿茶各 12 克。

[用法] 将后 2 味料加水 250 毫升，煮沸 5 分钟，然后去渣，加蜂蜜，分 3 次饭后服用，每日 1~2 剂。

秘方 六

[组方] 槐花 10 克，菊花 6 克。

[用法] 上药煎汤，熏洗双眼。

角膜炎

秘方 一

[组方] 生地黄、胆草、大黄各 15 克，赤芍、当归、黄芩、枳壳、羌活、桑皮、前仁、柴胡各 10 克，鱼腥草、金银花各 30 克，连翘 20 克。

[用法] 水煎服，每日 1 剂。

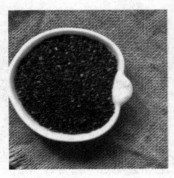

前 仁

秘方 二

[组方] 生锦纹 12 克（后下），枳实 6 克，玄明粉 9 克（冲服），瓜蒌仁 9 克，金银花 10 克，黄芩 6 克，夏枯草 6 克，天花粉 6 克，淡竹叶 6 克，甘草 3 克。

[用法] 水煎服，每日 1 剂。

秘方 三

[组方] 生地黄 15 克，赤芍 10 克，蒙花 10 克，白芷 6 克，石决明（先煎）25 克，赤石脂 10 克，焦冬术 6 克，夏枯草 10 克，细辛 3 克，川芎 6 克，黄芩 10 克，甘草 5 克。

[用法] 水煎服，每日 1 剂。

秘方 四

[组方] 金银花、蒲公英各 15 克，桑白皮天花粉、黄芩、荆芥、防风、龙胆草各 9 克，甘草 3 克，枳壳 6 克。

[用法] 水煎服，每日 1 剂。

秘方 五

[组方] 龙胆草、知母、黄芩、桑皮、车前子、羌活、防风、玄参、当归、赤芍、丹皮、芒硝、大军各 12 克。

[用法] 上药以水煎汁，每日 1 剂，2 次分服。

秘方 六

[组方] 龙胆草 6 克，柴胡 10 克，黄芩 10 克，栀子 10 克，生地黄 15 克，当归 10 克，前仁 10 克，蒲公英 25 克，羚羊角粉 0.6 克（冲服）。

[用法] 水煎服，每日 1 剂。

沙眼

秘方 一

[组方] 黄芩、连翘、山栀子、元参、知母、荆芥、防风、当归、赤芍、红花、川军、生地黄各适量。

[用法] 上药以水煎汁，2 次分服，每日 1 剂。

秘方 二

[组方] 猪胆 1 个。

[用法] 将猪胆加少许生理盐水煎后，澄清，洗眼。

秘方 三

[组方] 蒲公英 3 克。

[用法] 将新鲜蒲公英洗净捣汁，点眼内 1 滴。

秘方 四

[**组方**]金银花、连翘、桔梗、薄荷、竹叶、荆芥、牛蒡子、甘草、赤芍、黄芩、当归各12克。

[**用法**]上药以水煎汁，2次分服。

流泪症

秘方 一

[**组方**]桑叶、菊花、金银花、防风、归尾、赤芍、黄连。

[**用法**]水煎，趁热熏洗。

秘方 二

[**组方**]柴胡12克，黄芩、薄荷、甘草各6克，栀子、白芍、羌活、木贼、当归、蔓荆子、菊花、五味子各9克，北细辛3克。

[**用法**]水煎服。

秘方 三

[**组方**]菊花、杞果、巴戟、肉苁蓉各100克。

[**用法**]研末，炼蜜为丸，每丸15克。每服1丸，每日2次。

秘方 四

[**组方**]珍珠末、丹砂（研）各22克，贝齿5枚（灰火中烧，研为末），干姜末22克。

[**用法**]上四味药，合研匀细，用熟绢帛罗3遍。仰卧点少许于眼中，合眼少时。

秘方 五

[**组方**]羊胆1个，冰片3克，蜂蜜适量。

[**用法**]将蜂蜜装入羊胆内（胆汁不去），扎紧胆口，挂在房檐之下，干燥后加冰片共研细末。每日3次，点入眼内。

秘方 六

[**组方**]夏枯草、香附、麦冬各100克。

[**用法**]研末。每服10克，每日2~3次。

香 附

秘方 七

[**组方**]木贼、苍术、蒺藜、防风、羌活、川芎、甘草各等份。

[**用法**]上药以水煎服。

聚星障

秘方 一

[**组方**]制苍术、神曲、胡黄连各6克，云茯苓、麦芽各10克，炒山栀8克，焙鸡内金、荆芥、防风各4克，甘草3克。

[**用法**]水煎服，每日1剂。

秘方 二

[**组方**]党参12克，黄芪、金银花、大青叶茯苓各15克，当归、白芷、连翘、赤芍各10克，川芎8克。

[**用法**]水煎服。

秘方 三

[**组方**]羌活、防风、荆芥、薄荷、蝉蜕、赤芍、黄芩各10克。

[**用法**]水煎服，每日1剂。服3剂，症状基本缓解，继上方去羌活，加生地黄20

克，知母 10 克，焦山栀 6 克，水煎服用。

秘方 四

[组方] 熟地黄、当归、川芎、赤芍、青葙子、草决明、密蒙花、谷精草、蝉蜕、石决明、青皮各适量。

[用法] 水煎服。

秘方 五

[组方] 决明子、蔓荆子、蛇蜕、蝉蜕、白蒺藜、嫩钩藤、黑山栀、连翘、荆芥、防风、谷精草各适量。

[用法] 水煎服。

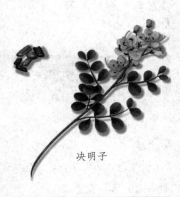

决明子

秘方 六

[组方] 柴胡、陈皮、蝉蜕各 6 克，白术、白芍、法半夏、钩藤、木贼各 10 克，西党参 12 克，土茯苓 20 克，甘草 3 克，白蒺藜 15 克，防风 5 克。

[用法] 第一、二煎混合分服，第三煎熏洗患眼，每日 2 次。

睑缘炎

秘方 一

[组方] 金银花 10 克，赤芍 10 克，防风 5 克，蝉衣 6 克，地肤子 10 克。

[用法] 取上药加水 500 毫升，煎沸后取药汁分 2 次服用，每日 1 剂。药渣同法续煎，取药汁先熏后洗患眼，每日 3 次。

秘方 二

[组方] 羌活、当归尾、防风、薏苡仁、泽泻、赤芍各 12 克。

[用法] 上药以水煎汁，2 次分服，每日服 1 剂。

秘方 三

[组方] 金银花 30 克，蒲公英 30 克，酒黄芩 15 克，赤芍 15 克，天花粉 10 克，薄荷 5 克（后下），秦皮 2 克。

[用法] 取上药加水 500 毫升，煎沸后取药汁分 2 次服用，

每日 1 剂。药渣加水续煎，同上法，取药汁先熏后洗患眼，每日 3 次。

秘方 四

[组方] 龙胆草 10 克，炒栀子 10 克，柴胡 12 克，黄芩 12 克，生地 20 克，丹皮 12 克，赤芍 15 克，白茅根 15 克，归尾 12 克。

[用法] 取上药加水 500 毫升，煎沸，取药汁分 2 次服用，每日 1 剂。

秘方 五

[组方] 丹参 10 克，川芎 10 克，茺蔚子 10 克，牛膝 10 克，花蕊石 15 克。

[用法] 取上药加水 500 毫升，煎沸，取药汁分 2 次服用，每日 1 剂。

秘方 六

[组方] 桃仁 10 克，红花 8 克，枳壳 10 克，赤芍 10 克，柴胡 10 克。

[用法] 取上药加水 500 毫升，煎沸，取药汁分 2 次服用，每日 1 剂。

睑板腺囊肿

秘方 一

[组方]陈皮、半夏、茯苓、薏苡仁、连翘、昆布各15克，海藻10克。

[用法]水煎服，每日1剂，分早晚2次温服。

秘方 二

[组方]樱桃核一个，醋适量。

[用法]将樱桃核与醋磨浓汁，将浓汁涂患处。

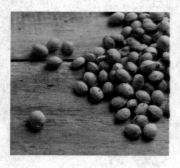

樱桃核

秘方 三

[组方]生南星10克，醋或茶适量。

[用法]将生南星与醋或茶泡水磨浓汁，将汁时时抹患处，数日自消。

视网膜静脉阻塞

秘方 一

[组方]生黄芪12克，党参12克，炙升麻3克，麦门冬12克，大生地12克，炒当归15克，生白芍9克，枸杞子12克，女贞子12克，谷精草12克，潼蒺藜12克，木贼9克，川石斛30克。

[用法]川石斛煎汤代茶，余药先用清水浸泡30分钟，再煎30分钟，每剂煎2次，将2次药液混合，每日1剂，分3次温服。

秘方 二

[组方]柴胡9克，白芍9克，茯苓12克，当归12克，薄荷3克，白术12克，生地黄12克，丹参12克，蒲黄3克，苦龙胆草12克，黄芩12克，木通6克。

[用法]将诸药先浸泡30分钟，再煎30分钟，每剂煎2次，将2次药液混合，每日1剂，分2~3次温服用。

秘方 三

[组方]丹参12克，赤芍9克，白芍10克，蝉衣6克，木贼12克，三七粉3克，羌活9克

[用法]先将诸药用清水浸泡30分钟，加水浸过药物0.5厘米许，再煎30分钟，每剂药煎2次，将2次药液混合，每日1剂，分2次温服。本病多反复出血，可加用三七粉。

秘方 四

[组方]黄连6克，竹茹12克，木贼草12克，陈皮12克，半夏12克，茯苓15克，黄芩10克，泽泻12克，甘草6克。

[用法]上药浸泡30分钟，水煎服，每日1剂，分2次服用。

青光眼

秘方 一

[组方]吴茱萸、桂枝、白蒺藜各10克，党参20克，生姜3片、大枣5枚，当归、炒白芍各15克，细辛3克，通草6克。

[用法]水煎服，每日1剂，早晚分服。

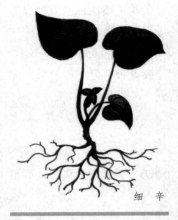

细 辛

秘方 二

[**组方**]生地黄 15 克，枸杞 6 克，巴戟天 0.6 克，夜明砂 6 克，冬虫草 3 克，谷精草 6 克，泽泻 15 克。

[**用法**]上药以水煎汤炖鸭肝服用，饭后服。服 3 剂后以补肾丸调养。小儿半量或 1/4 量。

秘方 三

[**组方**]生地黄、熟地黄各 18 克，丹皮、泽泻、茯苓、淮山药各 15 克，山萸肉、茺蔚子、菊花、当归、赤芍各 12 克，荆芥穗 9 克。

[**用法**]水煎服。重者每日 2 剂，缓解症状后每日 1 剂。

秘方 四

[**组方**]黑豆 100 粒，黄菊花 5 朵，皮硝 18 克。

[**用法**]加水 1 大杯，煎至七成，趁热熏洗，5 日一换。常洗可复明。

近视

秘方 一

[**组方**]枸杞 50 克，猪肝 250 克，猪油、食盐、料酒、味精少许。

[**用法**]枸杞用温开水浸泡 2 小时后捞出，猪肝切成片，同食盐、料酒拌匀，用猪油炒至将熟时加入枸杞同炒至熟，放入味精后即出锅。分顿佐餐食用。

秘方 二

[**组方**]黑米、黑豆、羊肝各 50 克，精盐、酱油、植物油、姜丝适量。

[**用法**]黑米、黑豆淘净，加清水 800 毫升，用文火煮成粥，再将羊肝洗净切碎，放入植物油、酱油、姜丝、精盐等佐料，爆炒至熟。分 1~2 次佐粥食用。

秘方 三

[**组方**]菊花 120 克，熟地黄 120 克，甘草 30 克，枸杞子 60 克，白蒺藜 60 克。

[**用法**]上药共研为末，瓶装备用，每服 6 克，米泔水送下。

秘方 四

[**组方**]熟地黄 24 克，山萸肉 12 克，山药 12 克，丹皮 10 克，茯苓 6 克，泽泻 6 克，附子 10 克，密蒙花 10 克，枸杞 15 克，红花 10 克。

[**用法**]上药以水煎，每日 1 剂，2 次分服，连服 2~4 周。将药量加大 10 倍，另加黑芝麻 300 克，共研为末，每次 15 克，每日 3 次，米汤送服。

秘方 五

[**组方**]人参 10 克，远志 30 克。

[**用法**]将人参、远志共研为末，每日 8 克，每次一包，沸水冲包代茶饮，连服 7~10 日。

秘方 六

[**组方**]鸡蛋 2 只，枸杞子 30 克。

[**用法**]将鸡蛋、枸杞子加入适量水共煎煮蛋熟后去壳再煮片刻。食蛋饮汤，连服 3~5 日。

秘方 七

[**组方**] 黑芝麻、胡桃仁各 25 克，牛奶 250 毫升。

[**用法**] 将芝麻、胡桃仁炒香，捣细，放入牛奶中煮沸。一次服完，每日一次。

秘方 八

[**组方**] 田鸡 500 克，鱼胶 60 克，猪腰 2 个，枸杞子 30 克。

[**用法**] 将田鸡宰杀洗净，取出田鸡腿，起肉去骨；鱼胶用开水浸软，剪丝；猪腰洗净，剖开，去脂膜，切成片；枸杞子洗净。把全料放入炖盅内，加适量开水，炖盅加盖，文火炖 2 小时，调味即可。

[**备注**] 感冒未愈、脾虚湿盛者不宜服用。

秘方 九

[**组方**] 菊花、决明子、木贼、苍术、蒺藜、元参、人参各 15 克，茯苓 30 克，远志 10 克，桔梗 15 克，五味子、天门冬、麦门冬、归身、柏子仁、生地各 30 克。

[**用法**] 上药共研为末，炼蜜为丸，如桐子大。每服 10~15 克，每日 2 次，米汤送服。

夜盲症

秘方 一

[**组方**] 草决明 12 克，鸡肝 3 个。

[**用法**] 先将草决明用水浸泡 4~5 小时，再放入鸡肝，加香油、食盐，蒸熟。食鸡肝，每日 1 次。

秘方 二

[**组方**] 黄芩 10 克，猪肝 150 克。

[**用法**] 共入砂锅，加水煮熟，取出猪肝食用。

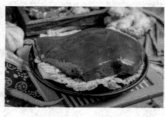

猪 肝

秘方 三

[**组方**] 羊肝 63~94 克，谷精草、白菊花各 13~16 克。

[**用法**] 一同煮服，1 日 1 次。

秘方 四

[**组方**] 新鲜的牛肝 125 克，丝瓜花（须在日出前没有见过阳光时摘下）15 朵。

[**用法**] 共同炒熟，如嫌过干，可放点水，但不可放盐，连服 3 次即可复明。

秘方 五

[**组方**] 猪肝 188 克，百草霜 13 克。

[**用法**] 猪肝用刀微切开，将百草霜放入肝缝处，猪肝外最好也沾点百草霜，置饭锅内，随饭一并蒸熟，任意服食，轻者只需 1~2 服即可见效，病重者，5~6 服也可收到效果。

秘方 六

[**组方**] 鲜兔肝 1~2 具。

[**用法**] 开水中烫至半熟，以酱油蘸食，每天 1 次，也有奇效。

秘方 七

[**组方**] 青葙子、谷精草、枸杞各 9 克，杭菊 3 克。

[**用法**] 将其以 5 碗水浸泡半小时，再以大火煮开即可。滤去药渣，药液当茶时时饮用，1 天 1 帖，每周最少服用 3~4 帖，连续半个月。

中耳炎

秘方 一

[组方] 轻粉6克，大黄6克，冰片1克，香油60毫升。

[用法] 将大黄用香油炸黄，去大黄，下轻粉、冰片即成。用此油滴耳，每日3次，3~5天可见效。

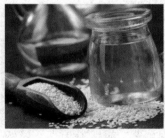

香　油

秘方 二

[组方] 韭菜适量。

[用法] 将韭菜洗净，捣烂取汁，吸入滴管内。每日滴耳3次。

[备注] 杀菌、排脓。用于治疗慢性耳底流脓。

秘方 三

[组方] 炉甘石、冰片各等份。

[用法] 上述药共研细末，每次取少许搽患处。

秘方 四

[组方] 蒲公英或紫花地丁30克。

[用法] 水煎服，每日服2次。

[备注] 若同时配用鲜地锦草或虎耳草适量，洗净，捣烂取汁，滴耳，则效果尤佳。单用此方滴耳，亦有效。

秘方 五

[组方] 苦参、黄柏各3克，冰片1克，枯矾2克。

[用法] 先将前2味药烧炭，再与后2味药共研为细末，一并放入烧开并冷却的麻油中调匀备用。用时每次取2~3滴滴入患耳内，每日2次。

秘方 六

[组方] 白矾15~20克，猪胆1个。

[用法] 将白矾装入猪胆内，放于阴凉处晾干，取出白矾，研末备用。用过氧化氢冲洗患耳耳道，吹适量药末入耳中。每日1~2次。

耳鸣

秘方 一

[组方] 当归、细辛、川黄、防风、附子、白芷各15克。

[用法] 上药共研为末，以鲤鱼脑髓30克加水合煎3次。取三次煎取的混合液浓缩至膏状，备用。滴耳中，并以棉塞耳，每日1次。

秘方 二

[组方] 芹菜10克，槐花20克，车前子20克。

[用法] 水煎服，每日2次。

秘方 三

[组方] 路路通 18 克,生地黄、赤芍、连翘各 15 克,柴胡、当归各 12 克,川芎、黄芩、牛蒡子各 9 克,防风、甘草各 6 克。

[用法] 水煎服。每日 1 剂,日服 3 次。

秘方 四

[组方] 菊花 20 克,石菖蒲 12 克,苍耳子 10 克,路路通 30 克。

[用法] 水煎服。每日 1 剂,日服 3 次。

[备注] 或取全蝎(去尾)适量,研细末备用,每次服 3 克,日服 2 次,以黄酒送服。治风热耳鸣,效果亦佳。

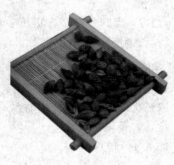

苍耳子

秘方 五

[组方] 黄芪、党参各 20 克,炙甘草、当归、白术各 10 克,升麻、通草各 8 克,橘皮、柴胡各 6 克,石菖蒲 5 克。

[用法] 每日 1 剂,水煎,分 2 次服用(以饭后约半小时服药为宜)。5 天 1 个疗程,连续服药 3 个疗程。

秘方 六

[组方] 三七花 10 克,酒酿 50 克。

[用法] 同装于碗中,隔水蒸熟,分 1~2 次连渣服,连服 7 天。

耳聋

秘方 一

[组方] 大蒜 1 瓣,巴豆 1 粒。

[用法] 以大蒜一头开一坑子,巴豆去皮,慢火炮之报热,放入蒜内。以新绵裹定,塞耳中,不过三四次显效。

秘方 二

[组方] 天雄 0.3 克,附子 1 枚,鸡蛋 1 枚。

[用法] 上药研为细末,将鸡蛋开一孔,取去黄,药放入鸡蛋,封合,还令母鸡抱窝,待小鸡卵出的日子,其药乃成。取出以绵塞耳内。

秘方 三

[组方] 松脂 15 克,杏仁(去皮尖)0.3 克,巴豆(去皮膜)0.15 克,椒目末 15 克,葱汁 4 毫升。

[用法] 上药都捣烂为膏。捻如枣核大,绵裹塞耳中。

秘方 四

[组方] 葛根 15 克,太子参 20 克,绿茶 10 克。

[用法] 将葛根、太子参和绿茶放入茶杯内,用沸水泡茶,每日 2 次,每日 1 剂。

秘方 五

[组方] 杜仲、续断各 25 克,鲜猪腰 250 克,料酒 10 克,盐 3 克、姜片 15 克、猪油 50 克,胡椒粉 1 克,肉汤适量。

[用法] 将杜仲洗净,刮去杂物及老皮备用。将猪腰洗净,剖开,切去白色臊腺,放入沸水锅中焯一下,捞出洗净,切片备用。锅烧热,加入猪油、姜片煸香,猪腰煸炒至水干。烹入料酒,加入盐、胡椒粉、肉汤、续断及杜仲,小火炖至猪腰片熟透。捞出姜片、杜仲续断,盛入汤碗即可。

耳肿、耳痛、耳疳

秘方 一

[组方] 核桃仁（研烂，拧油去渣，得油3克）适量。

[用法] 兑冰片0.6克。每次用少许，滴于耳内。

秘方 二

[组方] 水龙骨（煅）3克，海螵蛸3克，飞青黛3克，枯矾1.5克，五倍子（炒黄）3克，煅黄鱼齿1.5克，细薄荷1.5克，梅片0.9克，川雅连0.9克，蛀竹屑0.9克，石榴花瓣（炙脆）3克。

[用法] 上药共研为极细末，用时取少许吹耳。

秘方 三

[组方] 当归、白芍、黄芪、人参各6克，升麻1.5克。

[用法] 上药切细。水煎，温服。未见效再服。

秘方 四

[组方] 附子尖（生）、石菖蒲、蝉蜕（生，土）各等份。

[用法] 上药共研为末。耳痛者用麻油调入；耳痒者，用生姜汁调成锭子，用纱布裹好，塞入耳中。药干便换。

秘方 五

[组方] 商陆（生者，洗）适量。

[用法] 用刀子削如枣核，塞入耳中，一日2次。

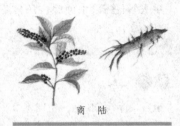

商陆

秘方 六

[组方] 蔓荆子、赤芍药、生地黄、桑白皮、甘菊花、赤茯苓、川升麻、麦门冬（去心）、木通、前胡、炙甘草各等份。

[用法] 上药共锉为散。每服9克，用水300毫升，加生姜3片，红枣2枚，煎至150毫升，饭后服用。

脓耳

秘方 一

[组方] 胭脂、白矾（火上熬干）。

[用法] 上药研为细末，用水少许浸泡，以绵杖子蘸药夜，涂在所患耳中。

秘方 二

[组方] 全蝎（带尾）6克，白矾60克，冰片3克。

[用法] 先将白矾盛铝勺煅制，研为细末；焙干全蝎，与白矾、冰片混合，再研细末置瓶备用。先用过过氧化氢清洗患耳，以棉球拭干，然后将药粉吹入耳道内。每日2次。

秘方 三

[组方] 大黄、黄芩、黄连、黄柏、苦参各20克，冰片面6克，麻油500毫升，液状石蜡1000毫升。

[用法] 先将前5味药放入麻油锅内浸泡24小时，然后加热炸至药枯成黑黄色时，滤净药渣，再加石蜡、冰片面，搅匀过滤，分装于眼药水瓶内备用。用前以棉签拭净耳内积脓，然后滴入1~2滴药液，每日1次。

秘方 四

[组方] 黄芩10克，芦根15克，金银花12克，苍耳子10克，紫苏10克，白芷10

克，辛夷 10 克，石菖蒲 6 克，生甘草 10 克。

[**用法**] 水煎服，每日 1 剂。

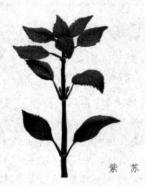

紫 苏

美尼尔氏病

 一

[**组方**] 党参 30 克，黄芪 30 克，红枣 10 个。

[**用法**] 煎水当茶饮。

秘 方 二

[**组方**] 人参 9 克，黄芪 12 克，炙甘草 6 克，当归 12 克，龙眼肉 12 克，枣仁 9 克，白术 9 克，茯苓 9 克，首乌 12 克，熟地黄 12 克。

[**用法**] 上药以水煎服，每日 1 剂，分 2 次服用。

秘 方 三

[**组方**] 五味子 15 克，酸枣

仁 10 克，山药 30 克，当归 10 克，龙眼肉 15 克。

[**用法**] 水煎服，每日 1 剂。

秘 方 四

[**组方**] 枸杞 12 克，白芍 12 克，首乌 12 克，石决明 12 克，牡蛎 12 克，龟板胶 9 克，地黄 9 克。

[**用法**] 上药以水煎服，每日 1 剂，2 次分服。

秘 方 五

[**组方**] 泽泻 20 克，生白术 9 克，钩藤 15 克，龙胆草 9 克。

[**用法**] 上药以水煎服，每日 1 剂，2 次分服。

秘 方 六

[**组方**] 大枣、党参、生姜各 15 克，吴萸、半夏各 10 克，代赭石 30 克，夏枯草、车前草各 20 克。

[**用法**] 水煎服，每日 1 剂。

百虫入耳

秘 方 一

[**组方**] 胡麻。

[**用法**] 捣之成末，盛葛裹中枕之，虫闻香则自出。

[**备注**] 治蚰蜒入耳。

秘 方 二

[**组方**] 杏仁。

[**用法**] 将杏仁捣如烂泥，取油，滴入耳中，非出即死。

[**备注**] 治蛆虫入耳。

秘 方 三

[**组方**] 菖蒲末。

[**用法**] 菖蒲末炒热，盛以葛囊，枕之，虫自出。

[**备注**] 治蚤虱入耳。

秘 方 四

[**组方**] 鸡冠血。

[**用法**] 以鸡冠血滴入耳中，即出。或捣韭菜汁灌耳中，亦有效。

秘 方 五

[**组方**] 芥菜籽油半匙。

[**用法**] 将芥菜籽油过滤。徐徐滴入耳内，少顷倾出，虫即随油出，无恙。

[**备注**] 治蜈蚣等小虫入耳。

鼻炎

秘方 一

[**组方**] 黄芪 15 克，橘皮 15 克，荷叶 1 张。

[**用法**] 先将黄芪、橘皮煎汤去渣，加入荷叶浸 20 分钟，取汁。代茶饮用，每日 1 次，连用 15 日。

秘方 二

[**组方**] 桃树嫩尖叶 2 片。

[**用法**] 将桃树嫩尖叶用手揉成棉球状，塞入患鼻内，10~20 分钟后，等到鼻内分泌大量鼻涕，不能忍受时再拿出桃树叶。每天 4 次，连用 1 周。

秘方 三

[**组方**] 龟板 15 克，熟地黄 10 克，陈皮 6 克，蜂蜜适量。

[**用法**] 先煎龟板 20 分钟，后加入熟地黄、陈皮再煎 10 分钟，去渣取汁，调入蜂蜜服用。每日 1 次，连用数日。

秘方 四

[**组方**] 桑叶、杏仁、枇杷叶、南沙参、麦冬、玉竹、石斛、天花粉各 10 克，柿霜（冲服）3 克。

[**用法**] 水煎服。每日 1 剂，每日服 3 次。

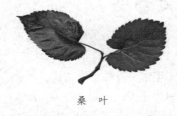

桑 叶

秘方 五

[**组方**] 泽泻、白术、薏苡仁各 30 克，杏仁、辛夷各 15 克。

[**用法**] 水煎服。每日 1 剂，日服 2 次。

[**备注**] 主治肥厚性鼻炎。

秘方 六

[**组方**] 苍耳子、荆芥穗各 5 克，辛夷、白芷、山柰、鱼脑石各 3 克。

[**用法**] 将上药共研为极细末，贮瓶备用。每次取本药末少许吹入鼻孔内（患鼻），每日吹 2 次或 3 次。

秘方 七

[**组方**] 大蒜 30 克，甘油、蜂蜜适量。

[**用法**] 大蒜汁、甘油、蜂蜜三味料等量调匀。搽鼻腔，每日 3 次，连用两周。

秘方 八

[**组方**] 白酒 500 毫升，橘红 30 克。

[**用法**] 橘红浸泡在白酒中，封闭 1 个月。每晚睡前服 20 毫升。

鼻出血

秘方 一

[**组方**] 大黄、芒硝（冲服）各 20 克，厚朴、枳实各 10

克，栀子炭 30 克，玄参、白茅根各 15 克。

[用法] 水煎服，每日 1 剂。

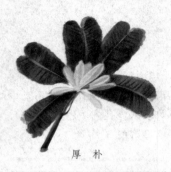

厚朴

秘方 二

[组方] 苦葫芦子（捣碎）30 克，白酒 150 毫升。

[用法] 将葫芦子置于干净瓶中，用白酒浸之，经 7 日后开口，去渣备用。用时，取少量滴鼻中，每日 3~4 次。

秘方 三

[组方] 肥知母、黄芩、菊花、侧柏叶、藕节炭、当归、仙鹤草、焦山楂各 10 克，白芍 6 克，生甘草 3 克。

[用法] 水煎服，每日 1 剂。

秘方 四

[组方] 鲜荷叶 1 张，冰糖 30~50 克。

[用法] 荷叶加冰糖，以水 3 碗煎至 2 碗。每次服 1 碗，

早、晚各服 1 次，连服 3 日为 1 疗程。以后每年夏秋季节各服 1 个疗程，以巩固疗效。

秘方 五

[组方] 银柴胡 5 克，炙鳖甲 24 克（先 1 煎），阿胶珠 9 克，青蒿 9 克，白芍 9 克，大生地 15 克，侧柏炭 9 克，女贞子 9 克，旱莲草 9 克，仙鹤草 12 克，白茅根 30 克。

[用法] 水煎服，每日 1 剂。

秘方 六

[组方] 鲜丝瓜 200 克，绿茶 1 克。

[用法] 丝瓜去皮切片，加水 450 毫升，煮沸 3 分钟，加入绿茶，分 3 次服用，每日 1 剂。

秘方 七

[组方] 生姜汁 1 份，萱草根汁 2 份。

[用法] 上药混合，每次 15 毫升，每日 2 次，温开水送服。

鼻窦炎

秘方 一

[组方] 辛夷花 15 克，白芷、

苍耳子各 10 克，桂枝 5 克。

[用法] 将上药烘干研末过筛，装瓶备用。每天晚饭后取药末 1 克、一寸见方双层纱布 2 块，将药末分包成 2 个药球，以棉纱扎紧，并留线头一寸左右，先塞 1 个药球于一侧鼻孔，用另一鼻孔呼吸。1 小时后将药球拉出，将 1 药球塞入对侧鼻孔。一般 5 天左右即见好转。10 天为 1 个疗程，轻者 2 个疗程可治愈，重者亦可减轻诸症。

秘方 二

[组方] 茯苓 12 克，党参、白术、陈皮、准山、苍耳子、辛夷、白芷各 10 克。

[用法] 将上药以水煎煮，取药汁。每日 1 剂，分 2 次服用。

秘方 三

[组方] 大蒜适量（独头蒜尤佳）。

[用法] 将蒜剥皮、切片、备用。取蒜片，贴敷两足心涌泉穴，并包扎固定，或捣泥贴敷足心。

秘方 四

[组方] 桔梗、黄芩、苍耳子散（苍耳子、辛夷、白芷、

薄荷）、花粉各 10 克，甘草
3 克。

[**用法**] 将上药以水煎煮，取
药汁。每日 1 剂，可分为 2
次服用。3 周为 1 个疗程。

鼻息肉

 一

[**组方**] 桃仁、红花、当归、
白芷、生地黄、辛夷各 9 克，
川芎 18 克，夏枯草 15 克，
牡蛎 30 克（先煎）、生甘草
5 克。

[**用法**] 将上药以水煎煮，取
药汁。每日 1 剂，分 2 次服
用。4 剂为 1 个疗程，服 1~3
个疗程。

 二

[**组方**] 党参、黄芪、薏苡仁
各 30 克，白术、茯苓各 20
克，升麻、陈皮各 15 克，柴
胡、石菖蒲各 12 克，当归
10 克，制半夏 9 克。

[**用法**] 将上药以水煎煮，取
药汁。每日 1 剂，分 2 次
服用。

 三

[**组方**] 胆南星、制半夏各 9
克，陈皮、石菖蒲、泽泻、
浙贝母、枳壳、昆布各 15
克，茯苓、白术各 20 克，生
牡蛎 24 克（先煎）、砂仁
（后下）10 克。

[**用法**] 将上药以水煎煮，取
药汁。每日 1 剂，分 2 次
服用。

 四

[**组方**] 党参 10~15 克，黄
芪 20 克，白术、生甘草各 7
克，白芷、皂角刺、僵蚕各
9 克，薏苡仁 10~12 克，桔
梗、木通各 5 克。

[**用法**] 将上药以水煎煮，取
药汁。每日 1 剂，分 2 次
服用。

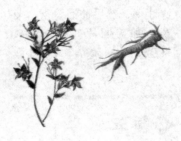

桔 梗

 五

[**组方**] 辛夷、黄芩、山栀、
麦门冬、枇杷叶、石膏、升
麻（鼻内干燥出血加茅根）
各适量。

[**用法**] 水煎服，每日 1 剂。

 六

[**组方**] 生黄芪 12 克，茯苓
10 克，细辛 3 克，丁香 6
克，苍术 12 克，三棱 10 克，
红花 10 克，生牡蛎 15 克，
昆布 12 克，辛夷 10 克。

[**用法**] 水煎服，每日 1 剂。

 七

[**组方**] 鲜鱼腥草 60 克，猪
肺 200 克，盐少许。

[**用法**] 以上材料加清水适
量煲汤，用盐调味。饮汤食
猪肺。

[**备注**] 若用干鱼腥草，则应
减量。

04 / 喉病

咽炎

秘方 一

[组方] 绿豆 15 克，鲜青果 20 克，竹叶 3 克，橙子 1 个。

[用法] 将鲜青果去核，橙子带皮切碎，与竹叶、绿豆同放入锅内，加水 750 毫升，煎煮 1 小时，静置片刻，取清汁随意饮用。

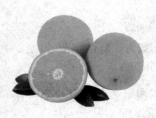

橙 子

秘方 二

[组方] 橄榄 100 克，酸梅 10 克，白糖适量。

[用法] 橄榄、酸梅分别洗净去核，加清水 600 毫升，小火煮半小时，去渣取汁，下白糖溶化。代茶饮用。

[备注] 适用于扁桃体炎、急性咽炎、咳嗽痰多、酒醉烦渴。

秘方 三

[组方] 蝉蜕 5 克，胖大海 10 克，粳米 50 克，冰糖适量。

[用法] 将蝉蜕与胖大海煎煮，取汁去渣，粳米淘洗干净煮粥，粥将熟时，放入上述药汁及冰糖，稍煮即成。每日 2~3 次，温服。

秘方 四

[组方] 绿茶、菊花、刀豆各 6 克，蜂蜜 1 匙。

[用法] 先将刀豆加适量水煎沸片刻，然后冲泡绿茶、菊茶，加盖焖片刻后，调入蜂蜜，徐徐饮汁。每日服 2 次。

秘方 五

[组方] 胖大海 9 克，桔梗、生甘草各 5 克。

[用法] 将胖大海、桔梗洗干净，与甘草同放入大茶缸中，用沸水焖泡 10 分钟后可代茶饮用。

秘方 六

[组方] 金银花、玄参、青果各 9 克。

[用法] 上述诸药共加水，煎汤，取汁。代茶频服，每日 1 次。

[备注] 清热养阴、解毒利咽，适用于慢性咽炎。

秘方 七

[组方] 茶叶、苏叶各 3~6 克，蒲公英、金银花各 30 克，粳米 50~100 克。

[用法] 先煎蒲公英、金银花、茶叶、苏叶，去渣取汁，再加入粳米熬煮成粥。每日 2 次服食。

[备注] 清热解毒、宣肺利咽，适用于扁桃体炎、上呼吸道感染所致的咽喉肿痛、急性咽食。祖传秘方更喉炎、声音沙哑。

喉炎

秘方 一

[组方] 荆芥 10 克，防风 9 克，牛蒡子 15 克，金银花 10 克，甘草 10 克，连翘 15 克，桑白皮 15 克，赤芍 12 克，桔梗 10 克，黄芩 15 克，天花粉 15 克，玄参 9 克，浙贝 15 克，蝉衣 6 克，千层纸 3 克。

[用法] 上药以水煎，每日 1 剂，分 2 次服用。

秘方 二

[组方] 桑叶 15 克，菊花 9 克，金银花 10 克，炒僵蚕 15 克，连翘 15 克，黄芩 15 克，蝉衣 6 克，胖大海 15 克。

[用法] 上药以水煎服，每日 1 剂，分日 2 次服用。

秘方 三

[组方] 生地黄 15 克，麦门冬 12 克，生甘草 10 克，玄参 9 克，丹皮 12 克，薄荷 3 克，白芍 12 克，南北沙参各 15 克，知母 15 克。

[用法] 上药以水煎服，每日 1 剂。

秘方 四

[组方] 生地黄 15 克，熟地黄 15 克，麦门冬 12 克，生甘草 10 克，蝉衣 6 克，百合 6 克，贝母 15 克，当归 12 克，白芍 10 克，玄参 9 克，桔梗 10 克，沙参 12 克。

[用法] 上药以水煎服，每日 1 剂。

秘方 五

[组方] 白僵蚕 15 克，生甘草 3 克。

[用法] 上 2 味药各研为末，和匀。每服 1.8 克，以生姜汁调药，令稠，灌下，以温茶冲服。

秘方 六

[组方] 防风 10 克，羌活 12 克，独活 6 克，赤茯苓 10 克，当归 15 克，杏仁 10 克，黄芩 12 克，秦艽 10 克，葛根 15 克、麻黄 3 克，肉桂 15 克，生姜 10 克，甘草 10 克，大枣 15 克。

[用法] 上药以水煎服，每日 1 剂。

秘方 七

[组方] 硼砂 7.5 克，雄黄 9 克，儿茶 3 克，冰片 0.9 克，苏薄荷（另研）90 克。

[用法] 和匀密研，不可泄气，用芦管吹入少量，或用茶匙挑入舌，噙一刻咽下，每日 8~9 次。

[备注] 若脾泄胃弱者，不宜多用，余无禁忌。

秘方 八

[组方] 紫荆皮 10 克，浙贝母 10 克，郁金 10 克，蚤休 10 克，防风 9 克，甘草 4 克，木鞭蓉叶 10 克。

[用法] 取水 400 毫升，先将紫荆皮、郁金、蚤休 3 味药浸泡 2 小时，然后加入诸药，煎成 200 毫升，顿服。2 煎则加水 300 毫升，煎成 200 毫升，相距 6 小时再服。

秘方 九

[组方] 党参 12 克，白术 10 克，茯苓 9 克，甘草 10 克，当归 15 克，南北沙参 12 克，凤凰衣 10 克，木蝴蝶 6 克。

[用法] 上药以水煎服，每日 1 剂。

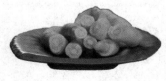

沙参

扁桃体炎

秘方 一

[**组方**] 百合 15 克，去皮香蕉 2 个，冰糖适量。

[**用法**] 以上三味料加水同炖，服食之。

秘方 二

[**组方**] 板蓝根 2 克。

[**用法**] 将板蓝根放入砂锅中，加适量水煎煮，滤渣取汁。每日 2 剂，3 日为一个疗程。

秘方 三

[**组方**] 蒲公英 30 克（鲜品 60 克），土牛膝 30 克，蜂蜜 20 克。

[**用法**] 先将蒲公英、土牛膝分别拣杂，洗净，晾干，切碎，一同放入砂锅，加水浸泡片刻，再煎煮 20 分钟，用洁净纱布过滤取汁，放入容器，趁温热加入蜂蜜，调匀即可。早晚 2 次分服。

秘方 四

[**组方**] 荆芥、薄荷、僵蚕、桔梗、金银花、连翘、射干、玄参各 10 克，甘草 3 克。

[**用法**] 以上药材加水煎煮，取药汁。每日 1 剂，分 2 次服用。

秘方 五

[**组方**] 玄参 15 克，麦冬 15 克，生甘草 3 克，桔梗 10 克。

[**用法**] 先将玄参、麦冬、生甘草、桔梗分别拣杂，洗净，晾干后切成片，一同放入砂锅，加水适量，煎煮约 30 分钟，用洁净纱布过滤取汁，倒入容器。早晚 2 次分服。

秘方 六

[**组方**] 板蓝根、龙胆草、瓜蒌皮、升麻各 3 克，马勃、马兜铃各 9 克，水牛角（先煎）24 克，蜡梅花、生地黄、赤芍、黄芩、红条紫草各 12 克，金银花 15 克，岗稔根 18 克。

[**用法**] 水煎服，每日 1 剂。

秘方 七

[**组方**] 桑叶 3~5 克，菊花 3~5 克，薄荷叶 2~3 克。

[**用法**] 把干桑叶晒后搓揉碎。把桑叶碎片同菊花、新鲜薄荷叶一同放入茶杯内，用沸水浸泡 5~10 分钟即成。或把桑叶、菊花及薄荷叶适量一

同放入搪瓷杯中，加水适量，煮沸后饮用。每日 2~3 次，当作清凉饮料每天饮用 1~2 杯。连用 3~5 日。

秘方 八

[**组方**] 软白薇 10 克，地骨皮 10 克，粉丹皮 6 克，肥知母 6 克，甘草 5 克，金莲花 9 克，紫草 6 克。

[**用法**] 加水 400 毫升，煎汤煎至 200 毫升，并服 2 煎，频服。

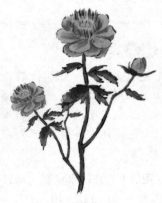

金莲花

声音嘶哑

秘方 一

[**组方**] 罗汉果 1 个。

[**用法**] 罗汉果切片，加水煎约 20 分钟，待凉频服。

秘方 二

[组方] 川贝母、葶苈子、山豆根各 10 克。

[用法] 煎水约 200 毫升，早晚分服。

秘方 三

[组方] 葡萄 350 克，甘蔗 500 克。

[用法] 将葡萄洗净，与甘蔗绞汁，混匀，用温开水送服。1 日量，分 3 次服用。

秘方 四

[组方] 牛蒡子 200 克。

[用法] 牛蒡子拣去杂质，置炒锅内，小火炒至微鼓起，外呈黄色，略带香。取出，晾凉，研成细末，开水冲泡，当茶频饮。

秘方 五

[组方] 胖大海 3 枚，白糖适量。

[用法] 开水冲泡胖大海，饮时加入白糖适量。频饮。

[备注] 清宣肺气，利咽疗哑，用于肺热郁闭、声音嘶哑、咽喉肿痛、痰热咳嗽等。多单用代茶饮用，亦常和牛蒡子、桔梗、蝉蜕、甘草配伍使用。

秘方 六

[组方] 咸橄榄 4 枚，干芦根 30 克（鲜品 60 克）。

[用法] 芦根切碎，咸橄榄去核，加清水 2 碗半，煎至 1 碗。每日 1 次，代茶饮用.

秘方 七

[组方] 党参 250 克，沙参 150 克，龙眼肉 120 克，蜂蜜适量。

[用法] 前 3 味料加水适量浸泡后，加热煎煮，每 20 分钟取煎汁 1 次，共取 3 次。合并煎液，以小火煎熬浓缩至黏稠如膏时，加蜂蜜，熬至沸，待冷，装瓶备用。开水调服 2 匙，每日 2~3 次。

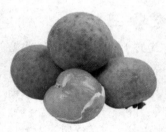

龙眼

误吞（刺）硬物

秘方 一

[组方] 羊胫骨适量。

[用法] 烧黑，捣碎研末。每次服 15 克，米汤送下。

[备注] 治误吞铜、铁、金等金属物。

秘方 二

[组方] 陈年丝瓜（连子）1 节。

[用法] 将陈丝瓜烧焦，研碎，冲开水半碗微温，顿服。服后自觉清爽将愈。

[备注] 治鱼骨卡喉，刺痛不已。

秘方 三

[组方] 韭菜 250 克。

[用法] 将韭菜裹成小团，用开水烫片刻，然后生吞下，金属器物随大便排出。小儿可将韭菜炒熟大口吃下，再服熟植物油 1 汤匙即可。

[备注] 治误吞金属器物。

秘方 四

[组方] 橄榄核。

[用法] 捣碎研成细粉末。饮服。

[备注] 治鸡骨、鱼骨卡喉。

秘方 五

[组方] 鲜韭叶 30 克（去叶

不切)，鲜芹茎 30 克（去叶不切），藕粉（干）30 克，莲房炭 50 克。

[**用法**] 以上四味料加水四碗以煮熟为度、将莲房取去。每日 3 或 4 次将菜与汤囫囵吞服。

[**备注**] 行瘀破滞，治小儿误吞金属异物。

秘方 六

[**组方**] 蚕豆、韭菜各适量。

[**用法**] 煮蚕豆同韭菜食之，针自大便出。

[**备注**] 治误吞针入腹。

秘方 七

[**组方**] 醋 120 毫升。

[**用法**] 将醋稍温，趁热徐徐喝下，然后大口嚼食馒头，咽下。

[**备注**] 治细骨刺卡于喉中不下。

秘方 八

[**组方**] 荸荠 250 克，核桃仁 120 克。

[**用法**] 上两味料生嚼食之。

[**备注**] 治误吞铜钱、铜物。

失声

秘方 一

[**组方**] 猪皮 500 克，盐少许。

[**用法**] 将猪皮洗净，加水炖至极烂。分 3 次食用，连用 20 天。

秘方 二

[**组方**] 金针菜（黄花菜）50 克，蜂蜜适量。

[**用法**] 将金针菜加水一碗煮熟，调入蜂蜜。含在口里浸漱咽喉片刻，然后徐徐咽下，每日分 3 次服用。

秘方 三

[**组方**] 胖大海 5 枚，冰糖适量。

[**用法**] 胖大海洗净，同冰糖放入碗内，冲入开水，浸泡半小时。当茶饮用，隔半日再冲水泡一次，每日 2 次。2~3 天见效。

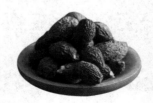

胖大海

秘方 四

[**组方**] 花生米（连内皮）60 克。

[**用法**] 用一碗水煮花生米，开锅后改用文火煨熟。可吃可饮，一次用完，每日 1 次。

秘方 五

[**组方**] 生鸡蛋 1 个，砂糖 10 克。

[**用法**] 将蛋打破置于碗中，放入砂糖，调匀，用少量开水冲沏，每晚睡前服用。

秘方 六

[**组方**] 咸橄榄 5 个，竹叶 5 克，乌梅 2 个，绿茶 5 克，白糖 10 克。

[**用法**] 用水共煮。饮汤，日服 2 次，每次 1 杯。

秘方 七

[**组方**] 冰糖 50 克，梨（鸭梨、秋梨或雪梨）2 个。

[**用法**] 将梨洗净切块，同冰糖共放入锅中加水煮烂。每日分 2 次服用。

牙痛

一

[**组方**] 干沙虫 50 克，精盐、味精、麻油各适量。

[**用法**] 干沙虫洗净，纵切两半，再切为小段，放于砂锅中，注入清水 150 毫升，用小火煮至熟透，加盐、味精，淋麻油。分 1~2 次趁热食虫、喝汤。

二

[**组方**] 苹果 250 克，胡萝卜 200 克。

[**用法**] 苹果、胡萝卜洗净，绞汁搅和均匀。分 2~3 次服用。

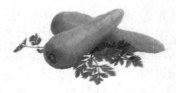

胡萝卜

三

[**组方**] 防风、荆芥、连翘、白芷、薄荷、赤芍各等份。

[**用法**] 上药共锉为粗末。水煎，温服。

四

[**组方**] 熟地黄 9~15 克（或 30 克），麦冬 6 克，知母、牛膝各 4.5 克。

[**用法**] 上药用水 300 毫升，煎至 200 毫升，温服或冷服。

五

[**组方**] 芫花、细辛、川椒、蕲艾、小麦、细茶等份。

[**用法**] 上述诸药加水 250~500 毫升，煎至 150~300 毫升。每日 3~4 次，温漱，至吐涎为止即可治愈。

六

[**组方**] 鲜草莓 60 克。

[**用法**] 鲜草莓捣烂，冷开水冲泡调匀。每日 2~3 次。

七

[**组方**] 柳枝 1 把，地骨皮、细辛、防风（去芦头）、杏仁（汤浸，去皮、尖、双仁）、蔓荆子各 30 克，盐 15 克，生地黄 200 克（切）。

[**用法**] 上药细锉和匀。每次用 30 克，以水 300 毫升、酒 150 毫升，同煎至 150 毫升，去渣，热含良久，倦即吐之，含尽为度，每日 2 次。

牙周炎

一

[**组方**] 菊花、生甘草、乌贼骨各 30 克。

[**用法**] 上述药加水煎煮，取药汁。每日 1 剂，于早、晚饭前 1 小时服用。

二

[**组方**] 山羊胆。

[**用法**] 将山羊胆煮熟，切块，蘸赤石脂末口服，每天 3 次，每次若干块，饭后服，疗效颇佳。

秘方 三

[组方] 骨碎补 30 克，黑桑葚子 15 克，食盐 15 克，胡桃 24 克，去皮，煨去油。

[用法] 上药共研细末。搽敷牙龈，每日早、晚各 1 次。

秘方 四

[组方] 知母、石斛、麦冬各 10 克，甘草 6 克，淮山 20 克，生地黄、枣仁各 12 克，旱莲草 30 克。

[用法] 将上药以水煎煮，取药汁。每日 1 剂，分 2 次服用，连服 10 日。

秘方 五

[组方] 滑石粉 18 克，甘草粉 3 克，朱砂面 0.9 克，雄黄、冰片各 1.5 克。

[用法] 将上药共研为细末。早晚刷牙后蘸药刷患处，或以 25 克药面兑 60 克生蜜调和涂患处，每日早、晚各 1 次。

秘方 六

[组方] 雄黄 3 克，秋石 3 克，硼砂 3 克，绿矾 3 克，冰片 0.3 克，红枣肉数枚。

[用法] 先将雄黄放枣肉内，外面裹以冷饭，置火中煨至饭团焦黑为度，将雄黄取出，然后同秋石、硼砂、绿矾、冰片等共研细末。用时先以开水浸薄荷将患者口腔洗净，用消毒纱布蘸药末敷牙龈痛烂处。

秘方 七

[组方] 甘草 3 克，朱砂 0.5~0.8 克，雄黄、冰片各 1.5 克，滑石粉 18 克。

[用法] 将以上 5 味料分别研为极细末，再混合均匀，备用。刷牙后用牙刷蘸药粉刷患处，并可取药末 30 克用蜂蜜调成糊状，涂敷于患处，每日早、晚各 1 次。

牙龈炎

秘方 一

[组方] 大黄、紫荆皮各 1.5 克，苦参、甘草各 0.9 克。

[用法] 共研为细末，用蜜糖或开水调涂肿处。

秘方 二

[组方] 小青草 10 克，白芷 10 克。

[用法] 煎水内服，并用药水含嗽，每日 3~4 次。

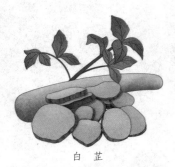
白芷

秘方 三

[组方] 雄黄 3 克，秋石 3 克，硼砂 3 克，绿矾 3 克，冰片 0.3 克，红枣肉数枚。

[用法] 先将雄黄放枣肉内，外面裹以冷饭，置火中煨至饭团焦黑为度，将雄黄取出，然后同秋石、硼砂、绿矾、冰片等共研细末。用时先以开水浸薄荷将口腔洗净，用消毒纱布蘸药末敷牙龈痛烂处。

秘方 四

[组方] 白扎冷（干品）30 克，盐巴 15 克。

[用法] 将盐巴放入火中烧片刻，取出和白扎冷混匀，冲成粉即可。每日 2 次，每次 1~2 克，饭后将药粉放入冷开水中，再含漱 15~30 分钟后吐出。

秘方 五

[组方] 骨碎补、玄参、蜂房各 9 克。

[**用法**]水煎服。

六

[**组方**]大红枣 1 个，正梅片 0.6 克。

[**用法**]将红枣放入火内烧过存性，以不见烟为度，取起入盐内埋之候冷，取出后加入正梅片捣成细粉。先用薄荷叶煎水，洗患处，然后用棉蘸药搽患处，每日搽数次。

[**备注**]忌辛辣、鱼腥等物。

七

[**组方**]朱砂 1 克，冰片 0.3 克，硼砂、火青、盐各 1.5 克。

[**用法**]研为细末，过筛后混匀，装瓶，备用，每次用棉签蘸少许涂患处。

龋齿

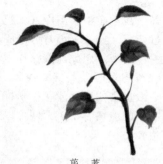

荜茇

二

[**组方**]五倍子适量。

[**用法**]煎浓汁，每次含口中 15 分钟。

三

[**组方**]川花椒 3 克，辽细辛 3 克，公丁香 3 克。

[**用法**]将上列各药共碾成极细粉，瓶贮备用。使用时先以牙签挑净龋齿中牙垢，用温开水漱净口，再取上列药粉适量，用米饭 1 粒擀成小团，塞入龋齿洞中以指按紧，稍停一会儿牙痛即止。

四

[**组方**]倒垂柳树白皮 30 克，细辛 10 克，苦参 15 克，水豆腐 50 克

[**用法**]先将垂柳白皮（切

碎）放入药罐内，加清水 1000~1500 毫升，煎至 500 毫升，再加入细辛、苦参、水豆腐，煮沸片刻后去渣取汁备用。先用牙刷蘸牙膏刷牙，使牙面清洁，再取药剂含漱 2~5 分钟后吐出，连续含漱 3 次，每日 9 次。

五

[**组方**]生薏苡仁、桔梗等份。

[**用法**]上药共研末，点龋齿洞，并可服用。

六

[**组方**]生半夏 30 克。

[**用法**]上药捣碎，置于 90% 酒精（100 毫升）中浸泡 1 日后即可使用，用时以棉球蘸药液塞入龋齿洞中，或涂搽牙周围。

七

[**组方**]两面针根 50 克，酒精 100 毫升。

[**用法**]将两面针根放入酒精中浸泡 24 小时后备用。使用时用小棉球蘸两面针根酒精放入龋洞内。

[**备注**]孕妇慎用。

一

[**组方**]荜茇、细辛、高良姜、白胡椒、薄荷各 12 克，冰片少许，雄黄适量。

[**用法**]上药研粉置龋洞内；也可放于患侧鼻孔，而获止痛效果。

[**备注**]孕妇忌用。

口腔溃疡

秘方 一

[组方] 银耳、黑木耳、山楂各 10 克。

[用法] 所有材料用水煎，喝汤吃银耳、黑木耳，每日 1~2 次。

秘方 二

[组方] 新鲜蒲公英 100 克（干品 50 克）。

[用法] 新鲜蒲公英洗净水煎。饮药液并含漱，每日数次至治愈。

秘方 三

[组方] 大黄 6 克，黄连 6 克，附子 3 克，肉桂 3 克。

[用法] 水煎服。每日 1 剂。

秘方 四

[组方] 白萝卜子 30 克，芥菜子 25 克，葱白 15 克。

[用法] 放一起捣烂，贴于足心，每日 1 次。

秘方 五

[组方] 丁香 9~15 克。

[用法] 将丁香片打碎，放入杯子或小瓶中，用冷开水浸过药面，经 4 个小时后便成棕色药液。用此药液涂在口腔溃疡表面，每日 6~9 次，一般多个如绿豆或花生米样大小的溃疡，2~3 天便可以治愈。

秘方 六

[组方] 槟榔、轻粉各适量。

[用法] 把槟榔用火煅烧成末，加入轻粉。将混合粉末敷在口疮上，每日 2~3 次。

秘方 七

[组方] 玄参 20 克，党参 20 克，大枣 20 克，大黄 10 克，黄芩 10 克，黄连 5 克，甘草 10 克。

[用法] 水煎服。每日 1 剂。

秘方 八

[组方] 雄黄 10 克，青黛 10 克，石膏 10 克，黄柏 10 克，白芷 10 克，冰片 10 克。

[用法] 研成细末，外抹患处，每天 3 次。

口疮

秘方 一

[组方] 川升麻 15 克，芎䓖 15 克，防风（去芦头）15 克，鸡肠草 0.9 克，大青 0.3 克，甘草（炙微赤，锉）15 克。

[用法] 上药捣碎。每次用 1.5 克于疮上贴之，每日可 3~5 次。先于疮肿处针恶血，用盐汤炸，后贴药，效果更好。

秘方 二

[组方] 生甘草 5 克，桔梗 3 克，黄芩 10 克，元参 10 克，薄荷 5 克，芦根 30 克，连翘 10 克，竹叶 10 克，瓜蒌仁 12 克，生大黄 6 克。

[用法] 水煎服，每日 1 剂。

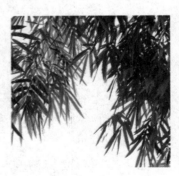

竹 叶

秘方 三

[组方] 煅炉甘石 2 克，人中白（煅）1 克，青黛 2 克，冰片 0.3 克，枯矾 0.5 克。

[用法] 上药共研为极细末，放瓶中收贮，盖严勿受潮湿。治疗时将药末搽于患处，每日 1 次。

秘方 四

[组方] 龙胆（去芦头）30 克，黄连（去须）30 克，川升麻 30 克，槐白皮 30 克，大青 30 克，苦竹叶 1 把，白蜜 90 克。

[用法] 细锉上药，以水 140 毫升煎至 70 毫升，去渣，加入蜜，搅匀，煎成膏。涂口疮处，每日 3~4 次。

秘方 五

[组方] 绿豆 7 粒，白矾 3 克，硼砂 2 克，青黛、冰片各 0.5 克。

[用法] 先将绿豆、白矾、硼砂装入一个蚕茧内，用镊子夹住，置麻油灯上燃烧，以蚕茧焦黑、白矾开花为度，掺入青黛、冰片。共研细末，贮于瓶内备用。用时将药末吹于溃处，每日 3~4 次，1~2 日后可见效。

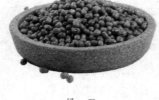
绿 豆

口臭

秘方 一

[组方] 藁本（去苗、土）、芎劳各 15 克，细辛（去苗叶）、肉桂（去粗皮）、当归（切，培）、杏仁（汤浸，去皮、尖、双仁，生用）、雄黄（研）各 7.5 克。

[用法] 上七味药捣研为散。每次用 3 克，敷疮上。一日 3 次。

秘方 二

[组方] 青皮、黄连、黄芩、甘草各 15 克，檀香 30 克。

[用法] 上药共研为末，制蜜丸如弹子大。每服 1 丸，细嚼，开水送下。

秘方 三

[组方] 桑白皮、桔梗、地骨皮、知母、黄芩、麦冬

各 9 克，五味子 6 克，甘草 4.5 克。

[用法] 将上药以水煎煮，取药汁。每日 1 剂，分为 2 次服用。7 剂为 1 个疗程。

秘方 四

[组方] 木香 10 克，公丁香 6 克，藿香 11 克，葛根 30 克，白芷 12 克。

[用法] 将上药用冷水煎汤。每日 1 剂，多次漱口。

[备注] 口腔及牙龈有破损者须待药液冷却后再漱口。另外，口腔溃疡者不宜采用。

秘方 五

[组方] 玄参、麦冬、生地黄、牡丹皮、升麻各 10 克，芦根 30 克。

[用法] 将上药以水煎煮，取药汁。每日 1 剂，分早、晚 2 次服用，4 日为 1 个疗程。

秘方 六

[组方] 川芎、藿香、佩兰各 9 克，细辛、白芷各 3 克。

[用法] 将上药以水煎煮，取药汁。每日 1 剂，时时含漱，亦可含后吞下。

口腔炎

秘方 一

[组方] 羊不食草 15 克。

[用法] 取鲜羊不食草煎水内服，每日 3 次，每日 1 剂。

秘方 二

[组方] 鱼腥草 500 克。

[用法] 蜂蜜适量，共制作成蜜丸，每次服 10 克，每日服 2 次，14 日为 1 个疗程。

[备注] 此方主要治疗白斑周围发红，毒热明显者。

秘方 三

[组方] 青黛 30 克，轻粉 1.5 克，冰片 1.5 克，麝香 0.3 克，硼砂、滑石各 3 克。

[用法] 将诸药共研细末，混匀，用时撒于患处。

[备注] 本方专治口腔炎、口腔溃烂。一般用药 2~4 次即可治愈。

秘方 四

[组方] 胆矾、明矾、朱砂、龙脑香各 5 克，月石、青黛各 20 克，五倍子 30 克，冰糖 10 克。

[用法] 将胆矾放入砂锅内煅赤研细，朱砂水飞研细，五倍子研细过 120 目筛；明砂、月石、冰糖分别研细，龙脑香加清水数滴研磨。再将以上各药混匀储瓶备用。于晚饭后用牙签或玻璃棒先蘸清水再蘸药粉少许涂于疮面上，每日 1 次。涂药后，不宜立即饮水，进食。

[备注] 清热解毒、防腐敛疮，主治口疮。

秘方 五

[组方] 土大黄 20 克，冰片 3 克。

[用法] 将上药研末拌匀涂于患处，每天 2~3 次。

[备注] 本方清热降火、抗炎消肿，主治口腔发炎，效果很好。

秘方 六

[组方] 芦根、白茅根各 30 克，玄参 9 克。

[用法] 水煎服，每日服 2 次。

[备注] 凉血清热、养阴生津，主治口腔炎（虚证）。

秘方 七

[组方] 黄柏 50 克，儿茶 50 克，冰片 10 克。

[用法] 把上药涂于患处，1

日 3~6 次，此病易复发，随发随涂药。

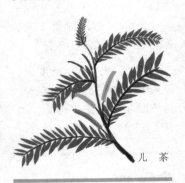

儿 茶

秘方 八

[组方] 五倍子 9 克，川连 3 克。

[用法] 上药共研细末，过 200 目筛后备用。使用时取药末适量放杯中，以清水浸过药面并加白酒 1~2 滴，隔水炖 10~15 分钟，冷后取消毒棉签，蘸药水涂搽患处，次数不拘，至治愈为度。

[备注] 敛疮消炎，主治口疮。

秘方 九

[组方] 黄连、玄明粉各 5 克，黄柏、乌梅各 10 克。

[用法] 先将黄连、黄柏、乌梅用水煎 2 次，滤渣留药液，再加入玄明粉于药汁中溶化备用。取此药液漱口，每次含漱 1 分钟，每日 10 次左右。

[备注] 清热燥湿、泻火敛疮，主治口疮。

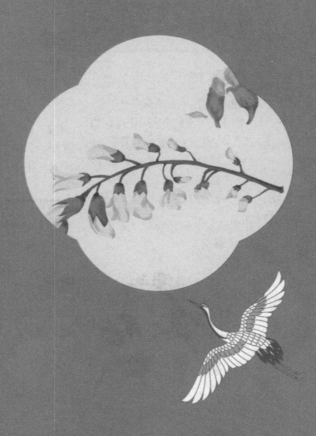

阴痒

秘方 一

[组方] 大生地 30 克，粉丹皮 9 克，马鞭草 30 克，地肤子 12 克，黄柏 9 克，玄参 12 克，龙胆草 9 克，川楝子 9 克，鹿衔草 30 克，炙鳖甲 15 克，苏木 9 克，石苇 12 克。

[用法] 水煎服，每日 1 剂。

秘方 二

[组方] 当归、白藓皮 12 克，贝母、牛膝各 10 克，苦参 15 克，连翘、蒲公英各 20 克，蝉蜕 6 克。

[用法] 水煎，每日 1 剂，头煎内服，2 煎加枯矾 6 克，熏洗。

秘方 三

[组方] 雄黄 1 克，生烟叶 2 克，明矾少许，鲜猪肝 60 克。

[用法] 先将雄黄、烟叶、明矾共研细末，再将猪肝切成三角形，肝上用粗针扎些小孔，把所研细末撒在小孔内。晚上塞入阴道，次晨取出，再用高锰酸钾溶液（1：5000）冲洗阴道。

秘方 四

[组方] 生、熟地黄各 10 克，麦门冬、天门冬各 10 克，当归 10 克，白芍、赤芍各 10 克，鸡血藤 15 克，黄芪 12 克，防风 10 克，刺蒺藜 15 克，苦参 10 克。

[用法] 水煎，每日 1 剂，分 2 次服用。

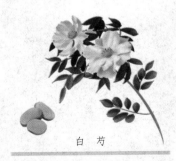

白芍

秘方 五

[组方] 蛇床子 40 克，五倍子 30 克，花椒 15 克。

[用法] 加水煎汤，熏洗患处。每日 1 剂，连用 10 天为 1 个疗程。

秘方 六

[组方] 苦参、白鲜皮、地肤子、苍术、蛇床子各 15 克，枯矾 12 克，黄柏 10 克。

[用法] 水煎取汁，趁热熏洗坐浴，每次 20 分钟。每日 2 次，连用 10 次为 1 个疗程。

阴道炎

秘方 一

[组方] 黄连 5 克，黄柏 5 克，姜黄 5 克，当归 8 克，生地黄 18 克，麻油 180 克，黄蜡 8 克。

[用法] 用麻油浸上药 2~3 日，文火煎枯去渣，趁热加黄蜡成膏。用消毒棉球蘸药膏纳入阴道内，隔日更换 1 次。

秘方 二

[组方] 醋酸，大白萝卜。

[用法] 用醋酸冲洗患处，再用白萝卜榨汁擦洗。

秘方 三

[组方] 青萝卜1个。

[用法] 将青萝卜洗净，捣烂成泥糊，用消过毒的纱布包青萝卜泥两汤匙，做成纱布卷，卷的一端留长线，然后用手将卷送入阴道内，线留在阴道口外，以便拉线取出。在放入前须用高锰酸钾液将阴道内外的分泌物洗净，防止感染。秋天放1小时取出，冬天放4~10小时取出，每日1次。

秘方 四

[组方] 虎杖100克。

[用法] 加水1.5千克，煎取1千克，过滤，待温，坐浴10~15分钟，每日1次，7日为1个疗程。

秘方 五

[组方] 新鲜鬼针草全草和蛇泡筋的全草各60克。

[用法] 水煎出味，将药液倒在盆内，趁热熏后坐盆浸洗，边浸边洗净阴道分泌物。

秘方 六

[组方] 大蒜50克。

[用法] 将大蒜去皮切片，加水浓煎，取汁冲洗外阴及阴道。每日1次，连用10日为1疗程。

秘方 七

[组方] 生地12克，龙胆草、栀子、黄芩、柴胡、木通、泽泻、黄柏、黄菊花各9克，甘草3克。

[用法] 水煎服。每日1剂，2次分服。

盆腔炎

秘方 一

[组方] 阿胶30克，鸽蛋5个。

[用法] 将阿胶置碗中，加清水适量，无烟火上烤化，趁热打入鸽蛋和匀即成。早、晚2次分服，连续服用。

秘方 二

[组方] 荔枝核30克，蜂蜜20克。

[用法] 将荔枝核敲碎，加适量水浸泡片刻，煎煮30分钟。去渣取汁，趁温热调入蜂蜜拌匀。早、晚分2次服用。

秘方 三

[组方] 山楂30克，佛手15克，苦荬菜60克。

[用法] 水煎服。每日1剂，2次分服，连服7日。

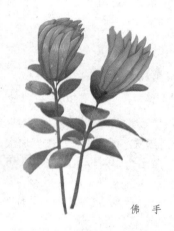

佛 手

秘方 四

[组方] 生地黄30克，粳米60克。

[用法] 生地黄洗净切片，水煎取汁100毫升。粳米煮粥，待八成熟时加入药汁煮熟。食粥，连服数日。

秘方 五

[组方] 白果10枚，豆浆300毫升，白糖适量。

[**用法**] 将白果去壳、心，捣烂，加入豆浆内，煮沸后调入白糖即成。每日 1 剂，连服 15 日。

[秘方] **六**

[**组方**] 白芍 10 克，干姜9 克。

[**用法**] 将白芍与干姜一起水煎。每日服 2 次。

[秘方] **七**

[**组方**] 皂角刺 30 克，红枣10 克，粳米 20 克。

[**用法**] 将皂角刺、红枣加水煎半个小时以上，去渣取药液 300 毫升。加入粳米，用小火煎熬成粥即可。每日 1剂，早、晚分服。

[秘方] **八**

[**组方**] 芹菜籽 30 克。

[**用法**] 芹菜籽水煎。黄酒为引，送服。每日 1 剂，分 2次服用。

[秘方] **九**

[**组方**] 丹参 30 克。

[**用法**] 丹参用水煎制。代茶饮用。

[秘方] **十**

[**组方**] 鲜马齿苋 100 克，鸡蛋清 2 只。

[**用法**] 将马齿苋洗净切碎，捣烂取汁，加入鸡蛋清调匀，蒸熟后 1 次服下。每日 2 剂。

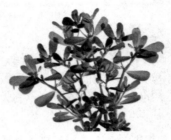

马齿苋

子宫脱垂

[秘方] **一**

[**组方**] 煅龙骨 120 克，五倍子 60 克。

[**用法**] 共研细末，频敷脱垂局部有湿烂处。

[秘方] **二**

[**组方**] 枯矾、炒五倍子各 30克。又方：以五倍子、白矾等份研末，先以淡竹根煎水，冲洗，再以药末敷。

[**用法**] 合研细末，每次 6 克，以纱布包好塞入阴道内。塞前先用枳壳 120 克水煎，洗

患处。体虚者可以五味子炒制，研末，冲酒服用，每次服 4.5 克，1 日 2 次。

[秘方] **三**

[**组方**] 木槿花根、白鸡冠花各 9 克。

[**用法**] 共研为末，每日加甜酒，分 2 次服用。

[秘方] **四**

[**组方**] 燕窝 5 克，琥珀 6 克，杭芍 60 克。

[**用法**] 水煎内服，每日 1 剂，每日服 3 次，兑酒饮。

[**备注**] 本方具有补肾温宫、回纳子宫的功效。一般病例，服药 30~40 天，病情明显好转。

[秘方] **五**

[**组方**] 活蚌壳适量，冰片0.9 克。

[**用法**] 煅成净粉，水飞取极细末。每次用 15 克，再下冰片 0.9 克，研匀。用麻油调为糊状，用鹅毛蘸敷。如分泌物多可以干撒，至治愈为止。

[秘方] **六**

[**组方**] 蔓荆子叶 1 撮。

[**用法**]将叶捣烂，用水 1 桶，煮药数滚，盛于桶中，患者坐桶上熏。

秘方 七

[**组方**]榨腰果 15 克，猪油 10 克。

[**用法**]鲜品切碎，水煎内服，每日 1 剂，分 3 次服用。

[**备注**]服药期间禁食酸冷食物。

子宫内膜异位症

秘方 一

[**组方**]炒蒲黄（包煎）8 克，五灵脂 12 克，血竭 3 克，三七粉 1.5 克。

[**用法**]上药加水煎煮 2 次，将 2 煎药液混合均匀，分为 2 次服用，每日 1 剂，于经前 3 日开始服用。

秘方 二

[**组方**]柴胡 10 克，天花粉 15 克，当归 9 克，桃仁（打碎）15 克，红花 6 克，大黄（酒洗，后下）9 克，甘草 3 克，乌药 15 克，琥珀末（冲服）1.5 克，黄糖适量。

[**用法**]加鸡蛋 1 个，与药同

煎，清水 3 碗煎至 1 碗（鸡蛋去壳）后加黄糖，空腹服用，每日 1 剂。

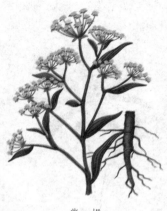

柴 胡

秘方 三

[**组方**]当归 9 克，赤芍 9 克，五灵脂 9 克，延胡索 9 克，桃仁 9 克，红花 9 克，制没药 6~9 克，蒲黄 12 克，干姜 4.5 克，小茴香 4.5 克，肉桂 3 克。

[**用法**]上药加水煎煮 2 次，2 煎药液混合均匀，早晚分服，每日 1 剂。

秘方 四

[**组方**]雷公藤 150 克。

[**用法**]上药加水 1000 毫升，文火煎 2 小时，去渣浓缩成 500 毫升，置于冰箱内（4℃）备用。每次内服 25 毫升（相当于生药 7.5 克），7 日内服完，每日 2 次。经期

停用。6 周后逐渐减量，直至每日服 5 毫升。

秘方 五

[**组方**]丹参 15 克，鳖甲 15 克，当归 15 克，赤芍 15 克，白芍 15 克，浙贝母 15 克，郁金 15 克，鸡内金 12 克，枳壳 12 克，三棱 9 克，莪术 9 克，甘草 6 克。

[**用法**]水煎服，每次月经净后 3 日开始服用，每日 1 次，至下次月经来潮前止，连服 3 个月为 1 个疗程。

秘方 六

[**组方**]丹参 10 克，桃仁 10 克，赤芍 10 克，鸡血藤 10 克，水蛭 6 克。

[**用法**]各药共研细末，加食醋调成稠膏状，做成药饼，敷贴小腹部。纱布覆盖后，再固定，并以热水袋熨 15 分钟。每 24 小时加醋适量调和 1 次，3 日换药 1 次，经期停用，3 个月为 1 个疗程，治疗 1~3 个疗程。

秘方 七

[**组方**]续断 120 克，赤芍 120 克，当归尾 120 克，千年健 60 克，追地风 60 克，川椒 60 克，血竭 60 克，制

乳香 60 克，制没药 60 克，川芎 60 克。

[用法] 各药共研细末，分成 3 包，纱布包裹，蒸 15 分钟，趁热外敷患部，每日 1 次，每包可用 10 日，连用 3 包为 1 个疗程。

带下病

 一

[组方] 鲜马齿苋 300 克，黄酒 500 毫升。

[用法] 将马齿苋摘根、洗净、捣烂、泡入酒中，3 天后用纱布过滤，弃渣，酒入瓶备用。每日 2~3 次，饭前饮用 15 毫升。

[备注] 脾虚泻泄者慎用。禁止与鳖甲同食。

 二

[组方] 山药 30 克（炒），芡实 30 克（炒），黄柏 6 克（盐水炒），车前子 3 克（酒炒），白果 10 枚（碎）。

[用法] 上药以水煎服。

 三

[组方] 天竺黄 30 克，雄黄（水飞）3 克，辰砂、麝香

（各研末）各 15 克，天南星 120 克。

[用法] 上药研为细末。煮甘草水和丸，如皂子大，温水化服。

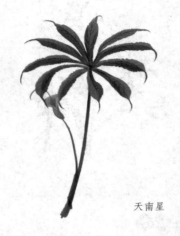
天南星

 四

[组方] 蒲公英 60 克，木棉花、金银花各 30 克，粳米 50~100 克。

[用法] 先煎蒲公英、木棉花、金银花，弃渣取汁，再加入粳米煮粥。每日 2 次，温热食用。

 五

[组方] 鲜山药 100 克（或干山药 30 克），芡实、车前子各 15 克，黄柏、白果仁各 10 克，粳米 100 克，红糖适量。

[用法] 先将山药、芡实、黄柏、车前子煎煮，去渣取汁，加入粳米、白果仁煮成粥，

加入红糖即可。每日 2 次，空腹热服。

 六

[组方] 熟地黄 30 克，山萸肉、薏苡仁、淮山药各 12 克，茯苓 9 克，泽泻、丹皮各 6 克，黑豆 80 克。

[用法] 先将黑豆煎汁 400 毫升，取 200 毫升，加银杏（白果）10 个、大红枣 20 个，煎好再加入诸药，加水 400 毫升，煎至 320 毫升分服。服此 2 剂，永无白带。

附件炎

 一

[组方] 鲜鱼腥草 25 克，白木槿花 12 克，乌药 15 克。

[用法] 水煎服，每日 1 剂，分 3 次服完。

[备注] 本方清热、消炎、补气止痛，对附件炎有较好疗效，一般半月为 1 个疗程。若经量过多加白茅根 25 克，痛经加香附 15 克，体虚腰痛加白术 15 克。

 二

[组方] 柴胡 10 克，蒲公英

30 克，败酱草 15 克，赤芍 10 克，橘核 12 克，荔枝 15 克。

[**用法**] 水煎服，每日 1 剂，分 3 次服用。

[**备注**] 本方具有疏肝理气、清热解毒、活血通络的功能，主治附件炎。服药期间忌辛辣食品。

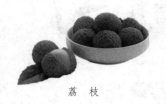
荔 枝

外阴白色病变

 一

[**组方**] 熟地黄 24 克，山茱萸 12 克，山药 12 克，枸杞子 12 克，怀牛膝 12 克，龟甲胶（烊化）12 克，菟丝子 12 克，何首乌 15 克，丹参 15 克。

[**用法**] 上药先用清水浸泡 30 分钟，煎煮 2 次，药液混合后分 2 次服用，每日 1 剂。

 二

[**组方**] 生南星（先煎）15 克，黄连 15 克，生半夏（先煎）15 克，姜黄 15 克，金银花 30 克，红花 30 克，五倍子 30 克。

[**用法**] 水煎上药，趁热先熏后洗，每日 2 次，每次 20 分钟。

秘方 三

[**组方**] 苦参 30 克，白鲜皮 30 克，地肤子 30 克，蛇床子 30 克。

[**用法**] 苦参加水 150 毫升浸泡 10 分钟，煎煮 15 分钟；后 3 味药加水 150 毫升，煎煮 5 分钟，两种药液混合煎 10 分钟，过滤，浓缩至 200 毫升。用本药液 100 毫升，加温开水 500 毫升，坐浴 15 分钟，每日 2 次，15 日为 1 个疗程。

秘方 四

[**组方**] 龙胆草 9 克，黄柏 9 克，当归 9 克，苦参 9 克，牛膝 9 克，木通 6 克，栀子 6 克，炒牡丹皮 6 克，赤芍 6 克，小胡麻 6 克，生地黄 18 克，炒车前子（包煎）12 克。

[**用法**] 上药先用清水浸泡 30 分钟，煎煮 2 次，药液混合后分 2 次服用，每日 1 剂。

乳腺炎

 一

[**组方**] 桑叶、大米各 50 克，

鲜油菜 200 克，盐少许。

[**用法**] 大米、桑叶、油菜洗净，油菜切细条。大米、桑叶下锅，加 500 毫升清水，大火煮沸 3 分钟，转小火煮 30 分钟，成粥后将油菜放入烫熟，加盐调味。

秘方 二

[**组方**] 蒲公英 30 克、大米 50 克、白糖少许。

[**用法**] 蒲公英洗净，切碎，大米淘洗干净将大米放到锅里，加 500 毫升清水，大火煮沸 5 分钟后，转小火煮 15 分钟后放入碎蒲公英，再煮至成粥状即可，食时加白糖调味。

秘方 三

[**组方**] 薏米、红小豆各 30 克，白糖少许。

[**用法**] 将薏米和红小豆都淘洗干净，放入锅内，加 500 毫升清水，大火煮沸 5 分钟后，转小火煮 30 分钟，加白糖即可。

秘方 四

[**组方**] 黄菊花、蚤休、金银花各适量。

[**用法**] 以上药材共研末，用

醋调匀，外敷患处，用纱布覆盖并固定，每日3次。

 五

[**组方**] 仙人掌适量。

[**用法**] 仙人掌去刺，捣糊，外涂患处。每日1次，3日为1个疗程。

 六

[**组方**] 干黄花菜50克，猪蹄200克，清汤、料酒、精盐、味精、姜片、葱段各适量。

[**用法**] 将泡好的干黄花菜去根，洗净，切段；将猪蹄去毛洗净，放入沸水锅中煮5分钟，捞出；起火上锅，放入猪蹄、清汤、料酒、精盐、姜片、葱段，用大火烧沸后，改用小火煨炖，大约1小时后放入黄花菜段，烧至肉烂时放入味精即可出锅。

乳腺增生症

 一

[**组方**] 猫爪草60克，麦芽40克，白头翁12克，露蜂房0.5克，全蝎1克。

[**用法**] 每日1剂，前3味药水煎3次，共取药液分早晚服用；后2味药微火烘脆（切勿焦化）研末，装入胶囊或用馒头皮包裹，早晚吞服。月经后10~15日开始服用，月经期停服，每月12剂为1个疗程。

 二

[**组方**] 郁金9克，焦山楂9克，海藻9克，昆布9克，制香附9克，法半夏9克，当归9克，柴胡9克，夏枯草9克，皂角刺9克，土鳖虫9克，王不留行9克，青皮12克，丹参15克。

[**用法**] 上药加水煎煮2次，2煎药液混合，早晚分服，每日1剂。4周为1个疗程，共服2个疗程。

 三

[**组方**] 醋炒柴胡9~15克，橘核30克，荔枝核30克，夏枯草15~30克，僵蚕15~30克，山慈菇15~30克，王不留行15~30克，三棱15~30克，莪术15~30克，煅牡蛎30~60克，鹿角霜15克，甘草6克。

[**用法**] 上药加水煎煮2次，2煎药液混合，早晚分服，每日1剂。

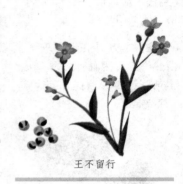

王不留行

 四

[**组方**] 海藻、昆布各30克，夏枯草20克，浙贝母、法半夏各10克，香附15克，水蛭、土鳖虫各3克，三棱、莪术各5克，连翘、白花蛇舌草各7.5克。

[**用法**] 上药加水煎煮2次，2煎药液混合，早晚分服，每日1剂，经期停服。

 五

[**组方**] 肉桂、木香、白芷、乳香各10克，山奈、甘松各8克，丁香7克，麝香0.3克。

[**用法**] 前7味药共研末，加麝香制膏药敷贴患部。

痛经

 一

[**组方**] 金钱草、益母草、月季花、红花、紫苏梗、水菖蒲各 24 克，茜草 12 克，白酒 2000 毫升。

[**用法**] 将上药制为粗末，用纱布包好，浸入白酒内，密封，每日摇荡 1 次，30 日后即成每次服 10~15 毫升，每日 2 次。于月经来潮前 5~7 日开始服用，一直服至本次月经结束。连服 3 个月经周期。

 二

[**组方**] 红枣、干姜各 30 克，花椒 9 克。

[**用法**] 将姜、枣洗净，干姜切片，红枣去核，加水 400 毫升，煮沸，然后投入花椒，改用文火煎汤，分 2 次温服，5 剂为 1 疗程，临经前 3 天开始服用。

 三

[**组方**] 黑芝麻 20 克，生地黄 15 克，枸杞子 10 克，冰糖适量。

[**用法**] 将芝麻、生地黄、枸杞子煎沸 20 分钟，去渣留汁。加入适量冰糖，稍煎，待溶即成。

 四

[**组方**] 玫瑰花、月季花各 9 克（鲜品均用 18 克），红花 3 克。

[**用法**] 上 3 味料制粗末，以沸水冲泡，焖 10 分钟即可。每日 1 剂，不拘时温服，连服数日，在经行前几天服用为宜。

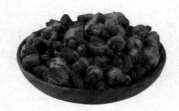

玫瑰花

 五

[**组方**] 当归 250 克，白酒 1000 毫升。

[**用法**] 当归浸酒中 3~5 日，每次温服 10~20 毫升，每日 3 次。

 六

[**组方**] 南瓜蒂 1 枚，红花 5 克，红糖 30 克。

[**用法**] 前 2 味料煎煮 2 次，去渣，加入红糖，于经前分 2 天服用。

七

[**组方**] 山楂 50 克，葵花子 50 克，红糖 100 克。

[**用法**] 上 3 味料加水适量炖汤。每剂分 2 次饮用，行经前 3 天饮用效果最好。

月经不调

 一

[**组方**] 益母草 25 克，黑豆 50 克，鸡蛋 1 个，蜜枣 5 枚。

[**用法**] 益母草、黑豆洗净，浸泡；蜜枣、鸡蛋洗净。将这些原料与清水一同放入瓦煲内，待鸡蛋煮熟后，取出去壳，再放回煲内，小火煲1小时即可。吃蛋喝汤，每天1次，1周为1疗程。

秘方 二

[**组方**] 全当归12克，白芍、云苓各10克，熟地黄15克，川芎、香附各6克，益母草、柴胡各9克。

[**用法**] 水煎服，每日1剂。

秘方 三

[**组方**] 党参、禹余粮各15克，生黄芪、仙鹤草、乌贼骨各20克，白术、荆芥炭、茜草炭各10克，柴胡、升麻炭各5克，炮姜炭3克。

[**用法**] 水煎服，每日1剂。

秘方 四

[**组方**] 山楂8颗，红花15克，白酒300毫升。

[**用法**] 将山楂、红花洗净沥干，一起放入白酒中浸泡1周，注意每隔一天摇晃一次。

每次服用20~30克，每日2次。

秘方 五

[**组方**] 当归12克，金毛狗脊9克，香附9克，丹参9克，酒白芍9克，益母草9克，艾叶4.5克，桑寄生12克，葫芦巴9克，玄胡9克，炮姜4.5克，失笑散9克。

[**用法**] 水煎，砂糖为引，每日1剂。

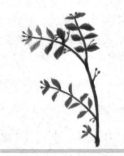

桑寄生

秘方 六

[**组方**] 当归6克，川芎4.5克，官桂6克，吴茱萸9克，三棱6克，莪术6克，制香附6克，大茴香3克，川楝子6克（炒黑），元胡3克，葱白6厘米（后下）。

[**用法**] 1剂2煎，共取200毫升，分早、晚2次温服。另外，香附丸180克，每晚服6克，白开水送服。

秘方 七

[**组方**] 月季花10朵。

[**用法**] 水煎，加红糖、酒，连服半月可治愈。

秘方 八

[**组方**] 鲜佛手15~30克，当归9克，米酒30克。

[**用法**] 加水适量，煎服，早晚各服1次。

秘方 九

[**组方**] 取气海、关元、水道、归来、三阴交、子宫、维胞穴。

[**用法**] 术者用三棱针点刺水道、归来、子宫、维胞穴出血，后用梅花针弹刺气海、关元、三阴交穴，拔罐吸出血，留罐15分钟，隔日1次，7次为1个疗程。

崩漏

秘方 一

[**组方**] 糯米100克，母乌鸡1只，花椒、盐、葱花各适量。

[**用法**] 乌鸡去毛及内脏，切细成块，煮至熟烂，再加入糯米、花椒、盐煮成粥，撒上葱花。空腹食用，每日或隔日服1次。

秘方 二

[**组方**] 党参30克，川七粉5

克，肉桂 6 克，人中白 5 克。

[用法] 水煎，分 3 次冲川七粉服用，隔 2 小时服 1 次。

秘方 三

[组方] 猪肚 5 个，莲子 500 克。

[用法] 猪肚洗净，莲子浸泡后去皮、心，放入猪肚内，将两端扎紧，然后放火锅中用水煮熟，食时咸、甜随意。每剂分 5 次服食，为 5 个疗程。

秘方 四

[组方] 益母草 30 克，黑豆 60 克，米酒 10 毫升，红糖适量。

[用法] 将黑豆、益母草洗净，加清水 250 毫升，文火煎至 100 毫升，加红糖调味，冲入米酒即可饮用。每天 1 次，连服 7 日为一疗程。

[备注] 不宜与龙胆草、蓖麻子、厚朴、红霉素、四环素、甲硝唑、西咪替丁、左旋多巴、甲状腺素药物同用。

秘方 五

[组方] 三七粉 3 克，大枣 5 枚，粳米 100 克，冰糖适量。

[用法] 先将三七打碎研末，

粳米淘洗净，大枣去核洗净，然后一同放入砂锅内，加水适量煮粥，待粥将熟时，加入冰糖汁即成。每日 2 次服食。

秘方 六

[组方] 当归、生地黄各 30 克，羊肉 250 克，盐适量。

[用法] 将羊肉洗净，切块，与生地黄、当归同放入锅中，加适量水，置火上共炖至肉熟后，加盐调味即可。饮汤，食肉。

秘方 七

[组方] 党参 15 克，白术 10 克，茯苓 10 克，炙甘草 5 克，北黄芪 20 克，当归 10 克，大枣 5 枚，桂圆肉 12 克，炙远志 2 克，枣仁 10 克，灵脂炭 10 克，蒲黄炭 10 克，荆芥炭 5 克。

[用法] 上药用冷水浸泡后煎服。文火煎煮 3 次，每次 150 毫升，分 3 次服用。

闭经

秘方 一

[组方] 法半夏 10 克，麻黄 10 克，苍术 10 克，白芷 10

克，赤芍 10 克，桂枝 10 克，当归 10 克，川芎 6 克，枳壳 6 克，桔梗 6 克，干姜 6 克，茯苓 6 克，陈皮 6 克，厚朴 6 克，甘草 3 克，生姜 3 片。

[用法] 上药以水煎服，每日 1 剂。

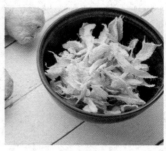

干 姜

秘方 二

[组方] 党参 12 克，焦白术 9 克，茯苓 9 克，当归 9 克，川芎 9 克，赤芍 3 克，炙甘草 3 克，大枣 3 枚。

[用法] 每日 1 剂，水煎，分 3 次服用。

秘方 三

[组方] 当归 150 克，川芎、元胡、桃仁、红花、三棱、莪术各 50 克，丹皮 45 克，青皮、枳壳、广皮、赤芍、炙甘草、香附各 40 克，木香 25 克。

[用法] 共研为细末，炼蜜为丸，每丸重 15 克，每日 3

次，每次 1 丸。

秘方 四

[组方] 当归、川芎、熟地黄、白芍、大黄、芒硝、甘草各等份。

[用法] 上药共锉为散。每服24 克，水煎去渣，空腹时服用。

秘方 五

[组方] 干姜 10 克，附子 15克，白术 15 克，茯苓 15 克，肉苁蓉 15 克，桃仁 15 克。

[用法] 上药以水煎服，每日1 剂。

秘方 六

[组方] 瘦猪肉 250 克，当归15 克，黄花菜根 15 克，盐少许。

[用法] 先煮肉至半熟，下其他各味料共煮。吃肉饮汤。

秘方 七

[组方] 花蕊石（煅存性）9 克，三七 6 克，血余炭（煅存性）3 克。

[用法] 上药共研为末，分 2次用开水送服。

月经先期

秘方 一

[组方] 鸡冠花、旱莲草各 30克，黄芩、益母草各 10 克，椿根皮、白薇各 12 克。

[用法] 水煎服。

秘方 二

[组方] 当归、白术、云苓、香附、乌药、青皮、丹皮、炒栀子各 9 克，白芍、地骨皮各12 克，丹参 15 克，甘草 3 克。

[用法] 水煎服。

秘方 三

[组方] 人参 6 克，黄芪 30克，大枣 15 枚，莲子（去芯）、粳米各 60 克。

[用法] 先将人参、黄芪用清水 1000 毫升在文火上煮汁200 毫升，去渣，大枣去核，与莲子、粳米共煮为粥。每日 1 剂，连服 1 周。

秘方 四

[组方] 黄芪、龙骨、牡蛎、乌贼骨各 30 克，党参、白术、茯苓各 15 克，当归、龙眼肉、远志各 12 克，甘草 6 克。

[用法] 水煎服。

秘方 五

[组方] 地骨皮、元参、麦冬、旱莲草各 10 克，白芍、阿胶珠各 15 克，生地黄 12 克。

[用法] 水煎服。

秘方 六

[组方] 鲜荸荠 150~250 克。

[用法] 洗净捣烂，用干净纱布包裹取汁。每日 1 次，连服 4~5 次。

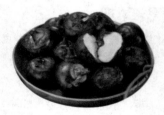

荸荠

秘方 七

[组方] 当归、桑寄生各 12克，狗脊、香附、丹参、酒白芍、益母草、葫芦巴、玄胡、失笑散各 9 克，艾叶、炮姜各 4.5 克，砂糖适量。

[用法] 水煎服。

秘方 八

[组方] 黄芩、香附子各 10克，丹皮 6 克。

[**用法**]水煎服，连服数剂。

月经后期

 一

[**组方**]生地黄9克，当归9克，炒白芍9克，白术9克，沙参9克，香附9克，菟丝子9克，炒续断9克，炒黄芩5克，黄连3克。

[**用法**]上药加水煎煮2次，2煎药液混合早晚分服，每日1剂。

 二

[**组方**]茯苓12克，白术3克，苍术3克，法半夏6克，陈皮3克，柴胡4.5克，防风3克，羌活4.5克，川芎3克，藁本3克。

[**用法**]上药加水煎煮2次，2煎药液混合，早晚分服，每日1剂。

 三

[**组方**]熟地黄6克，酒拌炒白芍6克，当归6克，酒炒川芎4.5克，醋炒香附4.5克，姜炙杜仲6克，桃仁4.5克，红花3克，木通4.5克，甘草1.5克，苏木4.5克，醋炙莪术4.5克，醋炒延胡索4.5克。

[**用法**]上药加水煎煮2次，2煎药液混合，早晚分服，每日1剂。

 四

[**组方**]当归6克，香附6克，乌药9克，茺蔚子9克，赤芍4.5克，白芍4.5克，生地黄5克，熟地黄5克，延胡索5克，川芎3克。

[**用法**]上药加水煎煮2次，2煎药液混合，早晚分服，每日1剂，连服7~10剂。

 五

[**组方**]白芥子15克，玉米须12克，茯苓12克，泽泻10克，三棱5克，莪术5克，淫羊藿6克，仙茅6克，柴胡6克，白芍12克，制香附6克，怀牛膝15克。

[**用法**]上药加水煎煮2次，2煎药液混合，早晚分服，每日1剂。

月经过多

 一

[**组方**]人参9克，黄芪15克，白术10克，升麻9克，炙甘草9克，白芍9克，当归炭9克，炒山药30克，海螵蛸9克，茜草9克，炮姜9克，炒荆芥穗9克。

[**用法**]上药加水煎煮2次，2煎药液混合，早晚分服，每日1剂。

 二

[**组方**]党参15克，续断15克，炙黄芪12克，白芍10克，女贞子10克，山楂8克，乌梅8克，旱莲草8克，片草5克。

[**用法**]上药制成冲剂，12克为1包，口服，每日3次，每次1包。经前5日开始服药，每月经周期服药5日为1个疗程。

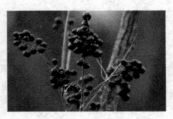

女贞子

 三

[**组方**]桃仁10克，当归10克，茜草10克，红花6~10克，川芎6克，赤芍12克，熟地黄15克，海螵蛸15克。

[**用法**]上药加水煎煮2次，2煎药液混合，早晚分服，每日1剂。

四

[**组方**]当归24克，赤芍15克，生地黄炭15克，桃仁9克，红花9克，川芎9克，益母草30克，泽兰12克，枳壳10克。

[**用法**]上药加水煎煮2次，2煎药液混合，早晚分服，每日1剂。

月经过少

 一

[**组方**]当归、川芎、香附、西茴、乌药、元胡、桃仁、红花各9克，赤芍15克，肉桂、吴茱萸、广木香、甘草各6克。

[**用法**]水煎服。

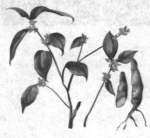
乌 药

 二

[**组方**]路路通、川牛膝各12克，鸡血藤20克，菟丝子10克。

[**用法**]上药共研细末，调拌蜂蜜冲服，每日1剂，连用1周。

 三

[**组方**]大砂仁、大佛手、大山楂各30克，黄酒或白酒500毫升。

[**用法**]将前三味药洗净置酒瓶中浸泡4~6天。视酒量大小，每次15~30克，早晚各1次。不善酒者可以醋代泡，服时加冰糖适量减酸。

 四

[**组方**]当归、何首乌、柏子仁各15克，赤芍、党参、北沙参、香附各9克，川芎、红花各6克，生枣仁12克。

[**用法**]水煎服。

代偿性月经

 一

[**组方**]熟地黄15克，当归15克，丹参15克，茺蔚子15克，乳香9克，没药9克，红花64克，肉桂3克。

[**用法**]上药加水煎煮2次，2煎药液混合，早晚分服，每日1剂。于月经来潮前5

日开始服药，7日为1个疗程，每月服药1个疗程。

 二

[**组方**]龙胆草12~15克，生地黄12克，栀子10克，泽泻10克，黄芩10克，当归10克，车前子10克，木通10克，柴胡6克，甘草3克，牛膝15~20克，荆芥炭10克。

[**用法**]上药加水煎煮2次，2煎药液混合早晚分服，每日1剂。服药时间为经行前3~5日，每个月经周期服药3剂，一般治疗3个周期即可治愈。

 三

[**组方**]鲜生地黄30克，牡丹皮炭12克，焦栀子6克，荆芥炭6克，牛膝炭15克，黄芩6克，珍珠母30克，甘草3克。

[**用法**]上药加水煎煮2次，2煎药液混合，早晚分服，每日1剂。

 四

[**组方**]新鲜猪皮（去净毛）250克，糯米粉30克，蜂蜜60克。

[**用法**]先将猪皮洗净加水约

3000 毫升，文火煎取 1000 毫升，去渣，加糯米粉、蜂蜜稍熬至糊状，放冷，装瓶备用。每次于经前 1 周早晚各空腹温开水送服 3 匙。

[备注] 忌食辛辣刺激食品。

秘方 五

[组方] 茯苓 20 克，沙参、白芍、生地黄各 15 克，女贞子、旱莲草、地骨皮、当归、牡丹皮各 10 克、荆芥炭 5 克，怀牛膝、茜草各 6 克。

[用法] 水煎 2 次，2 煎药液混合，取 200 毫升，早晚各服 100 毫升。在每月月经前 10 日服药，至月经净后第 3 日方可停服，每日 1 剂。

秘方 六

[组方] 怀牛膝、制半夏各 30 克，代赭石 100 克，麦冬 15 克，当归、丹参各 12 克、赤芍、白芍、桃仁、牡丹皮、茺蔚子、制香附各 10 克，砂仁 3 克。

[用法] 上药加水煎煮 2 次，2 煎药液混合，早晚分服，每日 1 剂。

秘方 七

[组方] 旱莲草 12 克，怀牛膝、焦栀子、黄芩、焦山楂、丹参各 9 克，柴胡 3 克，生地黄 24 克，炒当归、炒赤芍各 6 克，白茅根 15 克。

[用法] 上药加水煎煮 2 次，2 煎药液混合，早晚分服，每日 1 剂。

秘方 八

[组方] 大黄、肉桂各 3 克，代赭石 18 克。

[用法] 大黄、肉桂研细末和匀，用代赭石煎汤服下。每日 1 剂，早晚分服。

秘方 九

[组方] 白茅根、藕节各 30 克，生地黄、大黄各 15 克，牡丹皮、龙胆草、黄芩、栀子各 9 克，牛膝 12 克。

[用法] 上药加水煎煮 2 次，2 煎药液混合，早晚分服，每日 1 剂。

秘方 十

[组方] 白茅花 10 克，生地黄、鲜荷叶各 30 克，侧柏叶 15 克，大黄 6 克，艾叶 3 克。

[用法] 研末，制蜜丸，每服 6~9 克；或汤剂，水煎服。

经前期紧张综合征

秘方 一

[组方] 蒲公英 15 克，野菊花 12 克，忍冬藤、生地黄各 20 克，赤芍、丹皮、紫草茸、防风、连翘、凌霄花、白鲜皮各 10 克，生甘草 6 克。

[用法] 水煎服。服本方时，可针刺三阴交、曲池、合谷 3 穴。

秘方 二

[组方] 山楂 15 克，红枣 30 克，酸枣仁 20 克。

[用法] 上药加水及蜂蜜煮熟服用。

秘方 三

[组方] 枳壳、香附、佛手、青皮、橘叶各 10 克。

[用法] 水煎服。

秘方 四

[组方] 桂枝、姜半夏各 6 克，杭白芍、全当归、柴胡、干姜、醋香附、茯苓、苏叶各 9 克，防风、白芷、炙甘草

各 4.5 克，大枣 3 枚。

[**用法**]水煎服。

秘方 五

[**组方**]白茯苓、白术、扁豆各 9 克，山药、巴戟肉各 15 克，莲子 12 克，白果 10 枚（捣碎）。

[**用法**]经前 10 天水煎服。

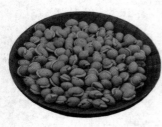

扁 豆

秘方 六

[**组方**]白茯苓、白术、扁豆各 9 克，山药、巴戟肉各 15 克，莲子 12 克，白果 10 枚（捣碎）。

[**用法**]经前 10 天水煎服。

秘方 七

[**组方**]党参、茯苓、白术、扁豆、白芍各 10 克，山药、薏苡仁各 20 克，陈皮、莲肉、砂仁、甘草、葛根、香附、桔梗各 6 克。

[**用法**]水煎服。

秘方 八

[**组方**]五味子、肉蔻各 10 克，白术、薏苡仁各 20 克，巴戟、茯苓各 15 克。

[**用法**]水煎服。

秘方 九

[**组方**]苍术 20 克，厚朴、陈皮、柴胡、代赭石、竹茹、菊花、牛膝各 15 克，当归 18 克，青皮 75 克，细辛 5 克，红花 7.5 克。

[**用法**]水煎服。

秘方 十

[**组方**]桑皮、陈皮、大腹皮、茯苓、生姜皮各 10 克，桂枝 3 克，益母草、黄芪各 30 克。

[**用法**]水煎服，每日 1 剂。

秘方 十一

[**组方**]当归、川芎各 10 克，白芍、黄芩、槐花、黄柏各 15 克，地榆 20 克。

[**用法**]水煎服。

秘方 十二

[**组方**]柴胡、川芎、赤芍、郁金、山药各 12 克，香附、瓜蒌、丹参各 15 克，枳壳、红花、橘叶各 9 克，桃仁、青皮各 10 克，甘草 6 克。

[**用法**]水煎服。

秘方 十三

[**组方**]生地黄、白芍、续断、乌梅、黄芩各 10 克，地榆、槐花、甘草、荆芥穗（炒焦另包）各 6 克。

[**用法**]水煎服。

秘方 十四

[**组方**]枸杞子、陈皮、龟板胶各 15 克。

[**用法**]把前两味料煎汤，冲龟板胶与红糖饮用，月经前连服 4~5 剂。

秘方 十五

[**组方**]小蓟 20 克，炒蒲黄、藕节、滑石、生地黄、炒栀子、竹叶各 15 克，木通、当归、甘草各 10 克。

[**用法**]水煎服。

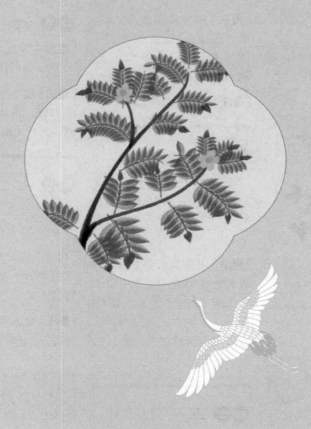

小儿发热

 一

[**组方**] 连翘、钩藤、前胡各 6~12 克，防风、木通各 6~9 克，荆芥 3~6 克，蝉衣 39 克。

[**用法**] 水煎，每日 1 剂，重症 2 剂，分次服用。

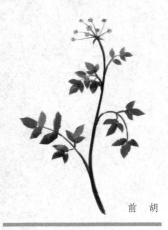

前　胡

 二

[**组方**] 桔梗、连翘、天花粉、地骨皮各 9 克，麦冬、大青叶、锦灯笼各 6 克，蝉蜕、甘草各 3 克。

[**用法**] 水煎服。每日 1 剂，2 次分服。

[**备注**] 治猩红热。

 三

[**组方**] 空心菜 250 克，荸荠 10 个，白糖适量。

[**用法**] 将空心菜洗净切碎，荸荠洗净、去皮、切片，一同放入砂锅内，加水煮汤，调入白糖即成。每日 1 剂。

[**备注**] 治小儿夏季热。

 四

[**组方**] 金银花 30 克，玄参 20~30 克，神曲 15 克，荆芥 8 克。伴大便秘结者加大黄 3~5 克。

[**用法**] 上药加水煎 2 次，共取药液 150 毫升，3 岁以下每天服 1 剂量，3~8 岁服 1.5 剂量，8 岁以上服 2 剂量。要求每天药量在当天晚上 11 时以前服完。

 五

[**组方**] 金银花 30 克，连翘、地丁、蚤休各 15 克，黄芩、射干、牛蒡子各 10 克。

[**用法**] 水煎服。每日 1 剂，

2 次分服。

[**备注**] 治猩红热。

 六

[**组方**] 绿豆 30 克，生地黄 20 克，金银花 20 克。

[**用法**] 将生地黄、金银花水煎去渣，再加入绿豆煮汤饮服。每日 1 剂，3 次分服。

 七

[**组方**] 大枣 50 克，连蚕蛹的蚕茧 20 个，白糖适量。

[**用法**] 将大枣、蚕茧洗净，水煎取汁，加入白糖即成。每日 1 次。

[**备注**] 此方可以清热生津、润肺健脾、止咳。治小儿夏季热。

小儿感冒

 一

[**组方**] 橘皮 30 克，葱白 5 棵。

[用法] 加水 3 杯，煎成 2 杯，加入适量白糖。趁热喝 1 杯，半小时后加热再喝 1 杯。

 秘方 二

[组方] 梨 2 个，生姜、冰糖、胡椒粒各适量。

[用法] 生姜洗净切片，放入开水中煮 30 分钟，滤出姜汁；梨洗净削皮，切成块，在梨背面嵌入几粒胡椒粒；生姜汁放入锅中，加入冰糖，煮开后放入梨块，转中火煮至熟软时，盛出即可。温热服用。

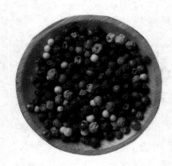

胡 椒

 秘方 三

[组方] 生姜 3 克，苏叶 3 克，红糖 15 克。

[用法] 先把姜洗净切成丝，苏叶洗净，共放入茶杯内，加开水冲泡，5~10 分钟后放入红糖，趁热服下。

 秘方 四

[组方] 绿豆 30 克，麻黄 3 克，红糖适量。

[用法] 绿豆打碎，与麻黄加水适量同煎，绿豆熟后捞去麻黄，加入红糖，趁热服下。

秘方 五

[组方] 带根葱白 5 棵，母乳 50 毫升。

[用法] 将葱白洗净剖开，放入杯内，加入母乳，加盖隔水蒸至葱白变黄，去掉葱白，倒入奶瓶中喂服，每日 2~3 次，连服 2~3 日。

秘方 六

[组方] 番茄数个，去子西瓜瓤适量。

[用法] 将番茄用开水泡一下，去皮。将 2 物分别用干净纱布包起来，绞挤汁液（或放入榨汁机内榨取汁液），将等量的两种汁液混合，当水喝。

秘方 七

[组方] 花生仁、红枣、蜜糖各 30 克。

[用法] 上 3 味料加入水适量，炖 1~2 小时，吃花生、枣、喝汤。

小儿咳喘

 秘方 一

[组方] 黄连 1.5~6 克，芦苇根 12~30 克，桔梗 6~10 克，炙麻绒 6~12 克，炙金沸草 9~15 克，炙百部 6~12 克，炙冬花 6~12 克，炙前胡 6~12 克。

[用法] 水煎服，1 剂服 2 日，每日 4~8 次，每次 20~100 毫升。

秘方 二

[组方] 大梨 1 个，麻黄 0.5 克。

[用法] 将梨洗净，挖去核，放入麻黄，上锅蒸熟，去麻黄。食梨饮汁，分 2 次服完。

秘方 三

[组方] 鸡蛋 1~2 个，蜂蜜 1~2 汤匙。

[用法] 将鸡蛋去壳，在油锅内煎熟，趁热加蜂蜜，立即进食。

秘方 四

[组方] 鲜葱（连头须）3 根，猪小肠 33 厘米长，老白酒少许。

[**用法**]小肠洗净，将葱放入肠内，然后将肠切成五六段，勿切断，放锅内微火炒，加入老白酒少许，再添入适量米泔水将猪肠煮熟（两碗煎至一碗）。以热汤喂病儿，每日1剂，连服2或3次。

秘方 **五**

[**组方**]杏仁5克（去皮和杏仁尖），冰糖5克。

[**用法**]共捣烂分成2份，早晚各1次，用开水冲服。7~8岁儿童每日可用10克杏仁，亦分2次服用。一般1周左右即可治愈。

小儿百日咳

秘方 **一**

[**组方**]贝母粉10克，粳米50克，冰糖适量。

[**用法**]用粳米、冰糖煮粥，待米开汤未稠时，调入贝母粉，改文火稍煮片刻（再煮2~3沸），粥稠即可。每日早晚温食。

秘方 **二**

[**组方**]白萝卜汁30毫升，饴糖20克。

[**用法**]将白萝卜汁、饴糖和适量沸水搅匀即可服用。每日3次，顿服。

秘方 **三**

[**组方**]花生米、西瓜子各15克，红花1.5克，冰糖30克。

[**用法**]将西瓜子捣碎，连同红花、花生米冰糖放入锅内，加水烧开后煮半小时，取汁作茶饮，取花生米服之。每日1次，不拘时服用。

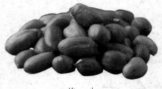
花　生

秘方 **四**

[**组方**]白及50~100克，冰糖适量。

[**用法**]把白及晒干或烘干后，研成粉末状，把冰糖（约100~150克）研碎，临用时把白及末同冰糖末和匀后加入开水，调拌成白及冰糖糊食用。1岁以内病儿每日用白及粉2~3克，1岁以上3~10克，同等量冰糖末和匀，分3~5次服用，连服7~10日。

秘方 **五**

[**组方**]荸荠500克，清水50毫升，蜂蜜适量。

[**用法**]荸荠洗净，捣碎挤汁，加入蜂蜜和清水，文火烧开。分2~3次服用。

秘方 **六**

[**组方**]川贝母15克，炙麻黄5克，桑白皮6克，葶苈子5克，蜂蜜适量。

[**用法**]将川贝母、炙麻黄、桑白皮、葶苈子晒干或烘干后，一同放入碾槽内，碾成细末备用。每次按用量用温热蜜糖水调匀即成。

秘方 **七**

[**组方**]豆腐1块，冰糖、青葱（去白）各适量。

[**用法**]将青葱管放入冰糖，放在豆腐里，下锅蒸至冰糖溶解、青葱浸出液体后，便可趁热吃豆腐并饮汤。2周岁以下儿童每次用青葱3根，2周岁以上儿童每次用青葱5~7根，每日早晚各服1次。

流行性腮腺炎

 一

[**组方**] 鲜侧柏叶、鸡蛋清各适量。

[**用法**] 鲜侧柏叶洗净捣烂，加鸡蛋清调成泥状外敷患处，每日换药 2 次。

 二

[**组方**] 鲜白头翁果 20 枚，鸡蛋 3 个。

[**用法**] 先将白头翁果煮沸后，再将鸡蛋打入药中，勿搅动，以免蛋散。蛋熟后捞出，撇出药渣，吃蛋喝汤，微微出汗更佳。

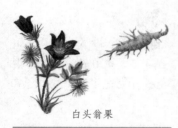

白头翁果

秘方 三

[**组方**] 板蓝根 30 克，柴胡 6 克，甘草 3 克。

[**用法**] 上药水煎服，每日 1 剂。

秘方 四

[**组方**] 鲜苦瓜 1 个，茶叶适量。

[**用法**] 苦瓜截断去瓤，放入茶叶，再接合，阴干。每次用 6 克，沸水冲泡，当茶饮。

秘方 五

[**组方**] 绿豆粉 50 克，甘草 15 克，绿茶 2 克。

[**用法**] 前 2 味料加水 500 毫升，煮沸 4 分钟，加入绿茶即可，分 3 次温服。急需时用连皮生绿豆粉，开水冲泡，每日服 1 剂。

秘方 六

[**组方**] 鸡蛋 2 个，鲜松叶 25 克，大青叶 20 克。

[**用法**] 先将鲜松叶、大青叶加水煎至 45 毫升，再加入鸡蛋清，搅匀装瓶，涂患处，每日 3 次。

肺炎

 一

[**组方**] 莲子、百合各 20 克，鹌鹑蛋 5 个，冰糖适量。

[**用法**] 所有材料洗净同放

入锅内，加适量清水煲至鹌鹑蛋熟；将蛋取出去壳，继续煲莲子、百合，等莲子煮烂，再将煮好的鹌鹑蛋、冰糖放入锅中，稍煮片刻，便可食用。

秘方 二

[**组方**] 葶苈子 3 克，牛蒡子 6 克，炙苏子 4.5 克，炒杏仁、莱菔子各 6 克，川贝母 4.5 克，炙橘红 6 克，大枣（去核）5 个。

[**用法**] 每日 1 剂，研细末，水煎，分 3 次服用。

秘方 三

[**组方**] 鱼腥草 15 克，双花 15 克，海蛤粉 15 克，北沙参 10 克，杏仁 10 克，前胡 10 克，川贝母 6 克，木蝴蝶 6 克，橘红 6 克。

[**用法**] 水煎服，每日 1 剂。

秘方 四

[**组方**] 干品罗汉果 1/3 个，南杏仁 10 克，鲜猪肺 250 克。

[**用法**] 先将猪肺用清水灌泡洗净，切成小块，并挤出泡沫；南杏仁用水浸洗，去皮；三物一起入砂锅内，加入适量清水煲汤，汤成后加入适

量食用油、盐调味，饮汤，食汤料。

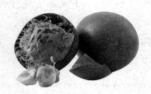

罗汉果

秘方 五

[组方] 麻黄 10 克，杏仁 5 克，甘草 5 克，知母 10 克。

[用法] 将上药用水 500 毫升，煎至 160 毫升，药温 30℃左右，用小号导尿管入肛门 14 厘米左右，每次 40 毫升保留灌肠，每日 4 次。

秘方 六

[组方] 芡实、薏苡仁、白扁豆、莲子肉、山药、红枣、龙眼肉、百合各 6 克，大米 100 克，白糖适量。

[用法] 先将以上前 8 味料去杂质洗净，入锅煎煮 40 分钟；再加入大米、白糖，先用大火烧沸，再用小火熬煮成稀粥，分数次食用。

秘方 七

[组方] 生麻黄 1.5 克，金银花、连翘、杏仁各 9 克，炒牛蒡子、天竺、黄瓜、瓜

蒌皮、玄参各 6 克，生甘草 3 克。

[用法] 加水煎 2 遍，去渣，将药液混合在一起约 80~100 毫升，每隔 4 小时服 20~25 毫升。2 周岁以下及病轻者，每日 1 剂；2 周岁以上及病重者，每日 2 剂。

小儿支气管炎

秘方 一

[组方] 细辛 10 克，白芥子、苏子、芜荑、香附、食盐各 30 克，食醋少许。

[用法] 上药用铁锅翻炒至芳香灼手，装入柔软的布袋内，立即在患儿脊柱及其两旁或啰音密集处来回推熨，开始可隔衣熨，药物温度下降后，直接在皮肤上熨，每天 2 次，6 天为 1 个疗程。

秘方 二

[组方] 冰片、细辛、硼砂各 1 克，白术、僵蚕、防风各 10 克，黄芪、白芥子各 30 克。

[用法] 将诸药研成细末，加白面粉 1 把，调匀，装入布袋内（布袋长 18 厘米，宽 15 厘米）。穿时将布袋缚在

背部，上面盖住大椎穴，下面盖至腰椎处，昼夜穿用，直到病愈。

凡 10 岁以内小儿急慢性支气管炎均可穿用。

秘方 三

[组方] 桑白皮、枇杷叶各 2 克。

[用法] 水煎服，每日 1 剂。

秘方 四

[组方] 制白附子、制南星、制半夏、地龙、白僵蚕各 10 克，陈皮 12 克。

[用法] 上药加水煎为 200 毫升，分 4 次口服。

秘方 五

[组方] 射干、杏仁、茶叶各 6 克，炙麻黄、白果、甘草各 3 克，生姜 1 片，葱白 1 根。

[用法] 每日 1 剂，水煎服。

秘方 六

[组方] 鱼腥草 30 克。

[用法] 上药以水煎服，每日 1 剂。

白喉

秘方 一

[组方]大生地6克，麦冬3.6克，甘草1.5克，元参4.5克，贝母2~5克（去心），丹皮2.5克，薄荷1.5克，炒白芍2.4克。

[用法]上药以水煎服。

秘方 二

[组方]桑叶12克，葛根10克，薄荷12克，川贝3克（冲服），木通10克，竹叶12克，金银花15克，生地黄10克，枇杷叶15克，甘草3克。

[用法]水煎服，每日1剂。

秘方 三

[组方]青果炭9克（烧存性）、川贝、黄柏、孩儿茶、薄荷叶各3克，冰片2.4克，凤凰衣1.5克。

[用法]上药共研极细末，再放乳钵内研匀，收储瓷瓶封固。用时取少许，吹患处。

秘方 四

[组方]生橄榄10枚，生萝卜（切片）120克。

[用法]水煎服，每日1次，或用以代茶饮用。

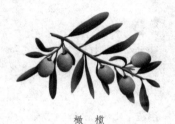

橄 榄

秘方 五

[组方]粉葛根6克，金银花6克，枇杷叶（去毛、蜜炙）4.5克，薄荷1.5克，生地黄6克，冬桑叶6克，小木通2.4克，竹叶3克，贝母（去心）6克，生甘草2.4克。

[用法]水煎服，一日1~2剂。

秘方 六

[组方]飞青黛、西牛黄、老式大泥冰少许（新式者不可用）、西瓜霜、西月石、濂珠各适量。

[用法]上药研为极细末，吹喉中。若咽燥者，用上白蜜

或鲜嫩侧柏叶捣汁调敷。

秘方 七

[组方]鲜生地黄18克，金银花、京玄参、冬桑叶、连翘壳、大贝母各9克，川雅连1.5克，鲜石斛12克，甘中黄、细木通、薄荷叶各2.4克，鲜竹叶30张，鲜芦根（去节）30克。

[用法]上药以水煎服。

秘方 八

[组方]银花藤、一点红各15克，土牛膝、山大颜各30克。

[用法]上药水煎成浓缩剂30毫升，日服2~3次，每次30毫升，一般服用5~7天。

秘方 九

[组方]大麦门冬、花粉、金银花各10克，桑叶、玉竹、北沙参、玄参、锦灯笼各6克，生甘草3克。

[用法]水煎服，每日1剂。

厌食症

秘方 一

[组方] 淮山药、扁豆、茯苓、炒谷芽、炒麦芽各12克，枳壳、鸡内金、炙甘草各6克。

[用法] 将上药水煎，分2~3次口服，每日1剂，5天为1个疗程。

秘方 二

[组方] 皂荚100克。

[用法] 取干燥皮厚、质硬光滑、深褐色的无虫蛀之皂荚，刷尽泥灰，切断，放入铁锅内，先武火，后文火煅存性，剥开荚口，以内无生心为度，研细为末，瓶装备用。用时，每次1克，以红糖适量拌匀吞服。每日2次。

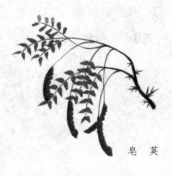

皂荚

秘方 三

[组方] 生山楂10个，鸡内金10克，粳米、白糖各适量。

[用法] 山楂洗净，去核，切片，鸡内金研为粉末；将山楂片、鸡内金粉与粳米一起放入锅中，加适量水，熬煮成粥。根据宝宝口味调入白糖，早晚各吃1次。

秘方 四

[组方] 山楂10克，橘皮7克，糯米50克，白糖适量。

[用法] 先将山楂、橘皮水煎去渣，再放入糯米煮为稀粥，加糖调服。每日1剂，2次分服。1岁以下药量酌减。

秘方 五

[组方] 山楂肉70克，红糖、白糖各20克。

[用法] 将上药水煎2次，合并汁液饮服。每日1剂，随意饮用。

秘方 六

[组方] 雪梨120克，山楂10克，粳米50克。

[用法] 将雪梨洗净切碎，加水煮30分钟，去渣，加入洗净的粳米、山楂，煮粥食用。每日1剂，连服7日为1个疗程。

秘方 七

[组方] 明党参9克，乌梅肉5克，生甘草3克，白茯苓6克，炒白术6克，淮山药9克，橘皮5克。

[用法] 水煎服，每日1剂。

秘方 八

[组方] 焦六曲、焦山楂、焦麦芽各1.5克，鸡内金1.5克，枳壳3克。

[用法] 上药共研细末，每日1剂，包煎，加水500毫升，煎取100毫升，分3次服用。病情严重者，用量可加倍。

小儿疳积

秘方 一

[组方] 苹果 1 个，饴糖、蜂蜜各适量。

[用法] 苹果切块，与饴糖、蜂蜜同煮，可经常服用。

秘方 二

[组方] 鲜淮山药 45 克、小米 50 克、白糖适量。

[用法] 将淮山药洗净捣碎或切丁，山药丁与小米同煮成粥，熟后加适量白糖调匀即可。

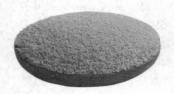

小 米

秘方 三

[组方] 荷叶、白术、贯众、槟榔炭各 10 克，鸡内金、水红花子各 15 克，党参 25 克，山药 20 克，木香、芜荑各 7.5 克。

[用法] 水煎服。每日 1 剂，日服 3 次。

秘方 四

[组方] 鸡肝 400 克，山药粉、干淀粉各 100 克，鸡蛋 4 个，葱、姜、盐、油等调料各适量。

[用法] 将鸡肝洗净，切块，加葱、姜、酒、盐等调料略腌后，再用鸡蛋、山药及干淀粉调成蛋粉糊拌匀，下热油锅中炸至金黄色时捞出，再与葱花、花椒一起入热锅中翻炒片刻即成。每日 1 次，空腹食用。

秘方 五

[组方] 生姜汁 20 毫升，牛奶 250 毫升，丁香 2 粒，白糖适量。

[用法] 前 3 味药材水煎，去丁香，加白糖适量即可。每日服 1 次，连服 10 日。

秘方 六

[组方] 茶叶 5 克，丹参、黄精各 10 克。

[用法] 将以上药材共研细末，用沸水冲泡，加盖焖 10 分钟后饮用，每日 1 剂。

秘方 七

[组方] 红枣 10 个，茶叶 5 克，白糖 10 克。

[用法] 茶叶用开水冲泡，取汁。将红枣洗净，加白糖、水适量，共煮至枣烂，倒入茶汁，拌匀食用。

小儿腹泻

秘方 一

[组方] 大枣 20 枚，木香 6 克。

[用法] 大枣去核，置锅中。加适量水，用文火先煮 1 小时，加入木香后再煮片刻，去渣即成。温服，每日 2 次。

秘方 二

[组方] 白术 30 克，槟榔 10 克，猪肚 1 个，生姜 3 克，粳米 100 克，盐 3 克，味精 2 克。

[用法] 将白术、槟榔和生姜洗净，猪肚洗净切条，将白术、槟榔、生姜同放砂锅水煎取汁，滤药渣。粳米淘洗干净，加猪肚药汁同煮为粥，煮至米熟粥稠，加盐、味精即可食用。

[备注] 槟榔属破气耗气之品，用量不宜过大。白术不宜与雀肉、青鱼、桃、李、白菜、芫荽、大蒜同食。

秘方 三

[**组方**] 鸡肝 1 枚，山药 20 克，炒苡米 100 克，桔梗 10 克，米醋适量。

[**用法**] 先将山药、苡米、桔梗研成细末。把新鲜鸡肝洗净，用竹刀切片，拌上三药研成的细末，调匀，加醋适量。将药碗置米饭锅内蒸，待米饭熟时，取鸡肝即可。每天 1 次，分早、晚各 1 次服完。

秘方 四

[**组方**] 山药、麦芽、茯苓、槟榔、莲子肉各 3 克，山楂 4 克，鸡内金 6 克。

[**用法**] 将以上药共研细末，每次 5 克，加鸡蛋 1 枚调匀蒸熟，再加适量食盐或白糖服用，每日 1~2 次。

秘方 五

[**组方**] 山药 10~15 克，糯米 30~50 克，砂糖适量，胡椒末少许。

[**用法**] 先将糯米略炒，与山药共煮粥，粥将熟时，加胡椒末、砂糖稍煮即可。两餐之间服食，不宜空腹食用。

小儿便秘

秘方 一

[**组方**] 黄芪 5 克，黑芝麻 60 克，蜂蜜 60 毫升。

[**用法**] 将黑芝麻炒香研末备用；黄芪用水煎取汁，调芝麻、蜂蜜饮服。每日 1 剂，连续 35 天。

秘方 二

[**组方**] 香蕉 2 根，大米 50 克，白糖适量。

[**用法**] 将香蕉去皮，捣泥备用；取大米淘净，放入锅中，加清水适量煮粥，待熟时调入香蕉泥、白糖，再煮一二沸即可。每日 1 剂，连续 3~5 天。

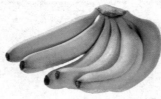

香 蕉

秘方 三

[**组方**] 黄芪 10 克，紫苏子 50 克，火麻仁 40 克，大米 250 克。

[**用法**] 将黄芪、紫苏子、火

麻仁洗净，烘干，打成细末，倒入 200 毫升温水，用力搅匀，待粗粒下沉时，取药汁备用。洗净大米，以药汁煮粥食用。

秘方 四

[**组方**] 白莲子适量。

[**用法**] 白莲子加清水适量煮汤，直到熟透后，调入蜂蜜，清香甘甜，分次食用。

小儿呕吐

秘方 一

[**组方**] 焦三仙、炒莱菔子各 10 克，陈皮、半夏各 6 克，枳壳 5 枚，生姜 3 片。

[**用法**] 水煎服。

秘方 二

[**组方**] 神曲 1.5 克，丁香 1.5 克。

[**用法**] 将神曲、丁香一起放入茶杯中，到入沸水，泡。每日代茶饮用。

秘方 三

[**组方**] 鲜白萝卜 500 克，蜂蜜 150 克。

[**用法**] 将萝卜洗净切丁，略煮，捞出沥干晾晒半天，再放入锅内加蜂蜜，以小火煮沸，调匀，冷却。饭后食用。

 秘方 四

[**组方**] 党参、炒白术各 10 克，干姜、半夏、吴茱萸各 6 克，甘草 5 克，陈皮 8 克。

[**用法**] 水煎服。

秘方 五

[**组方**] 甘蔗汁 1 杯，白萝卜汁 1 匙。

[**用法**] 频服。

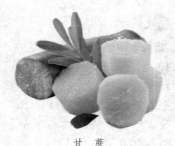

甘 蔗

秘方 六

[**组方**] 明矾适量。

[**用法**] 把明矾研为细末，和米饭做饼，贴双足心，待呕止后去药。

 秘方 七

[**组方**] 鲜生姜适量。

[**用法**] 捣汁。加少量开水冲服。

秘方 八

[**组方**] 丁香、干姜各 3 克，砂仁、陈皮各 6 克，藿香、半夏各 10 克。

[**用法**] 共研细粉，做丸，如梧桐子大。将 1 丸填肚脐内，外用地仙膏贴封。

小儿脱肛

 秘方 一

[**组方**] 蝉蜕 50~100 克。

[**用法**] 将蝉蜕焙干研细粉。先用 1% 的明矾水洗净脱肛

部分，涂以香油，再涂蝉蜕粉，缓缓将脱肛还纳，每日 1 次，至治愈为止。

秘方 二

[**组方**] 黄芪 20 克，白术、甘草各 10 克，升麻、柴胡、橘皮各 6 克，人参 3 克。

[**用法**] 共研细末，炼蜜为丸。将 1 丸填塞肚脐处。

秘方 三

[**组方**] 野芥菜约 500 克。

[**用法**] 将野芥菜洗净，捣烂取汁。用米泔水和适量白糖调服。

秘方 四

[**组方**] 石榴皮 100 克，五倍子 30 克，明矾 15 克。

[**用法**] 加水 1000 毫升，将上药用文火煎煮 30 分钟，滤去药渣，趁热熏洗，然后将脱出部分托回，早晚各熏洗 1 次，直至治愈。

小儿麻疹

秘方 一

[组方] 鸡蛋清 1 个。

[用法] 用棉花蘸鸡蛋清，顺时针方向揉擦关元穴，至显出数条如头发的乌丝为好。

[备注] 本方清热、解毒、透疹，适用于小儿麻疹出疹期，伴有高热不退、肌肤灼热、神倦懒动等症。

秘方 二

[组方] 葛根 30 克，大米 60 克。

[用法] 先用水 1500 毫升，煎煮干葛 20 分钟左右，去渣取汁，再加入大米于葛汁中熬粥，粥成后不拘时食之，分 2 次服完，食后覆被取微汗。

秘方 三

[组方] 葛根 60 克，浮萍 15 克，薄荷（鲜品）9 克。

[用法] 以葛根水煎取汁约 100 毫升，后放薄荷、浮萍，煎 5 分钟。取汁温服。

秘方 四

[组方] 鲜鲫鱼 1 条（约 250 克），鲜蘑菇 150 克。

[用法] 把鲜鲫鱼洗净蒸（或炖）沸，放入鲜蘑菇，熬汤。每日分 2 次服用。

[备注] 如患儿足心、手心疹出，即为麻疹出齐，则停用本品。

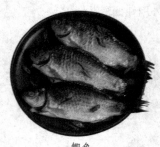

鲫鱼

秘方 五

[组方] 胡萝卜 100 克，荸荠、芫荽各 40 克，白糖少许。

[用法] 锅内加水 1000 毫升，将荸荠、胡萝卜切片放入，煎煮至约剩一半水时，加入切碎的芫荽，再煮 3~5 分钟，加少量白糖，分次温服。

秘方 六

[组方] 山药 50 克，莲子 30 克，鸭梨 1 个。

[用法] 上 3 味料同放锅内加火炖烂，分 2~3 次服食，1 日服完。每日 1 剂，连服 4~5 日。

水痘

秘方 一

[组方] 蒲公英 6 克，金银花 10 克，紫花地丁 6 克，连翘 10 克，黄芩 5 克，芦苇根 10 克，炒栀衣 3 克，薄荷 2.4 克，蝉蜕 3 克，木通 3 克，滑石 10 克，甘草 3 克。

[用法] 水煎服，每日 1 剂。

秘方 二

[组方] 蒲公英、金银花、板蓝根各 30 克，甘草 5 克，粳米 50 克，冰糖适量。

[用法] 将金银花、蒲公英、板蓝根、甘草煎汁弃渣，加

入粳米同煮成粥，放冰糖调匀。每日 2~3 次，连服 3~5 日。

三

[**组方**] 绿豆、赤小豆、黑豆、薏苡仁各 10 克，粳米 30 克。

[**用法**] 先把上述三豆、薏苡仁洗净，浸泡小时后，同淘净的粳米同煮成稀粥。每日早晚一次温服，连服 5~7 日。

秘方 四

[**组方**] 金银花 15 克，薏苡仁 30 克。

[**用法**] 将金银花水煎 3 次，弃渣取汁，将薏苡仁煮粥至八成熟时，加入药汁共煎至粥熟，加入冰糖适量调味。每日 2 次，连服 3 日。

秘方 五

[**组方**] 鲜芫荽 150 克，鲜胡萝卜 200 克，风栗（干板栗）150 克，鲜荸荠 100 克。

[**用法**] 先分别将芫荽、胡萝卜、风栗、荸荠洗净，然后切碎。把上 4 味料一同放入搪瓷锅或砂锅内，加水适量，煎沸后取汤 2 碗，去渣即成。以上为 1 日量，分作 2 次温热饮用，连用 3~5 日。

秘方 六

[**组方**] 鲜竹笋 50 克，薏苡仁 30 克，粳米 60 克。

[**用法**] 先将竹笋洗净切片，然后与洗净的薏苡仁、粳米共煮为粥。每日 3 次，随意服食。

口疮、鹅口疮

秘方 一

[**组方**] 白矾 7.5 克（烧灰），马牙硝 15 克（细研），朱砂 7.5 克（水飞）。

[**用法**] 上药和匀研细。每次用少许，取白鹅粪，以水搅取汁，调涂舌上、颊内。未用药时，先以消毒纱布揩拭舌上污垢，然后用药敷之。

秘方 二

[**组方**] 川黄连、黄芩、川黄柏各 30 克，地榆、青黛、孩儿茶各 25 克，五倍子、冰片各 15 克，枯矾 10 克。

[**用法**] 将上药共研为极细末，装瓶内备用。用时，取药末少许含于口中，每日 3 次。

秘方 三

[**组方**] 板蓝根 20 克，薄荷 5 克。

[**用法**] 煎汁，取一半搽洗患处，1 日 5~6 次，另一半分 2~3 次内服。

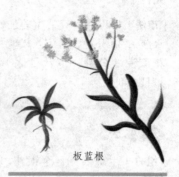

板蓝根

秘方 四

[**组方**] 黄连、薄荷、甘草各 1.5 克，五倍子 4.5 克。

[**用法**] 浓煎取汁 50 毫升，频涂口腔并服之。

秘方 五

[**组方**] 威灵仙 8 克。

[**用法**] 水煎服，或含漱，1 日 3~4 次。

[**备注**] 如果婴儿不能漱口，可用布蘸药洗涂口腔。

秘方 六

[**组方**] 黄连 3 克，金银花 6 克。

[**用法**] 水煎 3 次，取药液 50 毫升，加奶（1 次）20~30 毫升，饮服。

秘方 七

[组方] 白扁豆、玫瑰花各 6 克，生姜 2 片。

[用法] 先将白扁豆、生姜加水煎沸 30 分钟，再放入玫瑰花煎沸 3 分钟，取汁饮服。每日 1 剂。

秘方 八

[组方] 生草 3 克，金银花、花粉、焦麦芽各 6 克，黄芩、陈皮各 5 克，焦军 2.4 克。

[用法] 水煎服，每日 1 剂。

秘方 九

[组方] 青黛、黄连、乳香各 15 克，寒水石 9 克，冰片、硼砂各 6 克。

[用法] 将上药共研为细末，密闭贮存。用时，用纸筒将药末少许吹入口腔患处。

秘方 十

[组方] 灯芯草、败酱草、茯苓、白术各 6 克，桂枝 4 克，朱砂 0.5 克（冲服），黄连 3 克，生甘草 2 克。

[用法] 每日 1 剂，水煎，分 3~4 次服用，5 剂为 1 个疗程。

本方为 2 岁儿童用量，可按年龄酌情增减。

秘方 十一

[组方] 生地黄 6 克，麦冬 4 克，玄参 5 克，贝母、白芍、丹皮各 2 克，薄荷、甘草各 3 克。余热未清者加金银花、淡竹叶各 5 克。

[用法] 水煎服，每日 1 剂。

小儿痱子

秘方 一

[组方] 枇杷叶适量。

[用法] 煎汤。放浴水中洗浴。

秘方 二

[组方] 西瓜皮 120 克，苦瓜 60 克，猪苦胆 1 个。

[用法] 煎汤。早、晚外洗患处。

秘方 三

[组方] 鲜鱼腥草适量。

[用法] 清水洗后捣成泥状。用布包好涂搽患处，3~5 天即可治愈。每 2 天换药 1 次。

秘方 四

[组方] 鲜马齿苋 150 克。

[用法] 切碎，加水 200 克，煎 15 分钟，渣弃取汁。汁凉后外涂，每日 5~6 次。一般 2~3 天痱子即可消除。

秘方 五

[组方] 瓜叶适量。

[用法] 捣烂取汁，外搽皮肤。

秘方 六

[组方] 滑石、寒水石、生石膏、熟炉甘石各等份。

[用法] 研为极细粉，晒干瓶贮。每次沐浴或出汗后，以粉涂患处。

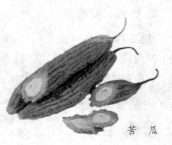

苦 瓜

惊风

秘方 一

[组方]桃仁 25 克，栀子 20 克，白面粉 30 克。

[用法]桃仁洗净，捣泥，栀子洗净，研末。将桃仁泥、栀子末与面粉混合，加入鸡蛋清，调匀。均匀涂于两足心，用纱布包扎固定。

秘方 二

[组方]僵蚕 10 克，炙全蝎 6 只，飞朱砂 5 克，轻粉 6 克。

[用法]共研为极细末，加青蒿虫（青蒿节间有小虫，须在秋分前后剥取）适量，捣和为丸，如绿豆大，每服 2~4 粒，每日 2~3 次。待热退搐止后，停服。

秘方 三

[组方]乌蛇肉（米醋浸，炙）、白僵蚕（炒）、防风、天麻、天南星（牛胆制）各 15 克，五灵脂、代赭石（煅，醋浸）各 7.5 克，全蝎（焙）、朱砂各 8 克。

[用法]上药共研为末，制丸，如梧桐子大每服 1 丸，急惊，荆芥汤调下；慢惊，用姜汤送下。

秘方 四

[组方]黄芪 45 克（生），党参 9 克，白术 6 克，甘草 6 克，当归 6 克，白芍 6 克，枣仁 9 克（炒），山萸 3 克，枸杞子 6 克，故纸 3 克，核桃 1 个（连皮打碎）。

[用法]上药以水煎服。

小儿夜啼

秘方 一

[组方]酸枣仁、川黄连、乌梅、焦山楂各 9 克，麦冬 3 克，生大黄 6 克（后下）。

[用法]将上药水煎，分 3 次口服，每日 1 剂。3 剂为 1 个疗程。

秘方 二

[组方]灯芯草、麻油适量。

[用法]将灯芯草蘸麻油烧成灰，每晚睡前将灰搽于小儿两眉毛上。

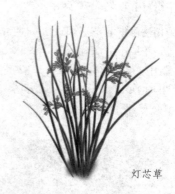

灯芯草

秘方 三

[组方]牵牛子 7 粒。

[用法]上药研末，用温水调成糊状，备用。于临睡前敷于肚脐上，用胶布或绷带固定。

秘方 四

[组方]木通 2.5 克，生地黄 4.5 克，黄连、甘草、灯芯草各 1.5 克。

[用法] 上药共研细末，加白蜜、沸水，调和成饼。敷贴两手心劳宫穴上。

秘方 五

[组方] 五倍子 1.5 克。

[用法] 上药加水浓煎 80 毫升，于睡前顿服，每日 1 剂。

秘方 六

[组方] 韭菜子 30 克。

[用法] 把韭菜子烘干，研成极细末，用水调成膏，放入脐中，外用纱布固定。12~24 小时换 1 次药，连续用药 3~4 日。

小儿流涎

秘方 一

[组方] 半夏（姜制）、陈皮、茯苓、生甘草、黄连（姜炒）各等份。

[用法] 用生姜为引，以水煎服。

秘方 二

[组方] 白术 6 克，益智仁 10 克，鸡内金 10 克。

[用法] 水煎服，日服 3 次。

秘方 三

[组方] 人参、白术、甘草、小茴各 15 克，干山药 30 克，檀香 3 克，乌梅肉 15 克，白豆蔻仁 15 克，缩砂仁 15 克，干木瓜 30 克。

[用法] 上药共研为细末，炼蜜为膏。每服如皂子大 1 丸，空腹时嚼服，或用温水吞下。

秘方 四

[组方] 白豆蔻仁、肉豆蔻（煨）、丁香、人参、木香各 30 克，白茯苓（去皮）、官桂（去粗皮）、白术、藿香叶、缩砂仁、甘草（炙）各 60 克，橘红（去白）、山药各 120 克。

[用法] 上药共研为细末，炼蜜成丸。每服如芡实大 1 丸，用米汤送下，不拘时候。

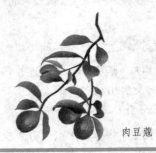

肉豆蔻

秘方 五

[组方] 生姜 2 片，神曲半块，食糖适量。

[用法] 上 3 味料同放罐内，加水稍煮即成。代茶随量饮用。

秘方 六

[组方] 黄连 4 克，孩儿茶 12 克，此为 3 岁以下儿童剂量。

[用法] 将上 2 药研细末，分 4 份，每早、晚各服 1 份，用梨汁或甘蔗汁 8~16 克将药粉搅匀吞服。

秘方 七

[组方] 大枣 5 枚，陈皮 5 克，竹叶 5 克。

[用法] 将大枣、陈皮、竹叶用水煎服。每日 1 次，分 2 次饮服，连服 3~5 次。

小儿遗尿

秘方 一

[组方] 五味子 4 克，补骨脂、肉豆蔻、吴茱萸、益智仁各 5 克，猪膀胱 1 具（去尿、洗净）。

[用法] 将上述药物（五味）装入猪膀胱内，并将其口扎好，同时用粗针头将猪膀胱扎数孔，放入锅内，加清水 1500 毫升，煮沸后约 1 小时去渣

及汤液，取猪膀胱切片食之。

秘方 二

[组方] 饴糖 2 匙，桂枝 15 克，白芍 10 克，甘草 10 克。

[用法] 先将三味中药煎汤，去渣，冲入饴糖。每日分 2 次服用。

秘方 三

[组方] 葱白 7 或 8 根，硫黄 50 克。

[用法] 共捣出汁。睡前敷于肚脐上，连续敷三夜。

秘方 四

[组方] 猪肚 1 个，白果 15 克，山药 50 克。

[用法] 先将猪肚切开，洗净，把白果放入猪肚中，加黄酒适量，放锅中加山药及水，炖熟加盐即可食用。

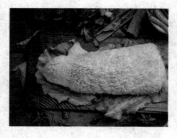

猪 肚

秘方 五

[组方] 益智仁 10 克，牛肉 30 克，盐、酱油、味精各适量。

[用法] 牛肉洗净，切小块，与益智仁同放入炖锅内炖，加适量酱油，隔水炖至肉熟烂。

秘方 六

[组方] 小麦 60 克，甘草 12 克，大枣 12 克，花粉 12 克，瞿麦 18 克。

[用法] 水煎服，每日 1 剂。

秘方 七

[组方] 仙茅 6 克，仙灵脾 6 克，巴戟天 4.5 克，桑螵蛸 4.5 克，金樱子 6 克，党参 9 克，黄 9 克，白术 6 克，益智仁 3 克，菖蒲 3 克。

[用法] 水煎服，隔日 1 剂。

秘方 八

[组方] 麻黄、钩藤、益智仁、桑螵蛸各 10 克（6 岁以下用量酌减）。

[用法] 于睡前 1 小时煎服，并在睡后每隔 1~2 小时唤醒患儿 1 次，连服 1 周为 1 个疗程。

流行性乙型脑炎

秘方 一

[组方] 梨汁、荸荠汁、鲜苇根汁、麦冬汁、藕汁各适量。

[用法] 将以上 5 汁和匀后频频饮服。

秘方 二

[组方] 淡竹叶适量。

[用法] 煎汁后加入适量白酒饮用。每次 10~20 毫升，每日 2 次。

秘方 三

[组方] 仙人掌球（俗名八卦红）、蜂蜜各适量。

[用法] 仙人掌球去皮，捣烂，取汁加蜂蜜调拌服用，连服数日。

秘方 四

[组方] 白扁豆 18 克，牛蒡子 15 克，淡豆豉、金银花各 9 克，大米 60 克。

[用法] 金银花、牛蒡子加水煎汤去渣，加白扁豆、淡豆豉、大米煮粥食用，并加入白糖调味。每日 1 剂，连服数剂。

秘方 五

[组方] 桑叶、菊花、连翘、苦杏仁、芦根各 30 克，桔梗 20 克，薄荷、甘草各 10 克，糯米酒 1000 毫升。

[用法] 将以上药材捣细，用酒浸于瓶中，封口，5 日后开取饮用。每次 15 毫升，每日早、晚各 1 次。

秘方 六

[组方] 金银花、紫花地丁、大青叶、板蓝根、贯众各 30~60 克，知母、连翘、苡米各 15 克。

[用法] 水煎，每日 3 剂，6 次分服，连服 6 日为佳。

小儿中耳炎

秘方 一

[组方] 葱白 5 根，蜂蜜 20 毫升。

[用法] 将葱白捣烂用蜂蜜浸泡半天，用一层纱布滤过，药液装瓶备用。使用前用过氧化氢冲洗患耳外耳道，用消毒干棉签揩干，用小玻璃管或麦秆吸药液滴入 3~4 滴，每天 2~3 次。滴药后用手轻轻按压患耳。

秘方 二

[组方] 槐花、菊花、绿茶各 3 克。

[用法] 上 3 味料沸水冲泡，代茶频饮。

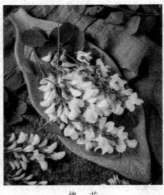

槐花

秘方 三

[组方] 冰片适量。

[用法] 将冰片放瓷碗内，上扣大小相同瓷碗 1 个，用胶布密封，用武火熏烤 3~5 分钟，冷却后开封刮霜。用时先清除耳内脓液，再以棉球蘸冰片霜塞入耳内，每日 1 次，5~7 日为 1 疗程。

秘方 四

[组方] 黄芩、黄柏 12 克，枯矾 6 克，冰片 3 克，麻油 500 毫升。

[用法] 将黄芩、黄柏放入麻油中浸泡 24 小时，置入铁锅

煎炸变为黑黄色，取出后研末，与枯矾、冰片细末同时放入麻油煮沸，过滤装瓶备用。使用时用棉签蘸药液涂抹外耳道，每天 1~2 次。

秘方 五

[组方] 鲜蒲公英全草。

[用法] 上药用清水洗净晾干，剪成碎片，捣成糊状，用双层消毒纱布包住用力拧挤取汁，干净器皿盛接。每日早、午、晚用滴管吸取药汁滴入耳孔。滴药前，先将耳道脓血清除干净。3~5 岁儿童每日用鲜蒲公英 3 株，6~10 岁儿童每日用 5 株，10 岁以上儿童每日用 7 株。

秘方 六

[组方] 黄连 5 克，高度白酒 25 毫升。

[用法] 黄连浸酒中 3 天后去渣，取药液滴耳中，每日 3 次。

小儿癫痫

秘方 一

[组方] 酒大黄 3 克，川朴 6 克，槟榔 10 克，莱菔子 6 克，广木香 3 克，麦芽 10

克，苍术3克，六神曲10克，陈皮6克，僵蚕10克，地龙6克，草河车6克，胆南星3克。

[**用法**] 水煎服，每日1剂。

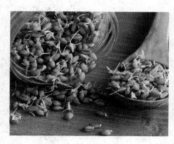

麦　芽

秘方 **二**

[**组方**] 黄瓜藤200克，小麦50克，冰糖适量。

[**用法**] 黄瓜藤洗净，切碎，加清水600毫升，用文火煎煮20分钟，去渣，加入小麦，慢火熬成粥，下冰糖。每日服2~3次，空腹服用。

秘方 **三**

[**组方**] 明天麻、钩藤、制天虫、地龙、陈胆星、当归、白芍、陈皮、茯苓、郁金各适量。

[**用法**] 水煎服，每日1剂。

秘方 **四**

[**组方**] 猪脑1具，虫草3克，

清水200毫升，精盐、姜丝、味精、麻油各适量。

[**用法**] 猪脑除净筋膜，洗净，放入砂锅内，加入姜丝、虫草和清水，文火炖熟，下精盐、味精，浇麻油调味。分2次空腹服用。

秘方 **五**

[**组方**] 红茶500克，明矾500克，糯米100克。

[**用法**] 先将糯米加水少许煎煮，待米开花后取用其汁，备用；红茶及明矾捣碎，研为细末，用糯米汁调匀，捏成丸，如黄豆大小。发病前服49粒，用浓茶水送下。

小儿肾炎

秘方 **一**

[**组方**] 茺蔚子5~10克，枸杞子15克，粳米50~100克。

[**用法**] 先煎枸杞子、茺蔚子，取汁弃渣，加入粳米，煮粥。每日分2次温服。

秘方 **二**

[**组方**] 茅根、薏苡仁、粳米各30克。

[**用法**] 先煎茅根，弃渣取汁，

加入淘净的薏苡仁、粳米，同煮为粥。每日2次，温服。

秘方 **三**

[**组方**] 鲜浮萍100克，黑豆50克。

[**用法**] 捞取新鲜浮萍100克，淘洗干净。把黑豆洗后用冷水浸泡1~2小时，再与浮萍同放入小锅内，加水适量，煎沸后弃渣取汤。以上为1日量，分2次温热饮服，连用5~7日。

秘方 **四**

[**组方**] 冬瓜皮、西瓜皮、白茅根各20克，玉米须15克，赤小豆200克。

[**用法**] 先把赤小豆放入砂锅内，加入温水适量，浸泡1~2小时；再把冬瓜皮、白茅根、西瓜皮、玉米须一同放入泡赤小豆的砂锅内，再加些冷水，煎沸后改用小火再煎半小时即成。以上为1日量，煎成后去渣，分作3次温热服用，直至水肿消退。

秘方 **五**

[**组方**] 干白茅根250克，白糖25克。

[**用法**] 将干白茅根洗净后切

碎，放入砂锅内，加水适量，煎汤弃渣，然后加入白糖，溶化后即可饮用。以上为1日量，分2~3次当茶温热饮用，连服1~2周，直至肾炎病止。

秘方 六

[组方] 生山药 500 克，大米粉 250 克，红绿丝 30 克，蜂蜜 50 克，白糖 100 克，芡粉 30 克，熟猪油适量。

[用法] 预先把蜂蜜、白糖、猪油、芡粉一并加热，熬成糖蜜汁备用。把生山药 500 克洗净后放入锅内蒸熟，然后剥去外皮，放入碗内，研烂。把山药与米粉和匀，揉成面团，然后压入木模内，做成小饼，上面放些红绿丝也可加些其他什锦果脯，上蒸锅蒸 20~30 分钟。取出山药米糕，趁热淋上一层糖蜜汁即可。每日 1~2 次，可作点心，随意服用。

[备注] 感冒发热期间忌食。

小儿疝气

秘方 一

[组方] 刘寄奴 35 克，甘草 3克，地龙（炒）7.5 克。

[用法] 用水 300 毫升，煎至 100 毫升，去渣，随时饮服。

秘方 二

[组方] 钩藤钩、茯神、茯苓、川芎、当归、木香、甘草白芍药各 3 克。

[用法] 上药共研为细末。每服 3 克，加生姜、大枣，略煎服。

秘方 三

[组方] 公丁香适量。

[用法] 上药研细末，过 100目筛，密封备用。取药粉填入脐中（令满），外以敷料盖上，胶布固定。2 天换药 1次，一般 4~6 次即可见效。

秘方 四

[组方] 生香附、木瓜、苏叶、橘红各 10 克。

[用法] 上药水煎、取汁，备用。用毛巾趁热浸湿药汁后外敷肿物处，每日 1 次，每次 15~30 分钟，治愈为止。

秘方 五

[组方] 乌梅肉、橘核仁、石榴皮、枳壳、川楝子、小茴香、向日葵杆内白心各 10克，吴茱萸 6 克，肉桂 3 克。

[用法] 上药为 1 剂量，水煎。3 岁以下小儿煎 1 次分 3 次服用；3 岁以上儿童每剂煎 2次，每天服 2~3 次。3 剂为 1疗程。

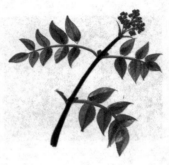

吴茱萸

蛔虫病

秘方 一

[组方] 杏仁 6 克，薏苡仁 15克，冬瓜仁 9 克，滑石 9 克，京半夏 6 克，厚朴 9 克，砂仁 6 克，黄连 3 克，乌梅 2枚，雷丸 12 克，川椒 2 克，甘草 6 克。

[用法] 水煎 2 次，取头汁，分 5 次 1 日服完。

秘方 二

[组方] 党参 9 克，炒白术 9克，干姜 6 克，乌梅 6 克，花椒 6 克，青皮、陈皮 6 克，焦三仙各 6 克，茯苓 9 克，炙甘草 3 克。

[**用法**] 每日 1 剂，水煎 2 次，分 2 次早、晚分服，连服 3 剂。

秘方 三

[**组方**] 使君子（炒香）6 克，炒榧子 9 克，乌梅 3 克，鹤虱、胡黄连各 6 克，槟榔 9 克，香附、厚朴各 6 克，甘草 3 克。

[**用法**] 水煎服，每日 1 剂（上方为 5 岁左右儿童用量）。

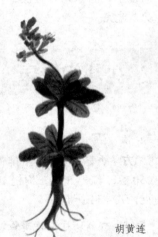

胡黄连

秘方 四

[**组方**] 炒使君子肉 6 克，花槟榔 6 克，乌梅 2 枚，苦楝根皮 9 克，贯众 6 克，甘草 3 克（5~8 岁量）。

[**用法**] 每剂煎 2 遍，混合煎汁约 50~80 毫升，于晚间

睡前或晨起空腹顿服，连服 2 天。

秘方 五

[**组方**] 川黄连 3 克（或胡黄连 6 克），乌梅 6 克，榧子 6 克，雷丸 6 克，芜荑 6 克，青皮 6 克，槟榔 9 克，使君子 9 克，川楝子 6 克，熟大黄 3 克，花椒 6 克。

[**用法**] 每日 1 剂，水煎 2 次，分 2 次早、晚空腹时服用，连服 2~3 剂。

蛲虫病

秘方 一

[**组方**] 苦楝子 1 个。

[**用法**] 将成熟苦楝子洗净，温开水泡软，去皮后塞入肛门，每晚睡前 1 次，连用 5 日。塞后卧床休息，第 2 天早，排出苦楝子。同床者需同时治疗。治疗期间，每天用开水浸洗内裤，以绝传染之源。

秘方 二

[**组方**] 百部 15 克，苦楝皮 10 克，乌梅 2 枚。

[**用法**] 上药加水煎 2 次，去渣后再浓缩成 50 克左右备

用。每晚睡前用棉球蘸药液塞肛门内。每晚 1 次，治愈为止。

秘方 三

[**组方**] 生百部、槟榔、苦楝根皮各 6 克，鹤虱 5 克。

[**用法**] 上药加水适量，煎 45 分钟左右，取煎液 10 毫升备用。用时先将肛门周围用温水洗涤，用棉球（穿 1 根粗线，留线头约 15 厘米长）蘸足药液（余药液涂于肛门周围），然后将棉球纳入肛门内约 4~6 厘米深处，留线头于肛门外。每夜临睡前用，次日晨起取去。连用 5 日为 1 个疗程。

秘方 四

[**组方**] 使君子仁、雷丸、蛇床子、鹤虱各等份。

[**用法**] 上药研为细末，炼蜜为丸，如枣核大小，备用。于临睡前取丸 1 粒纳入肛门内。

秘方 五

[**组方**] 苦参 30 克，百部 30 克，消毒药棉 30 克，雄黄末 6 克。

[**用法**] 前 3 味药合煮 2 小时，取药棉烘干，然后用雄黄末

6 克，拌和，做成 15~20 个小棉球。每晚将 1 个棉球塞入肛门内，连用 15~20 次。

绦虫病

[**组方**] 南瓜子 60 克，槟榔 60 克。

[**用法**] 先将南瓜子去皮捣烂，加入少许糖水，研成浆液，空腹顿服。隔 2 小时后，再服槟榔煎剂（槟榔 60 克，加水浓煎），服药后 5 小时左右，即见大便排出虫体，如不大便，可冲服玄明粉 10 克。

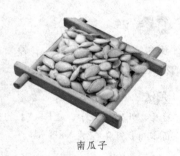

南瓜子

秘方 二

[**组方**] 生南瓜子仁 120 克，槟榔煎剂 200~300 毫升。

[**用法**] 清晨空腹，将南瓜子于 15~20 分钟内嚼碎服完，1~2 小时后服槟榔煎剂（槟榔 120~150 克，加水 500 毫升，煎 1 小时）。

小儿汗证

[**组方**] 猪肾（猪腰）1 对，胡萝卜 60 克。

[**用法**] 猪肾去网膜，切成腰花，胡萝卜洗净，切片，按常法加调料炒熟吃。

秘方 二

[**组方**] 泥鳅 90~120 克。

[**用法**] 用热水洗净泥鳅身上的黏液，开膛去内脏，用适量油煎至黄焦色，加水一碗半，煮至半碗，加盐调味。吃肉饮汤，每天 1 次，连服 3 天。

[**备注**] 上方对小儿缺钙、营养不良、佝偻病、自主神经功能紊乱等原因引起的盗汗效果较好，而对结核病、大脑发育不全引起的盗汗无效。

秘方 三

[**组方**] 小麦 25 克，红枣 5 枚，龙眼肉 10 克。

[**用法**] 水煮。每日分 2 次服用。

秘方 四

[**组方**] 浮小麦、黑豆各 20 克。

[**用法**] 水煎。每日分 2 次服用。

秘方 五

[**组方**] 小麦仁 60 克，糯米 30 克，大枣 15 枚，白糖少许。

[**用法**] 三味料共煮成粥，吃时加糖调味。每日 2 次，可分次吃完。

小儿佝偻病

秘方 一

[**组方**] 香菇 20 克，猪排骨 250 克，红枣 5 枚，枸杞 10 克，调味料适量。

[**用法**] 香菇切片，猪排骨切块，红枣去核，与枸杞同放于大瓷碗中，加入姜丝、精盐，上锅隔水蒸至酥烂，放味精，淋麻油调味。分 1~2 次趁热服用。

秘方 二

[**组方**] 鸡蛋壳、龟板各等份。

[**用法**] 将鸡蛋壳焙干，龟板

焙黄，趁热放入醋中浸泡片刻，取出晒干，与鸡蛋壳共研细末。每次 3~6 克，用温开水或米汤调服。

秘方 三

[组方] 鸡蛋壳 30~50 克，大米 50 克，麦芽、谷芽各 10 克，白糖少许。

[用法] 将鸡蛋壳洗净，研成极细粉末。大米、谷芽、麦芽淘洗净入锅，加水适量，先用武火煮沸，后用文火煮粥将熟时，放入蛋壳粉、白糖，再煮 3~5 分钟即成。每日分 2~3 次服用。

秘方 四

[组方] 鲜河虾仁 50 克，鸡蛋 1 只，精盐、味精适量，粳米 100 克。

[用法] 虾仁洗净，剁成酱；鸡蛋去壳、打匀；粳米洗净，入锅加水适量煮至将熟；放入虾仁酱、鸡蛋，搅匀，烧熟成粥，加入调料即可。每日 3 次，温服。

秘方 五

[组方] 蚕蛹 20 克，银耳 10 克，鸡蛋 1 个，鸡汤一碗。

[用法] 将蚕蛹去皮加葱、盐、味精捣成泥，拌入泡发洗净

的银耳，撒上火腿末和香菜，倒入鸡蛋清，上屉蒸熟，浇上鸡汤即成，食用。

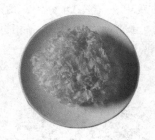

银 耳

秘方 六

[组方] 鸽子 1 只，枸杞子 30 克，杜仲 15 克。

[用法] 鸽子去毛及内脏，加枸杞子、杜仲，煎水取汁饮用，并食鸽子肉，连食 1 周。

秘方 七

[组方] 鲜牡蛎肉 100 克，面条适量。

[用法] 将牡蛎肉与面条及调味品同煮熟，当点心吃。

小儿营养不良

秘方 一

[组方] 鲜扁蓄 60 克。

[用法] 水煎服，每日 1 剂。

秘方 二

[组方] 爵床（又名疳积草）15 克，猪肝 50 克。

[用法] 爵床、猪肝同煎，去渣，食肝饮汤，每日 1 剂。

秘方 三

[组方] 莱菔子（炒熟）9 克，芒硝（碾碎）18 克。

[用法] 用布袋装好，贴在中脘部。

秘方 四

[组方] 使君子、槟榔各 15 克，苦楝根第 2 层皮 30 克。

[用法] 共研成末，每日服 3 克，开水冲白糖服用。

秘方 五

[组方] 饭焦锅巴适量，砂仁 1 克，蜂蜜适量。

[用法] 以上药物研碎，温开水调服，每日 1 次。

新生儿黄疸

秘方 一

[组方] 茵陈 10~20 克，郁金、枳实、茯苓、威灵仙各 6~10 克。

[用法] 每天 1 剂，水煎浓缩为 80~100 毫升，加糖适量，不拘时服用，少量多饮。

秘方 二

[组方] 稻草根 1 把。

[用法] 洗净，水煎，每次服 1~2 匙，随时服用，每日 1 剂，连服数日至痊愈。

秘方 三

[组方] 绵茵陈、丹参各 15 克，车前子 6 克，甘草 3 克。

[用法] 1 日 1 剂，水煎至 80~100 毫升，分 3~5 次口服。

秘方 四

[组方] 生麦芽 9 克，茵陈 12~15 克，金钱草 9 克，穿肠草 6 克，通草、黄柏各 3 克。

[用法] 水煎服，随症加减。

秘方 五

[组方] 茵陈 15~30 克，栀子 6~9 克，黄连 3 克，郁金 12~15 克，白蔻 6 克，香附 15~30 克，苏梗 9 克，金钱

草 30 克，满天星 3 克，花斑方竹 30 克。

[用法] 将诸药浸泡 5~10 分钟后用文火煎 10 分钟，取汁。按小儿年龄给药，每日服 4 次，4 小时服一次。

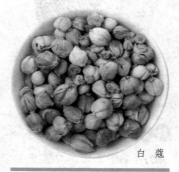

白蔻

秘方 六

[组方] 茵陈 6 克，红枣 5 个。

[用法] 水煎，随时服用，每日 1 剂，连服 1 周左右，直至黄疸消退。

小儿睾丸鞘膜积液

秘方 一

[组方] 桃仁、川牛膝、地龙、荆芥穗、甘草各 3 克，红花 1.5 克，益母草、茯苓各 6

克，车前子、泽泻各 5 克，麻黄 0.9 克。药量为 2~3 岁儿童的药量。

[用法] 水煎服，每日 1 剂。

秘方 二

[组方] 牡蛎 30 克（先煎）、党参、泽泻、生黄芪、法半夏、白术各 10 克，鸡内金、谷芽、麦芽各 8 克，陈皮、生甘草各 5 克。

[用法] 将上药水煎 3 次后合并药液，分 2~3 次口服，每日 1 剂，10 剂为 1 个疗程。间隔 2~3 天，再服下 1 个疗程。

秘方 三

[组方] 肉桂、冰片各等份。

[用法] 上药共研细末，备用。用黑膏药（由香油、黄丹熬成）1 张，取药粉适量撒于药膏上，贴敷患处，若膏药破裂可重盖 1 张，1 周换药 1 次，以治愈为度。

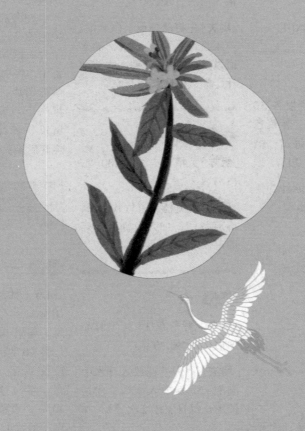

鼻咽癌

秘方 一

[组方] 猕猴桃 2 个，酸牛奶 200 毫升。

[用法] 每天食用，饮用。

秘方 二

[组方] 雪梨干、芦根各 50 克，天花粉、玄参、荠菜各 25 克，麦门冬、生地黄、桔梗各 15 克，杭白菊 20 克。

[用法] 同煎，去渣取汁，每日 1 次，分 2 次温服。

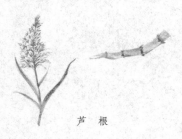

芦根

秘方 三

[组方] 冬瓜皮 60 克，冬瓜子 60 克，蚕豆 60 克。

[用法] 将上述食物放入锅内加水 3 碗煎至 1 碗，再加入适当调料即成，去渣饮用。

秘方 四

[组方] 蒲公英 30 克，白茅根 50 克，芦根 50 克。

[用法] 先将蒲公英、白茅根、芦根洗净，放入砂锅，加水适量，煎煮 30 分钟，去渣滤汁，频数饮服，当日吃完。

秘方 五

[组方] 黄精、玉竹各 100 克，白糖适量。

[用法] 将黄精、玉竹共煎汤，待凉备用，加入白糖混匀后即可饮用。

秘方 六

[组方] 野菊花 15 克（鲜品加倍），冰糖 20 克。

[用法] 将野菊花放入开水中沏泡，凉后放入冰糖，代茶饮用，每日服用 2 次。

秘方 七

[组方] 海蜇头 350 克，芦笋、火腿各 25 克，黄瓜 50 克，冬菇 3 个，碱 5 克，调料适量。

[用法] 先将碱面和花生油用开水冲沏成白色，海蜇头洗净泡水 5 分钟，变软捞出，撕去衣膜切成片，泡入温水备用，将火腿、黄瓜、芦笋、冬瓜切片，水烧沸后加入海蜇头、芦笋、火腿、冬菇、黄瓜、姜汁、味精、酱油，烧开后撇去浮沫即可食用。

喉癌

秘方 一

[组方] 牡丹皮 10 克，栀子 10 克，赤芍 10 克，白芍 10 克，柴胡 10 克，郁金 10 克，丹参 10 克，橘核 10 克，荔枝核 10 克，白花蛇舌草 10 克，半枝莲 10 克，薏苡仁 30 克，黄精 15 克，百合 15 克，玉竹 15 克，竹茹 10 克，车前草 30 克，炒扁豆 15 克，莲子肉 15 克，甘草 6 克。

[用法] 水煎服，每天 2 次，每日 1 剂。

二

[组方] 硼砂、玉丹、黄柏、雄黄、蒲黄、白芷、冰片、甘草、薄荷各等份。

[用法] 先把雄黄末研至极细；加入玉丹、白芷同研，研至无声；再加入硼砂粉末同研；研细后再加入黄柏末、蒲黄末、甘草末、薄荷末同研；最后加入冰片，研至极细、无声为度。每2小时吹1次药粉于喉头。

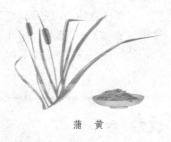

蒲 黄

 三

[组方] 百合30克，白茅根15克，玄参15克，金银花30克，车前草30克，野菊花20克，牡丹皮10克，玉蝴蝶6克，黄芩10克，土贝母10克，僵蚕10克。

[用法] 水煎服，每天2次，每日1剂。

鳖甲10克，露蜂房10克，延胡索10克，黄药子10克，重楼10克。

[用法] 水煎服，每天2次，每日1剂。15剂为一疗程，用半年后复查1次。

 五

[组方] 金银花15克，连翘15克，栀子15克，黄芩10克，黄连5克，玄参15克，生大黄10克，山豆根10克，锦灯笼15克，半枝莲15克，白花蛇舌草15克，猫人参15克，蒲公英15克，冬凌草10克，生甘草6克。

[用法] 水煎服，每天2次，每日1剂。

秘方 **六**

[组方] 赤芍6克，丹参、半枝莲、山慈菇各15克，川贝、瓜蒌仁、木香、郁金、黄药子、生大黄、白花蛇舌草各10克。

[用法] 水煎服，每天2次，每日1剂。

上颌窦癌

秘方 **一**

[组方] 白芷10克，薄荷10

克，辛夷花20克，苍耳子20克，黄芩20克，连翘20克，菊花20克，葛根10克，半枝莲30克，当归20克，川芎20克，丹参30克，女贞子60克。

[用法] 水煎服，每天2次，每日1剂。同时配合放化疗。

秘方 **二**

[组方] 蒲公英20克，太子参20克，北沙参20克，麦门冬20克，玄参20克，金银花15克，连翘15克，天花粉15克，枸杞子15克，制何首乌15克，山豆根10克，山慈菇10克，牡丹皮10克，西洋参10克，陈皮10克，升麻10克。

[用法] 每日1剂，每剂两煎，留汁混合，分3次服用。服药前用温开水将口腔、鼻咽分泌物冲洗干净，服用时尽量延长药物与黏膜接触时间，缓慢咽下。

秘方 **三**

[组方] 黄芪25克，当归10克，川芎10克，赤芍10克，地龙10克，桃仁10克，红花6克，黄连10克，黄芩6克，白花蛇舌草15克。

[用法] 水煎服，每天2次，每日1剂。连续3个月为一

疗程，坚持用药 3~6 个疗程。

 秘方 四

[组方] 黄芪 30 克，当归 20 克，太子参 15 克，熟地黄 18 克，砂仁 6 克，玄参 15 克，薏苡仁 30 克，制何首乌 30 克，枸杞子 15 克，女贞子 15 克，炒白术 15 克，山药 15 克，焦山楂 30 克，金银花 20 克，菊花 20 克，连翘 15 克，山豆根 15 克，板蓝根 12 克。

[用法] 水煎服，每天 2 次，每日 1 剂。

脑瘤

 秘方 一

[组方] 龙眼肉 30 克，西洋参 10 克，蜂蜜少许。

[用法] 龙眼肉、西洋参、蜂蜜放入杯中，加凉开水少许，置沸水锅内蒸 40~50 分钟即成。每日早、晚口服。龙眼肉和西洋参亦可吃下。

 秘方 二

[组方] 田七 10 克，香菇 5 克，仔母鸡 250 克，大枣 10 枚，调料若干。

[用法] 田七切片，香菇切丝，

大枣去核，将香油、盐、生姜、葱白及以上原料放入鸡腹内，鸡放入炖盅中，隔水蒸至鸡肉熟烂即可。

 秘方 三

[组方] 冬菇 5 个，鸡肉 60 克，粟米片 30 克，葱 1 根。

[用法] 将冬菇浸软，洗净，切细粒；粟米片用清水适量调糊；鸡肉洗净，切粒；葱去须洗净，切葱花。把粟米糊放入沸水锅内，文火煮 5 分钟后放鸡肉粒、冬菇粒煮 3 分钟，放葱花，调味，再煮沸即可。随量饮用。

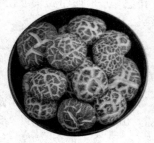

冬 菇

 秘方 四

[组方] 桃仁 10 克，泽兰叶 12 克，团鱼 1 只（约 300 克），生姜 10 克，食盐、大蒜、葱段、味精各适量。

[用法] 将桃仁、泽兰叶研末；团鱼用热水烫，使其排尽尿液，切开去除肠杂，将药末纳进团鱼腹内（团鱼与肉同

用），放进砂锅中，加水适量，先用武火烧沸，再用文火慢炖，至熟烂后掺加调料调味服食。隔日 1 剂，分 3 次食完，食鱼饮汤，持续服食 5~7 日。

 秘方 五

[组方] 鸡血藤 30 克，白花蛇舌草 50 克，鸡蛋 3 个。

[用法] 将上物一并放进砂锅中煎煮，慢火煮至鸡蛋熟后，剥壳再煮约 30 分钟即可食用。食鸡蛋饮汤。逐日 1 剂，分 3 次食完，持续服食 5~7 日。

 秘方 六

[组方] 川芎 10 克，赤芍 12 克，白花蛇舌草 30 克，郁金 10 克，粳米 150 克，红糖适量。

[用法] 前四味料放进砂锅中，加水适量煎煮，慢火煎煮 1 小时后过滤去渣，取汁备用；粳米洗净，置锅中，加水适量煮粥，先用武火烧沸，再用文火慢煮，至粥熟后，放进药汁与红糖，再煮 1~2 沸，逐日 1 剂，分 2 次食完，持续服食 5~7 日。

食管癌

秘方 一

[组方] 黄芪 30~100 克，赤芍、川芎各 15~30 克，当归、地龙各 30~60 克。

[用法] 水煎服，每天 2 次，每日 1 剂。

秘方 二

[组方] 黄芪 45 克，太子参 30 克，麦门冬白术、茯苓各 15 克，北沙参 12 克，石斛 10 克，桃仁 15 克，红花 10 克，甘草 6 克。

[用法] 水煎服，每天 2 次，每日 1 剂。

秘方 三

[组方] 威灵仙 1 把，醋和蜜各半盏。

[用法] 煎 5 分钟，服之，吐出宿痰效佳。

秘方 四

[组方] 韭菜汁、梨汁、人乳各 1 盅。

[用法] 混在一起，蒸熟服之。

秘方 五

[组方] 党参、全瓜蒌、郁金、赤芍各 15 克，黄芪 20 克，生半夏、海藻、昆布、桃仁各 10 克，代赭石、白花蛇舌草、半支莲各 30 克。

[用法] 水煎服，每天 2 次，每日 1 剂。

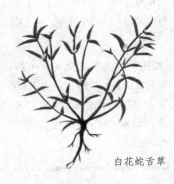

白花蛇舌草

秘方 六

[组方] 芦根 60~120 克（煎汤代水泡余药），炒山栀 10 克，干姜 10 克，丹参 30 克，莪术 10 克，水蛭 10 克，苏半夏 10 克，白芍 20 克，大枣 3 枚，生姜 5 片，炙甘草 6 克。

[用法] 水煎服，每天 2 次，每日 1 剂，15 天为 1 个疗程。

[用法] 上药制成浸膏干粉，每天服 4 次，每次 3 克。

胃癌

秘方 一

[组方] 芝麻 6 克，粳米 30 克，蜂蜜适量。

[用法] 将芝麻炒香，待米煮粥即将熟时加入，再加蜂蜜调匀即成。每日 1 次。

秘方 二

[组方] 芝麻、桃仁各 20 克，粳米 80 克。

[用法] 用芝麻、桃仁和糯米共同煮粥即成。隔日 1 次。

秘方 三

[组方] 莱菔子 30 克，粳米适量。

[用法] 先将莱菔子炒熟，再

与粳米共煮成粥。每日 1 次，早餐服食。

 四

[**组方**] 生韭菜适量，牛奶 200 毫升，生姜汁 250 毫升。

[**用法**] 韭菜洗净绞汁，每次用韭汁 100 毫升，兑牛奶烧开，冲入姜汁缓缓咽下，每日频服。

 五

[**组方**] 枸杞子 40 克，瘦猪肉 150 克，甲鱼 500 克。

[**用法**] 将枸杞子洗净，猪肉切成细丝，甲鱼去内脏切块，齐放锅内，加水适量炖熟，撒食盐等调味，佐餐。每日适量常服。

秘方 **六**

[**组方**] 花生连红衣 250 克，大枣 5 枚，桂圆肉 12 克。

[**用法**] 大枣去核，与花生、桂圆一起加水煮熟即可。每日 1 次。

秘方 **七**

[**组方**] 鸭子（1000 克），枸杞子 50 克，松子 50 克，糯米 30 克，丁香、陈皮适量。

[**用法**] 将鸭子洗净去内脏，将枸杞子、松子、糯米等填入鸭腹内，放入丁香末和陈皮丁封好，放入酒、盐、调料等，蒸熟即可。

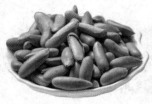

松 子

直肠癌

秘方 **一**

[**组方**] 黄芪 50 克，红枣 10 枚，瘦猪肉适量，红藤 100 克。

[**用法**] 黄芪与红藤加水 1000 毫升，大火煮沸，然后用文火煎 30 分钟，取汁与红枣及猪肉同炖至烂即可。食肉喝汤。

秘方 **二**

[**组方**] 野葡萄根、蚤休、半枝莲、土贝母、凤尾草各 25 克，藤梨根 100 克，水杨梅根 9 克，黄药子、白茅根各 50 克，白糖 25 克。

[**用法**] 将上述药物洗干净，放入砂锅内，加水适量，将

砂锅置大火上烧沸，再用小火煎煮 25 分钟，停火，滤渣，在汁液内加入白糖搅匀即成。每日 3 次，每次饮 150 毫升。

秘方 **三**

[**组方**] 猪直肠 30 厘米，槐花 20 克，料酒 6 毫升，盐、味精各 3 克，姜、葱各 6 克。

[**用法**] 将猪直肠用盐揉洗干净，槐花洗干净，姜拍破，葱切段；槐花、料酒、盐、味精拌匀，装入猪直肠内，扎紧两头口；把猪直肠放入炖锅内，加入姜、葱、料酒、水，烧沸，再用小火煎煮 40 分钟，停火，捞出直肠，切段，再放入汤内烧沸，加少许盐、味精，拌匀即成。每日 1 次，吃肠喝汤，佐餐食用。

秘方 **四**

[**组方**] 龙葵 15 克，白糖 30 克。

[**用法**] 将龙葵洗净，放入砂锅内，加水适量；随后将砂锅置大火上烧沸，再用小火煎煮 25 分钟，过滤去渣，留汁液，在汁液内加入白糖搅匀即成。每日 3 次，每次 100~150 克。

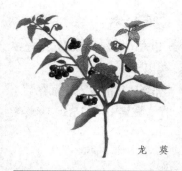

龙 葵

秘方 五

[组方] 夏枯草 90 克，黄糖 5~8 块（或乌黑糖 150 克）。

[用法] 将夏枯草洗净放入砂锅内，加水 1500 克，煎煮去渣，取药液，在药液中加入黄糖和药水，煎煮 30 分钟即成。代茶频饮。

秘方 六

[组方] 金银花藤、半枝莲、龙葵各 50 克，白花蛇舌草 100 克，白糖 30 克。

[用法] 将白花蛇舌草、龙葵、半枝莲、金银花藤洗净，放入砂锅，加水适量；将砂锅置大火上烧沸，再用小火煎煮 25 分钟，停火，过滤去渣，留汁液，在汁液内加入白糖搅匀即成。每日 3 次，每次饮 150 毫升。

秘方 七

[组方] 白花蛇舌草、白茅根

各 200 克，白糖 30 克。

[用法] 将上 2 味药洗净放入锅中，加水适量，置大火上烧沸，再用小火煎煮 25 分钟，停火，过滤去渣，在汁液内加入白糖搅匀即成。每日 3 次，每次饮 150 毫升。

大肠癌

秘方 一

[组方] 黄芪 3 克，党参 20 克，薏苡仁 30 克，白术 15 克，茯苓 12 克，陈皮 6 克，木香 9 克（后下），白花蛇舌草 30 克，半枝莲 20 克，蒲公英 25 克，徐长卿 15 克。

[用法] 水煎服，每天 2 次，每日 1 剂。21 天为 1 个周期。

秘方 二

[组方] 八月札 15 克，木香 9 克，红藤 15 克，白花蛇舌草 30 克，菝葜 30 克，野葡萄藤 30 克，苦参 15 克，薏苡仁 30 克，丹参 15 克，蟅虫 9 克，乌梅 9 克，瓜蒌仁 30 克，白毛藤 30 克，凤尾草 15 克，贯众炭 30 克，半枝莲 30 克。

[用法] 每日 1 剂，水煎服。

并将本方煎剂 1/3（约 200 毫升）保留灌肠。

秘方 三

[组方] 槐角 15 克，地榆 15 克，黄芩 10 克，金银花 15 克，薏苡仁 30 克，枳壳 15 克，归尾 15 克。

[用法] 水煎服，每天 2 次，每日 1 剂。

秘方 四

[组方] 当归 10 克，苍术 9 克，枳壳 10 克，黄芩 10 克，黄连 6 克，厚朴 10 克，槟榔 10 克，生黄芪 30 克，木香 6 克，川芎 6 克，生薏苡仁 30 克，陈皮 10 克，防风 12 克，甘草 6 克。

[用法] 每日 1 剂，水煎服。

秘方 五

[组方] 生黄芪 30 克，白茯苓 15 克，焦白术 15 克，生薏苡仁 12 克，太子参 15 克，八月札 15 克，藤梨根 30 克，夏枯草 12 克，白花蛇舌草 30 克，菝葜 30 克，野葡萄藤 30 克，红藤 15 克。

[用法] 水煎服，每天 2 次，每日 1 剂。

肝癌

秘方 一

[组方] 青果 20 克，陈皮 20 克。

[用法] 陈皮、青果分别洗净，置锅中，加清水 500 毫升，急火煮 3 分钟，改文火煮 20 分钟，滤渣取汁，分次服用。

秘方 二

[组方] 银耳 20 克，燕窝 20 克，瘦肉 50 克。

[用法] 瘦肉洗净，切成小块，置锅中，加清水 1000 毫升，加燕窝、银耳，急火煮开，去浮沫，加黄酒、食盐，文火煮 20 分钟，调味即可食用。

秘方 三

[组方] 桃仁 20 克，粳米 50 克。

[用法] 桃仁洗净，捣碎，置锅中，加清水 1000 毫升，加粳米，急火煮 5 分钟，改文火煮 30 分钟，分次服用。

秘方 四

[组方] 香薷 30 克，刀豆子 30 克，猪肝 60 克，粳米 60 克，葱、姜、香油、食盐少许。

[用法] 温水泡发香薷，猪肝切成小丁。香薷浸出液沉淀，过滤备用。香油下锅烧热，放入刀豆子、猪肝、香薷，煸炒后，再加黄酒、盐、葱、姜炒，入味；粳米淘净，下锅加水，煮成稀粥后加刀豆、猪肝等原料，再煮片刻即可食用。

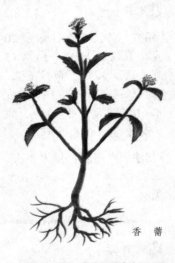

香薷

秘方 五

[组方] 薏苡仁 10 克，淡豆豉 10 克。

[用法] 淡豆豉、薏苡仁分别洗净，共置锅中，加清水 500 毫升，急火煮 5 分钟，文火煮 30 分钟，去渣取汁，分次食用。

秘方 六

[组方] 老丝瓜 20 克，金银花 10 克。

[用法] 金银花、丝瓜分别洗净，置锅中，加清水 1000 毫升，急火煮 3 分钟，改文火煮 20 分钟，滤渣取汁，分次服之。

胰腺癌

秘方 一

[组方] 党参 24 克，白术 15 克，茯苓 20 克，木香、焦麦芽、焦神曲、焦山楂、砂仁各 10 克，柴胡 12 克，陈皮 10 克，法半夏 12 克，八月札、生薏苡仁各 30 克。

[用法] 每日 1 剂，水煎，分 3 次服用。

秘方 二

[组方] 青黛、人工牛黄各 12 克，紫金锭 6 克，野菊花 60 克。

[用法] 上药共研细末。每次服 3 克，每日 3 次。

[备注] 清热解毒，消肿散结。主治胰头癌。

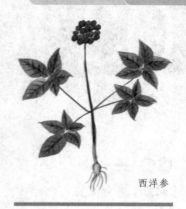

西洋参

秘方 三

[**组方**] 龙葵、白英、蛇果草、铁树叶、凤尾草、黄毛耳草各 30 克，白花蛇舌草 60 克，岩柏 24 克。

[**用法**] 水煎服，日服 2 次。

秘方 四

[**组方**] 鸡内金 30 克，青黛、人工牛黄各 15 克，紫金锭 10 克，野菊花 60 克，蚤休、三七各 30 克。

[**用法**] 共研细末，每日 3 次，每次 2 克。

秘方 五

[**组方**] 冰片 15 克，白酒适量。

[**用法**] 将冰片溶于白酒中，装瓶备用。用棉签蘸此药酒搽涂疼痛部位。

[**备注**] 止痛效果不亚于吗啡、哌替啶。对胰腺癌剧痛者一般 10 分钟左右见效。

胆囊癌

秘方 一

[**组方**] 金钱草 80 克（鲜者 200 克），金银花 60 克（鲜品 150 克），瘦猪肉 600 克，黄酒 20 克。

[**用法**] 将金钱草与金银花用纱布包好，同猪肉块一同加水浸没，武火烧开后加黄酒，文火炖 2 小时，取出药包。饮汤食肉，每次 1 小碗，日服 2 次。过夜煮沸，3 日内服完。

秘方 二

[**组方**] 花生米、大枣各 30~50 克。

[**用法**] 先煮之，熟时再加入洗净的粳米 100 克煮成粥，食用前拌入洗净切碎的适量西红柿，每日 1~2 次。

秘方 三

[**组方**] 白茅根 50 克，三七 10 克，猪肝 250 克，绍酒、生姜、葱、盐适量。

[**用法**] 将猪肝切片，田七磨成粗粉备用，白茅根水煎半小时取汁，药汁中加入田七粉、猪肝、生姜、葱、绍酒，再煎煮，加入盐搅匀即可。

秘方 四

[**组方**] 西洋参 3 克，麦冬 10 克，均切碎，加大米 100 克。

[**用法**] 同煮粥，作早餐食用。

秘方 五

[**组方**] 乌梅 250 克，虎杖 500 克，蜂蜜 1000 克。

[**用法**] 将乌梅、虎杖洗净，水浸 1 小时，再用瓦罐加水适量，文火慢煎 1 小时，滤出头汁 500 毫升，加水再煎，滤出二汁 300 毫升；将药汁与蜂蜜放入锅中，文火煎 5 分钟，冷却装瓶。每服 1 汤匙，饭后开水冲服，日服 2 次，3 个月为 1 疗程。

秘方 六

[**组方**] 猪苦胆 10 个（连同胆汁），绿豆 250 克，甘草 50 克。

[**用法**] 将绿豆分别装于苦胆中，用线缝紧，洗净苦胆外污物，放入锅内蒸约 2 小时，取出捣烂，再用甘草煎汁混合，制丸，每日早、中、晚各服 1 丸，10 天为 1 疗程。

肾肿瘤

秘方 一

[**组方**]燕窝 6 克，西洋参 9 克。

[**用法**]燕窝用温水泡后去燕毛，西洋参切片，加清水适量，隔水炖 12 小时后服用。

秘方 二

[**组方**]雪梨汁 1 份，甘蔗汁 2 份，荸荠 1 份。

[**用法**]三者和匀冷服，或加热后温服。

秘方 三

[**组方**]茯苓 25 克，赤小豆 30 克，大枣 10 枚，粳米 100 克。

[**用法**]先将赤小豆用冷水浸泡半日后，同茯苓、大枣、粳米煮为粥。早晚餐温服食用。

秘方 四

[**组方**]玉米须 30 克，车前叶 30 克，葱白 1 根，粳米 100 克。

[**用法**]将洗干净的车前叶切碎后放入砂锅，然后放进玉米须和葱白，加适量水，用小火煎 60 分钟；去渣，再加入洗好的米，添些水熬粥，过 40~50 分钟即可出锅。每日 1 剂，分早晚 2 次服用，7 日为 1 个疗程。

秘方 五

[**组方**]新鲜荠菜 250 克，粳米 50 克。

[**用法**]将荠菜洗净切碎，与粳米煮粥食用，每天 1 剂。

秘方 六

[**组方**]灯芯花 5~8 扎，鲫鱼 1~2 条，白米 30 克。

[**用法**]将鲫鱼去鳞和内脏，用纱布包好，与灯芯花、白米同煮成粥。连服 2~4 次。

秘方 七

[**组方**]黄芪 60 克，粳米 50 克，红糖少许。

[**用法**]先将黄芪加水煎煮 40 分钟，取药汁与粳米共同煮粥，加入红糖烊化后食用，每天 2 次，早晚各 1 次。

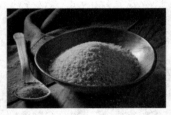

红 糖

膀胱癌

秘方 一

[**组方**]生黄芪 20 克，当归 10 克，丹参 10 克，炒党参 15 克，鳖甲（先煎）10 克，金荞麦 15 克，野葡萄藤 30 克，山慈菇 15 克，三棱 15 克，莪术 15 克，白花蛇舌草 30 克，女贞子 15 克，生地黄 15 克，露蜂房 10 克。

[**用法**]水煎服，每天 2 次，每日 1 剂。

秘方 二

[组方] 当归、赤芍、蝉蜕、海金沙、薏苡仁各 10 克，土茯苓、百部、金钱草、滑石（布包）、苦丁茶、牛膝、牵牛子各 15 克，菟丝子 20 克，琥珀 1 克（冲服），斑蝥 2 个，蛤蚧 3 条。

[用法] 水煎服，每天 2 次，每日 1 剂。

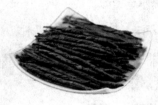

苦丁茶

秘方 三

[组方] 猪苓、白花蛇舌草、重楼、半枝莲、扁蓄、制黄柏各 30 克，薏苡仁 50 克。

[用法] 将上药加水 1000 毫升，煎 30 分钟后滤取药液，再加水 800 毫升煎 20 分钟后滤取药液，将上述两次煎液合并后，灌洗膀胱。患者在左、右侧卧位，俯、仰卧位上轮流改变体位，每周灌洗 1 次，每一体位保持 15 分钟。

秘方 四

[组方] 炙黄芪 30 克，党参 30 克，白术 12 克，茯苓 12 克，升麻 6 克，柴胡 9 克，菟丝子 30 克，补骨脂 12 克，熟附子 12 克，生、熟地黄各 12 克，山药 12 克，鹿角片 12 克。

[用法] 水煎服，每天 2 次，每日 1 剂。同时配合西医治疗方案。

秘方 五

[组方] 瞿麦 12 克，扁蓄 12 克，车前子（包煎）12 克，滑石 12 克，金钱草 30 克，山栀 9 克，木通 3 克，大黄 12 克，甘草梢 3 克，灯芯草 9 克，草薢 12 克，台乌药 12 克。

[用法] 每日 1 剂，水煎温服。

秘方 六

[组方] 干蜀葵 40 克（或鲜蜀葵全株 100 克）。

[用法] 水煎服，每天 2 次，每日 1 剂。症状好转后，改用干蜀葵花 10~20 克泡茶饮用。

前列腺肿瘤

秘方 一

[组方] 炒杜仲 20 克，牛膝 20 克，巴戟天 20 克，羊肾 1 对。

[用法] 先将羊肾去脂膜，共煮，熟后加盐、姜等调味，食肉饮汤。

秘方 二

[组方] 熟附子 20 克，干姜 100 克，山楂 50 克，肉桂 5 克，牛肉 500 克。

[用法] 牛肉洗净切块，将熟附子、山楂放入砂锅，上面放牛肉，加清水和调料，不加酱油，炖烂后取肉弃渣即可食用。

秘方 三

[组方] 绿豆，车前子。

[用法] 将车前子用细纱布包好，绿豆淘洗干净，同置锅中加水烧开，改用小火煮至豆烂，去车前子即可饮用。

秘方 四

[组方] 羊肾一对，肉苁蓉。

[用法] 将羊肾洗净切开，剥去中间筋膜，切成薄片，肉苁蓉用酒浸泡一夜，去皱切片，锅中放水烧开，加佐料，烧开后微火略煮即可。

五

[**组方**] 白花蛇舌草 50 克，半枝莲 50 克，半边莲 50 克，白茅根 50 克。

[**用法**] 每天一剂，水煎服。

阴茎癌

 一

[**组方**] 菟丝子 10 克、金樱子 15 克、枸杞子 15 克、车前子 15 克、生地黄 15 克、牛膝 15 克、五味子 10 克、麦小豆 10 克。

[**用法**] 水煎服，每天一剂。

[**备注**] 主治肾亏型阴茎癌。

秘方 二

[**组方**] 山慈菇 30 克，丝瓜络 500 克，海藻 3 克。

[**用法**] 逐日 1 剂，水煎服。

[**备注**] 本方清热通络、化痰散结，适用于阴茎癌患者。

秘方 三

[**组方**] 土茯苓 60 克、金银花 12 克、威灵仙 10 克、白藓皮 10 克、丹参 6 克、苍耳子 15 克。

[**用法**] 水煎服，每天一剂。

[**备注**] 另用茶叶加盐适量煎汁外洗局部。

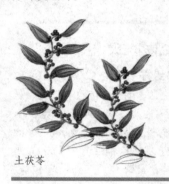

土茯苓

秘方 四

[**组方**] 党参 30 克、鱼肚 20 克、鸡肉 100 克。

[**用法**] 鸡肉切细丝，鱼肚用水浸泡半天后切细，加入党参和适量水煮熟。加盐调味服食。

[**备注**] 主治阴茎癌体质虚弱者。

秘方 五

[**组方**] 猪殃殃。

[**用法**] 煎汤外洗，不拘时量。

[**备注**] 清热解毒、活血通经，对阴茎癌有效。

秘方 六

[**组方**] 党参、白术、黄芪各 10 克，茯苓、陈皮各 15 克，赤小豆 30 克。

[**用法**] 水煎服，每天 1 剂。

秘方 七

[**组方**] 马鞭草、瞿麦、扁蓄、银药、车前草各 30 克。

[**用法**] 水煎服，每天 1 剂。

秘方 八

[**组方**] 菟丝子、五味子、枸杞子、赤小豆各 30 克，车前子、金樱子各 15 克。

[**用法**] 水煎服，每天 1 剂。

[**备注**] 主治晚期阴茎癌。

宫颈癌

 一

[**组方**] 全蝎 6 克，昆布、海藻、当归、续断半枝莲、白花蛇舌草各 24 克，白芍、香附、茯苓各 15 克，柴胡 9 克。

[**用法**] 水煎服，每日 1 剂。脾湿带下甚者，加山药、草薢各 24 克中气下陷者，加黄芪 15 克，升麻、白术各 10 克；肝肾阴虚者，加生地黄、玄参各 15 克；便秘甚者，加火麻仁 24 克；腹胀痛甚者，加沉香 6 克，枳壳、延胡各 15 克。

秘方 二

[**组方**] 枯矾、山慈菇各 18 克，麝香 0.9 克。

[**用法**] 将上药共研为细末，加入适量江米粉，用水调匀，制成"T"字形栓剂，每枚药钉长 1~1.5 厘米，直径为 0.2 厘米，晾干后备用。每次 1 枚，外用。

秘方 三

[**组方**] 柴胡、川芎、当归、白芍、熟地黄、椿皮、白果各 6 克。

[**用法**] 水煎服。

[**备注**] 适用于子宫颈癌晚期。

秘方 四

[**组方**] 北沙参、石斛、太子参、女贞子、白芍、双花、茯苓各 20 克，旱莲草、败酱草、明党参各 30 克，黑栀子 10 克，川柏炭 15 克，黑木耳 6 克，甘草 3 克。

[**用法**] 水煎服。

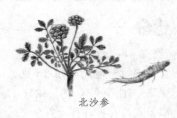

北沙参

秘方 五

[**组方**] 山慈菇、枯矾各 18 克，砒石、硼砂各 9 克，雄黄 12 克，蛇床子、冰片各 3 克，麝香 0.3 克。

[**用法**] 共研细末，外敷患处。

秘方 六

[**组方**] 白芪、香附子各 15 克，升麻 6 克，大枣 10 枚，鱼鳞胶 30 克，黄酒适量。

[**用法**] 前四味药煎汤去渣，冲鱼鳞胶、黄酒内服，连服 20~30 剂为 1 疗程。

[**备注**] 治子宫颈癌中气下陷症。

秘方 七

[**组方**] 猫人参 100 克。

[**用法**] 夏秋季采挖，以根入药，洗净切片。治各种癌症，一般在辨证施治时加入处方中，水煎服，每日 3 次。

[**备注**] 本品与猕猴桃为同科同属植物，以猫爱嗅其味者得名为猫人参。有强壮作用，民间用于治疗骨髓炎、黄疸型肝炎，有明显疗效。目前临床常用于治疗肿瘤骨转移，对肝癌可改善症状，对早期宫颈癌亦有治疗作用。服后除消化道有轻度恶心、呕吐反应外，无其他副作用。

秘方 八

[组方] 紫草根粉末 60 克。

[用法] 上药加蒸馏水 500 毫升,浸泡 30 分钟,再用砂锅煮沸,过滤即可,内服。每日 100 毫升,分 4 次服用。

[备注] 不可煮过久,以煮后成豆沙色最好,如为咖啡色或蓝墨水色则效果差。当天用当天煮,本方对子宫绒毛上皮癌疗效较佳。

秘方 九

[组方] 蜀羊泉 18 克,大枣 5 枚,明党参 5 克,红茜草 3 克。

[用法] 水煎服,每日服 2 次。同时配用外治药方。

[备注] 清热解毒,主治宫颈癌。

卵巢肿瘤

秘方 一

[组方] 熟地黄、茯苓、焦山楂各 24 克,鹿角霜、白芍各 12 克,炒白芥子 15 克,当归、桂枝各 9 克,大枣 6 枚,生甘草、生麻黄、姜炭各 3 克。

[用法] 水煎,2 次服用,每日 1 剂。

秘方 二

[组方] 熟地黄 20 克,鹿角胶(烊化)、桃仁、海藻各 10 克,白芥子 12 克,肉桂、麻黄、莪术各 6 克,党参、黄芪、白芍各 20 克。

[用法] 上药以水煎,分 2 次服用,每日 1 剂。

秘方 三

[组方] 桂枝、赤芍各 10 克,茯苓 15 克,丹参、桃仁各 9 克,赭石 45 克,党参、黄芪各 15 克,熟地黄 12 克,当归 10 克。

[用法] 上药以水煎,分 2 次服用,每日 1 剂。

乳腺癌

秘方 一

[组方] 瓜蒌 60 克,金银花、黄芪各 15 克,当归 30 克,甲珠、甘草各 6 克,地丁、蒲公英、花粉、官桂各 9 克。

[用法] 水煎服。

秘方 二

[组方] 茯苓、柴胡、当归、白术、贝母各 10 克,白芍、瓜蒌、生牡蛎各 15 克,山慈菇 12 克,半夏、南星各 9 克。

[用法] 水煎服。

[备注] 对早期乳腺癌有疗效。

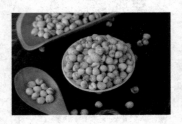

贝 母

秘方 三

[组方] 千金子、五灵脂各 6 克,绿矾、郁金、花蕊石、山慈菇、白矾各 3 克,消石、制马钱子各 9 克,枳壳 60 克。

[用法] 炼蜜为丸,每次服 1.5~3 克,每日 3 次。

秘方 四

[组方] 野葡萄根、藤梨根各 30 克,八角金盘、生南星各 3 克。

[用法] 水煎服。

子宫内膜癌

秘方 一

[组方] 人参 12 克,黄芪 15 克,炙甘草 6 克,白术 12

克，升麻 6 克，艾叶 12 克，阿胶 9 克（烊化）。

[**用法**] 水煎，每日 1 剂，早晚 2 次分服。

 二

[**组方**] 柴胡 6 克，白术 6 克，当归 9 克，白芍 9 克，茯苓 9 克，薄荷 3 克，牡丹皮 6 克，山栀 6 克，益母草 9 克，血余炭 9 克，甘草 9 克。

[**用法**] 水煎，每日 1 剂，早晚 2 次分服。

秘方 三

[**组方**] 炒当归 10 克，赤白芍 10 克，山药 15 克，熟地黄 10 克，茯苓 10 克，益母草 12 克，续断 12 克，红花 6 克，川芎 10 克，菟丝子 12 克，女贞子 10 克，旱莲草 12 克。

[**用法**] 水煎，每日 1 剂，早晚 2 次分服。手术后立即内服中药汤剂 3~5 个月。

秘方 四

[**组方**] 黄芪 30 克，党参 15 克，白花蛇舌草 15 克，半枝莲 15 克，夏枯草 20 克，当归 12 克，三棱 15 克，莪术 15 克，三七粉 3 克（冲服），延胡索 12 克，枳壳 12 克，

青皮 15 克，半夏 10 克，砂仁 6 克，生麦芽 30 克，鸡内金 15 克，天门冬 15 克，麦门冬 15 克，牛膝 15 克，甘草 5 克。

[**用法**] 头煎加水约 500 毫升，先泡 20 分钟，武火煮沸后，改小火再煮沸 30 分钟，取药液约 200 毫升；二煎，加水约 400 毫升，武火煮沸后，改小火再煮沸 30 分钟，取药液约 200 毫升；三煎，加水约 300 毫升，武火煮沸后，改小火再煮沸 20 分钟，取药液约 200 毫升；三煎药汁混合后，分成 3 份。每袋约 200 毫升，每次 1 袋，每日 3 次，在化疗的同时服用该药。

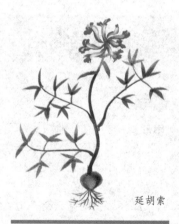

延胡索

秘方 五

[**组方**] 黄芪 15 克，白术 12 克，党参 10 克，当归 10 克，川芎 8 克，熟地黄 12 克，桑寄生 1S 克，陈皮 10 克，北沙参 10 克，茯苓 15 克，炙甘草

6 克，砂仁 6 克，䗪虫 12 克，山慈菇 12 克，熟附子 10 克，柴胡 8 克，炙鳖甲 15 克。

[**用法**] 水煎，早晚 2 次分服。

外阴癌

秘方 一

[**组方**] 黄芪 120 克，当归 30 克，白术 30 克，山药 30 克，生地黄 30 克，重楼 30 克，乳香 9 克，没药 9 克，香附 12 克，僵蚕 15 克。

[**用法**] 共研细末，调成糊状，敷于肿瘤上，每日 3~4 次。

秘方 二

[**组方**] 白鲜皮 20 克，仙鹤草 20 克，薏苡仁 30 克，土茯苓 15 克，山豆根 15 克，牡丹皮 15 克，金银花 15 克，连翘 15 克，紫花地丁 15 克，半枝莲 15 克，大蓟 15 克，小蓟 15 克。

[**用法**] 上药加水煎煮 2 次，2 煎相合，早晚分服，每日 1 剂。

秘方 三

[**组方**] 马钱子 10 克，紫草 10 克，全蝎 10 克。

[**用法**]共研细末，调成糊状，敷于肿瘤上，每日3~4次。

 四

[**组方**]龙胆草10克，栀子10克，黄芩10克，车前子15克，泽泻10克，土茯苓25克，白毛藤30克，生地黄10克，当归10克，木通10克，野菊花15克，苦参9克，蛇床子10克。

[**用法**]上药加水煎煮2次，2煎药液混合，早晚分服，每日1剂。

 五

[**组方**]当归15克，白芍9克，茯苓9克，炒栀子5克，柴胡3克，海螵蛸6克。

[**用法**]上药加水煎煮2次，2煎药液混合，早晚分服，每日1剂。

 六

[**组方**]黄芪20克，茯苓10克，党参12克，当归10克，柴胡10克，薏苡仁30克，木香10克，栀子10克，甘草6克，白鲜皮10克，鱼腥草30克，败酱草30克，半边莲15克，白英15克。

[**用法**]上药加水煎煮2次，2煎药液混合，早晚分服，每日1剂。

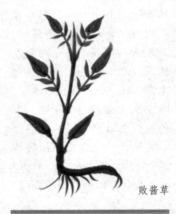

败酱草

恶性滋养细胞

 一

[**组方**]红花9克，桃仁9克，三七6克，当归6克，大黄6克，牡丹皮6克，花蕊石15克，地黄15克，党参12克，海浮石30克，薏苡仁30克，珍珠母30克，代赭石30克，土茯苓30克，半枝莲30克，瓜蒌15克。

[**用法**]头煎药用水量浸过药面1~3厘米，冷水浸泡20分钟左右，武火煮沸后，改用文火慢煎30分钟，取药液约200毫升；二煎加水约400毫升，武火煮沸后，改用文火慢煎30分钟，取药液约200毫升；三煎加水约400毫升，武火煮沸后，改用文火慢煎30分钟，取药液约200毫升。三煎药汁混合后分3份，早、中、晚3次内服。

 二

[**组方**]天花粉30克，香附20克，半枝莲25克，益母草25克，白花蛇舌草25克，紫草20克。

[**用法**]水煎，早晚2次内服，7天为一疗程，可连续服用。同时配合西医常规化疗。

肺癌

 一

[**组方**] 土茯苓 60 克，郁金 30 克，蜂蜜 30 克。

[**用法**] 将土茯苓、郁金分别拣杂，洗净，晒干或烘干，切成片，同放入砂锅，加水浸泡片刻，浓煎 30 分钟，用洁净纱布过滤，去渣，收取滤汁放入容器，温热时调入蜂蜜，拌和均匀即成。早晚 2 次分服。

 二

[**组方**] 露蜂房、僵蚕各等份，蜂蜜适量。

[**用法**] 将 3 味药研末，炼蜜为丸。每日 2 次，每次 6 克。

 三

[**组方**] 石上柏 100 克，桑白皮 15 克，南杏 15 克，瘦猪肉 50 克。

[**用法**] 加水共煮，饮汤食瘦猪肉。

 四

[**组方**] 西洋参 10 克，玉竹、石斛各 30 克，冰糖适量。

[**用法**] 将以上原料装入纱布内放入砂锅中文火久煮，取汁液，去药袋，加冰糖调味即成。

秘方 五

[**组方**] 鱼腥草 50 克，鲜藕 100 克，大蒜 3 克。

[**用法**] 先将鱼腥草水捞出，用食盐稍腌后与藕丝、蒜泥加调料同拌食。

[**备注**] 多食易腹胀，患疟疾、痢疾者忌食。

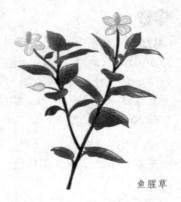

鱼腥草

秘方 六

[**组方**] 猪肺 100 克，薏苡仁 50 克，粳米 100 克，精盐少许。

[**用法**] 猪肺洗净煮熟后切成小块，薏苡仁、粳米洗净煮沸后加入猪肺，文火炖烂后加少许精盐调味即可。

秘方 七

[**组方**] 白梨 50 克，冬虫夏草 5 克。

[**用法**] 水煎服，每日 1 次。

秘方 八

[**组方**] 青橄榄 400 克，白萝卜 1000 克。

[**用法**] 先将青橄榄拣杂，洗净备用。将白萝卜放入清水中浸泡片刻，反复洗净其外皮，除去白萝卜蒂头及根须，连皮剖开，切成片或切成条状，与洗净的橄榄同放入砂锅，加水足量，大火煮沸后，改用小火煨煮 40 分钟，加少许精盐，拌匀即成。

秘方 九

[组方] 党参30克，麦冬15克，五味子5克，田七末3克，粳米60克。

[用法] 前3味料水煮取汁250毫升，再加适量清水，加入粳米煮粥，熟时加入田七末调匀食用。

秘方 十

[组方] 冬虫夏草少许，猪肺1具。

[用法] 先将猪肺用清水灌洗至白色，洗净切块，与虫草共炖熟烂，分3~4次服食。

秘方 十一

[组方] 全瓜蒌15克，冬瓜子15克，草河车、鱼腥草、薏苡仁各30克，白糖适量。

[用法] 将全瓜蒌、冬瓜子、草河车煎汤，去渣后，加鱼腥草、薏苡仁煮粥，加白糖调味服食。每天1剂，常食。

秘方 十二

[组方] 甘草10克，雪梨2个，猪肺约250克。

[用法] 雪梨削皮切成块，猪肺洗净切成片，挤去泡沫，与甘草同放砂锅内。加冰糖

少许、清水适量，小火熬煮3小时后服用。每日1次。

秘方 十三

[组方] 蘑菇30克，野葡萄根60克，蜂蜜适量。

[用法] 前2味料煎汤，蜂蜜调味服用。每天1剂，常服。

秘方 十四

[组方] 大萝卜150克，粳米60克，猪肉末30克，调料若干。

[用法] 萝卜切丝，与当归、肉末一同入锅，加清水，煮成粥，加油、盐、味精、香油调味。每日3次，连续服用3~4周。

骨癌

秘方 一

[组方] 白毛藤30克，补骨脂30克，大麻药10克，萆薢30克，小红参30克，三七6克，痄腮树30克，六方藤16克，刺五加15克。

[用法] 上药均为干品，切片，水煎服。每日1剂，每日服3次。

[备注] 本方用于治疗骨癌患

者。有扶正固本、消积散结、攻补兼施的功效。服药期间忌食酸冷、腥燥之物。

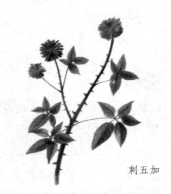

刺五加

秘方 二

[组方] 七叶一枝花6克，田七1克。

[用法] 每天1剂，水煎服，15天为1个疗程。

秘方 三

[组方] 黑骨头20克，密桶花30克，仙桃草30克。

[用法] 水煎4次，每次煎15分钟，合并药液，分4次服用，每次1茶杯，1日1剂。

皮肤肿瘤

秘方 一

[组方] 首乌120克，鸡蛋4只。

[**用法**] 将首乌煎取浓汤，煮鸡蛋 4 只。此为 1 日剂量，日服 2 次。

 二

[**组方**] 首乌 30 克，山药 100 克，瘦羊肉 500 克，生姜 9 克。

[**用法**] 吃肉喝汤。

 三

[**组方**] 黑芝麻 200 克，红糖 30 克。

[**用法**] 黑芝麻拣净，略炒，装入瓶备用。每次用汤匙加适量红糖，蘸馒头或用开水冲服。

秘方 四

[**组方**] 猪大肠适量，败酱草 15~30 克，绿豆 50~100 克。

[**用法**] 将猪大肠洗净备用，绿豆洗净，浸泡 20 分钟，然后取出装入大肠内，两端用线扎牢，同洗净的败酱草一起加适量清水，煮烂熟，加食盐少量调味，分数次服食，饮汤，吃大肠和绿豆，隔日 1 次。7 次为 1 个疗程。

秘方 五

[**组方**] 山药 50 克，鸭肉（无骨）250 克，酱油 5 克，绍酒 5 克，干淀粉 50 克，味精 1 克，花椒粉 2 克，食盐 5 克，鸡蛋 5 个，菜油 100 克。

[**用法**] 将山药研细末备用，鸭肉洗净去皮，切小块，用绍酒、味精、酱油腌渍约 20 分钟，再用鸡蛋清调山药末、干淀粉成糊状待用。菜油放入锅内用中火烧至冒青烟后离火，待油温降低后，将腌好的鸭肉用鸡蛋糊拌匀，逐个下锅翻炸，成形后取出稍候，将锅重放火上，再将鸭肉下锅复炸一次，至色成金黄，捞出后，入盘撒上花椒粉、食盐调匀即可服食。每日食用 1~2 次，5~7 天为 1 个疗程。

白血病

秘方 一

[**组方**] 新鲜鸡蛋 5 个，阿胶粉 10 克，蜂蜡 30 克。

[**用法**] 先将蜡熔化，加鸡蛋及阿胶粉搅匀，每天 1 剂，分 2 次服用。

秘方 二

[**组方**] 瘦猪肉 250 克，鲜旱莲草 30 克，赤芍 20 克，鳖甲 20 克，精盐适量。

[**用法**] 先将鲜旱莲草、赤芍、鳖甲同放入布袋，再将瘦猪肉洗净切块，与药袋同入锅内，加水适量，炖熬 3 小时，去药袋，加精盐调味，饮汤吃肉。

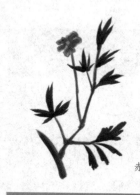

赤 芍

 三

[**组方**] 青黛 30 克，麝香 0.3 克，雄黄 15 克，乳香 15 克。

[**用法**] 共研细末，每日 3 次，口服，每次 0.5 克。

秘方 四

[**组方**] 蒲葵子 50 克，红枣 60 枚。

[**用法**] 上二味料加水共煎，饮汤，1 日分次服用，连服 20 剂为 1 疗程。

秘方 五

[**组方**] 当归 10 克，白芍 6 克，熟地黄 6 克，柴胡 5 克，

香附 10 克，党参 10 克，白术 3 克，茯苓 10 克，陈皮 3 克，麦冬 6 克，知母 6 克，地骨皮 6 克，甘草 3 克。

[**用法**] 水煎，日服 1 剂，也可制成蜜丸服用。

恶性淋巴瘤

 一

[**组方**] 山药 30 克，法半夏 12 克，粳米 30 克。

[**用法**] 将上述材料洗净，法半夏用纱布袋装好，再将山药、法半夏、粳米一齐放入锅内，加适量清水，文火煮成粥，去药袋，调味即可。随量食用。

秘方 二

[**组方**] 紫菜 20 克，百合 30 克，生姜 5 克，盐适量。

[**用法**] 上料共入锅内，加适量水煎煮。喝汤吃紫菜，每日 1 次。

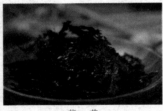

紫 菜

秘方 三

[**组方**] 陈橘皮 10 克，蜜饯橘饼 1 个，粳米 50 克。

[**用法**] 煮米做粥，半熟时放入橘皮末或橘饼丁，熬煮成粥即可。

秘方 四

[**组方**] 羊肉 2000 克，生姜 10 克，白附子 3 克，葱适量。

[**用法**] 白附子先煎 20 分钟、去渣，羊肉切块，生姜洗净，切成 1 厘米厚片，与羊肉一起放入白附子药汁中，加葱少许，炖至肉烂，加盐调味，吃肉喝汤。

秘方 五

[**组方**] 龙眼肉 15 克，红枣 5 枚，粳米 100 克。

[**用法**] 加适量水煮粥，长期食用。

秘方 六

[**组方**] 羊骨 1000 克，粳米 100 克，细盐少许，葱白 2 根，生姜 3 片。

[**用法**] 将鲜羊骨洗净敲碎，加水煎汤，取汤代水，同粳米煮粥，待粥将成时，加入细盐、生姜、葱白等调料，稍煮 2~3 沸即可。

秘方 七

[**组方**] 牡蛎肉 250 克，海带 50 克，食盐少许。

[**用法**] 海带切丝，煮至熟软，牡蛎肉切块，加入海带同煮，加少许食盐调味即可。

秘方 八

[**组方**] 红豆 50 克，洋参片 5 克，桂圆肉 20 克，粳米 100 克，陈皮 8 克，白糖适量。

[**用法**] 将红豆、洋参片、粳米、桂圆肉洗净，放入砂锅中，煮烂后放入白糖即可。

秘方 九

[**组方**] 牛骨油 60 克，黄精 150 克，熟地黄 100 克，蜂蜜适量。

[**用法**] 分别将黄精、熟地黄切片，水煎去渣，加蜂蜜制成黄精膏或熟地膏，再将此两膏加入牛骨油中搅拌调味，加热至沸，晾凉成膏，早晚空腹服用 3~5 克。

秘方 十

[**组方**] 人参 10 克，桑葚 20 克，粳米 50 克。

[**用法**] 将人参用水煮 30 分钟后去渣，将粳米放入人参汤内煮至半熟，加入桑葚，至米熟熬成粥即可。

秘方 十一

[组方]莲子肉（去皮）30克，黄芪、杏仁（去皮芯）各10克，薏苡仁50克，大虾10只，调料适量。

[用法]虾去脚，切成3块，煸炒虾仁，淋入黄酒、糖、盐备用，莲子肉、杏仁、薏苡仁加入黄芪药汁，煮沸熬成粥，加入虾仁即可。

秘方 十二

[组方]鲜地黄30克，粳米50克。

[用法]鲜地黄切片，水煎20分钟，去渣取汁，用汁煮米做粥，可做早餐服用。

恶性黑色素瘤

秘方 一

[组方]紫皮大蒜30克，好米100克。

[用法]共煮粥食用。

秘方 二

[组方]核桃仁200克，鸡肉100克，荸荠150克，老鸭1只，料酒少许，油盐适量。

[用法]共炖熟，分次服用。

秘方 三

[组方]菱角粉60克，好米100克。

[用法]共煮粥食用。

秘方 四

[组方]人参3克（或党参15克），大枣20克，好米250克，白糖50克。

[用法]参、枣切碎，与米共蒸，米熟饭成，加白糖分次服用。

秘方 五

[组方]白术30克，大枣250克，鸡内金、干姜、面粉、油、盐等调料适量。

[用法]诸药研末或切极细，与面粉、调料合匀，煎饼，分次食用。

秘方 六

[组方]桂圆肉10克，连衣花生米25克，大枣5枚，猕猴桃60克，粳米100克。

[用法]桂圆肉切碎，猕猴桃切片，将洗净的粳米、花生、大枣放入锅中，煮至米烂，加入桂圆、猕猴桃熬成粥即可。

秘方 七

[组方]蒜薹50克，甲鱼肉250克，姜3片，白糖、油适量，盐少许。

[用法]蒜薹切段，姜片切丝，甲鱼肉切块后入沸水焯一下备用；锅中放油，将蒜薹、姜丝略炒，放入甲鱼块，加白糖和盐，盖锅盖焖熟即成。

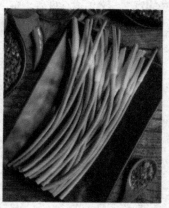

蒜薹

秘方 八

[组方]人参末3克（或党参15克），冰糖适量，好米100克。

[用法]煮粥常食。

软组织肉瘤

秘方 一

[组方]生牡蛎30克，土茯苓30克，薏苡仁20克，海藻15克，昆布15克，海带15克，白术15克，半夏10克，陈皮10克，土贝母10

克，白芥子 10 克，瓜蒌 10 克，胆南星 9 克。

[**用法**]水煎服，每天 2 次，每日 1 剂。

 二

[**组方**]三棱 9 克，莪术 9 克，浙贝母 30 克，生牡蛎 30 克，夏枯草 30 克。

[**用法**]水煎服，每天 2 次，每日 1 剂。

尤文肉瘤

 一

[**组方**]三七 600 克，红升丹 300 克，琥珀 300 克，山慈菇 300 克，山药 300 克，白及 300 克，牛黄 180 克，黄芩 150 克，黄柏 150 克，桑葚 90 克，金银花 90 克，黄芪 90 克，陈皮 60 克，浙贝母 60 克，郁金 60 克，甘草 60 克，犀牛角 9 克。

[**用法**]研末压片，每片 0.5 克，每次 1 片，每日 2~3 次，饭后半小时服用，1 个月为一疗程。

 二

[**组方**]黄芪 30 克，当归 15

克，龙眼肉 15 克，生地黄 15 克，杜仲 15 克，人参 9 克，金银花 9 克，陈皮 9 克，地榆 9 克，贯众 9 克，蒲公英 9 克，三七粉 3 克。

[**用法**]水煎服，每天 2 次，每日 1 剂。

甲状腺癌

 一

[**组方**]柴胡 12 克，黄芩 12 克，浙贝母 12 克，玄参 12 克，黄药子 8 克，鳖甲（先煎）30 克，海浮石 30 克，瓜蒌 30 克，土贝母 15 克，猫爪草 15 克，连翘 15 克，夏枯草 20 克，甘草 6 克。

[**用法**]水煎服，每天 2 次，每日 1 剂。

 二

[**组方**]金银花 20 克，半枝莲 30 克，凤尾草 20 克，黄药子 6 克，一枝黄花 15 克，苦参 9 克，虎杖 15 克，功劳叶 20 克，延胡索 10 克，炙黄芪 15 克，生大黄 6 克。

[**用法**]水煎服，每天 2 次，每日 1 剂。

 三

[**组方**]知母 12 克，生地黄 12 克，牡丹皮 9 克，玄参 30 克，山慈菇 15 克，蛇六谷 30 克，莪术 12 克，夏枯草 12 克，炙鳖甲 12 克，柴胡 9 克，白芍 12 克，生黄芪 15 克，丹参 9 克。

[**用法**]水煎服，每天 2 次，每日 1 剂。

[**备注**]忌食鸡肉和海鲜制品。

 四

[**组方**]生牡蛎（先煎）30 克，玄参 24 克，浙贝母（先煎）15 克，夏枯草 15 克，海藻 15 克，昆布 15 克，党参 15 克，鳖甲（先煎）15 克，连翘 12 克，山茱萸 12 克。

[**用法**]水煎服，每天 2 次，每日 1 剂。

浙贝母

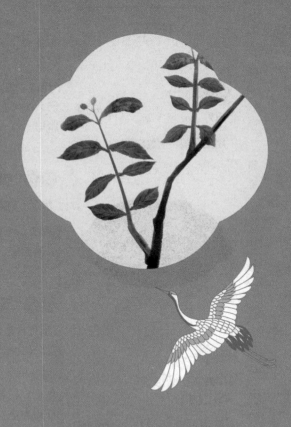

老花眼

秘方 一

[组方] 菖蒲（去心）63 克，朱砂 9 克（研末另用），人参 31 克，白茯神 31 克。

[用法] 各药研细末，炼蜜为丸，如梧桐子大，以朱砂为衣，每次 50 丸，用米汤或龙眼汤送下。

秘方 二

[组方] 归身 3 克，枳壳、菊花、丹皮、白芍、防风、薄荷各 2.5 克，川芎、生地黄、白蒺藜各 3 克，柴胡、荆芥各 1.9 克，灯芯草 20 根。

[用法] 以上各药水煎后，饭后服下。

秘方 三

[组方] 桑叶，黑芝麻，白蜜。

[用法] 桑叶洗净，晒干研末，与黑芝麻、白蜜，以 4 : 1 : 4 的比例，制成药丸。制药和服用方法是：先将黑芝麻捣碎，浓煎，入蜜浓缩至黏糊状，与桑叶末混合，制成绿豆大小的丸剂，1 日 3 次，1 次 50 丸，饭后用热水服用，腹泻时停服。

健忘

秘方 一

[组方] 灵芝 5 克。

[用法] 灵芝水煎取汤，每日 2~3 次。

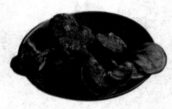

灵 芝

秘方 二

[组方] 桂圆肉 250 克，白酒 400 毫升。

[用法] 将桂圆肉切碎，装入酒瓶中，加入白酒浸泡 15~20 天即成。每日 2 次，每次饮 10~20 毫升。

秘方 三

[组方] 白芍、陈皮各 10 克，当归、黄芪、肉桂、炙甘草各 9 克，人参（另煎）、白术、五味子、茯苓、远志、生姜各 6 克，熟地黄 12 克，红枣 3~5 枚。

[用法] 将上药以水煎煮，取药汁。每日 1 剂，分 3 次服用。

秘方 四

[组方] 鹌鹑蛋 1~2 个。

[用法] 每日早、晚用开水冲服鹌鹑蛋，连服数日。

秘方 五

[组方] 红枣 5 枚，粟米 50 克，茯神 10 克。

[用法] 先煎煮茯神，滤取汁液，以茯神液与红枣、粟米同煮为粥。每日 1 剂，每日分早、晚 2 次服用。

耳鸣

 一

[组方] 海带 50 克，羊肝 30 克，红枣 1 枚。

[用法] 海带泡软，洗净，切细；羊肝切细。二者共置锅中，与红枣煮汤。食海带、羊肝，饮汤。

 二

[组方] 葛根 30~60 克，黄芪 20~30 克，黄精、熟地黄、淮山药、山茱萸、牡丹皮、桃仁、红花、川芎、石菖蒲、路路通、陈皮各 10 克。

[用法] 将上药以水煎煮，取药汁。每日 1 剂，分早、晚 2 次服用。

 三

[组方] 干百合适量。

[用法] 干百合研末。温水调服，每次 3 克，饭后服用。

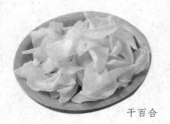

干百合

秘方 四

[组方] 菊花 50 克，粳米 100 克。

[用法] 菊花煎汤，再将菊花汤与粳米同煮成粥。每日早、晚温热服食。

秘方 五

[组方] 黑芝麻 15 克，粳米 50 克。

[用法] 黑芝麻微炒后研成泥状，加粳米煮成粥即可。佐餐食用。

秘方 六

[组方] 生地黄 12 克，当归、川芎、知母、黄柏、香附、白芷、柴胡各 10 克，白芍、黄芩各 9 克。

[用法] 将上药以水煎煮，取药汁。每日 1 剂，分 2 次服用。

阿尔茨海默病

秘方 一

[组方] 桑葚 50 克，粳米 250 克，核桃仁 30 克。

[用法] 共煮成粥或做成米饭食用。每日 1 次，久食能健脑。

秘方 二

[组方] 生山楂、枸杞子各 15 克。

[用法] 以开水冲泡 30 分钟后即可代茶徐饮。

秘方 三

[组方] 石柑叶 7~8 片。

[用法] 用 3 碗水煎成 1 碗，饭后服用，1 天 1 服，连服 10 服。

秘方 四

[组方] 枣仁皮 120 克，麻油 120 毫升，芝麻 120 克，冰糖 120 克，蜂蜜 120 克，核桃仁 120 克，鲜牛奶 120 毫升，大茴香 12 克，小茴香 12 克。

[用法] 将芝麻、核桃、小茴香、枣仁皮研成细末，加入麻油、冰糖、蜂蜜、鲜牛奶，放在文火上，约炖 90 分钟，使之成膏状收藏备用。1 日服 3 次，每次用量如杏子大小。

秘方 五

[组方] 何首乌 6 克，远志 3 克，石菖蒲 1.9 克、白茯苓 3 克，莲藕 6 克，桔梗 3 克，鹿角胶 6 克。

[**用法**]以上诸药以砂锅煎成药汁服饮,一服药可煎2~3次,温服,忌用糖。

六

[**组方**]银耳10克,黑木耳10克,冰糖30克。

[**用法**]先将银耳、木耳用温水发泡,放入碗内,将冰糖放入,加水适量。将盛木耳的碗置蒸笼中,蒸1小时,待木耳熟透时即成。食用时,吃木耳、喝汤,可分次或1次食用,每天2次,能滋补肾阳、健脑。

更年期综合征

一

[**组方**]炙黄芪20克,白术10克,党参10克,当归12克,茯苓10克,远志6克,炒枣仁20克,木香6克,炙甘草6克,煅龙骨15克,煅牡蛎15克,白芍10克,生姜3克,大枣7枚。

[**用法**]上药加水煎煮2次,2煎药液混合,早晚分服,每日1剂。

秘方 二

[**组方**]党参30克,黄芪30克,酒蒸熟地黄30克,土炒白术15克,酒洗当归15克,蒸山茱萸15克,蛤蚧粉炒阿胶3克,荆芥穗炭3克,甘草3克,木耳炭3克,酒炒香附2克。

[**用法**]上药加水煎煮2次,2煎药液混合,早晚分服,每日1剂。

秘方 三

[**组方**]淫羊藿15克,仙茅12克,当归12克,熟地黄12克,女贞子12克,旱莲草12克,知母10克,黄柏10克,柴胡12克,白芍15克,郁金12克,远志12克。

[**用法**]每日1剂,煎煮3次,混匀,分2次服用,早晨服2/5,晚上服3/5。

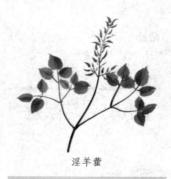

淫羊藿

秘方 四

[**组方**]黄连3克,麦冬9克,白芍9克,白薇9克,丹参9克,龙骨15克,酸枣仁9克。

[**用法**]上药加水煎煮2次,2煎药液混合,早晚分服,每日1剂。

秘方 五

[**组方**]生地黄15克,白芍12克,枸杞子12克,菟丝子12克,龟甲15克,淫羊藿12克,巴戟天12克,肉苁蓉12克,知母15克,黄柏9克,黄连3克,茯苓9克。

[**用法**]上药加水煎煮2次,2煎药液混合,早晚分服,每日1剂,连续服3个月。

秘方 六

[**组方**]菊花25克,石决明、决明子各20克,远志、蒺藜、蝉蜕、牡蛎各15克,川芎15克,荷叶10克。

[**用法**]上药加水煎煮2次,2煎药液混合,早晚分服,每日1剂。

滋阴

秘方 一

[组方] 杜仲 15 克，猪腰 4 个。

[用法] 将生杜仲切成段，用竹片将猪腰破开，把切好的杜仲片装入猪腰内，外用湿草纸将其包裹数层，放入柴炭火中慢慢烧烤，熟后取出，除去草纸即成。佐餐食用。

秘方 二

[组方] 三黄母鸡 1000 克，何首乌 50 克，料酒、盐各少许。

[用法] 三黄母鸡依常法宰杀，去皮，净膛去肠；何首乌研碎，装入纱布袋中，填入鸡腹。鸡入砂锅，加清水至淹没鸡体，小火煨至肉熟，取出何首乌袋，再加入料酒、盐，小火再炖半小时即成。佐餐食用。

秘方 三

[组方] 鸡脯肉 350 克，油菜 300 克，枸杞子 25 克，盐、味精、胡椒面、清汤、葱、姜、淀粉、鸡油、鸡蛋、玉米粉各适量。

[用法] 枸杞子用温水泡胀。油菜取其嫩心，修整洗净，一破两开，沸水氽烫后过凉水凉凉捞出，用干布蘸净水分待用。鸡脯肉用刀背砸成茸状，加入葱、姜、水调匀，再加盐搅拌待用。将油菜心整齐地摆在案子上，菜头部分抹上蛋清糊（用蛋清和玉米粉调成），再将鸡茸抹在菜心上，撒上少许盐、味精，上笼蒸透蒸熟，取出码在菜盘中。锅上火，注入清汤和鸡油，加入盐、味精、胡椒粉、枸杞子，用淀粉勾芡，浇在菜心上即成。

秘方 四

[组方] 芝麻 500 克，白糖适量。

[用法] 将芝麻用文火炒香，凉凉，捣碎，装入瓶内，吃时加白糖。用开水冲服，每日早、晚各 1 次，每次 2 汤匙。

补阳

秘方 一

[组方] 生地黄半斤，饴糖五两，乌鸡一只。

[用法] 先将鸡去毛、肠、肚，洗净。细切地黄与糖搅匀，置鸡内腹中，以铜器中放之，复置甑中，蒸熟，食之。

秘方 二

[组方] 豆腐 2 块，羊肉 60 克，生姜 15 克，盐及味精各少许。

[用法] 先将羊肉煮八成熟，将豆腐切成小块下锅再煮，后下调料。食肉饮汤，日服 2 次。

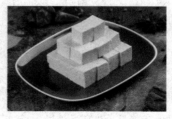

豆 腐

三

[**组方**] 鲜虾 250 克，韭菜 100 克，酱油、盐、味精适量。

[**用法**] 先将鲜虾洗净去壳，再将韭菜洗净切成 3 厘米长的段。将虾放油锅内大火急炒，随即放入韭菜同炒，下酱油、盐、味精少许即成，一次吃完。

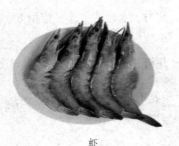

虾

四

[**组方**] 虾仁 15 克，海马 10 克，子公鸡 1 只，料酒、味精、食盐、生姜、葱、淀粉、清汤各适量。

[**用法**] 将子公鸡宰杀后去毛及内脏，洗净，装入大盆内，将海马、虾仁用海水浸泡 10 分钟，分放在鸡身上，加葱段、姜块、清汤适量，上笼蒸至烂熟。将子公鸡出笼，拣去葱、姜，放入味精、食盐，另用淀粉勾芡收汁后，浇在鸡身上即成。

补气益血

一

[**组方**] 鹌鹑蛋 20 只，鸡蛋清 5 只，淀粉 25 克，白面 15 克，葱姜汁 15 克，黄酒 1 克，细盐、味精、食油各适量。

[**用法**] 鹌鹑蛋煮熟、剥去壳，用刀在蛋白上轻轻划些刀口，然后放入碗内，加葱、姜汁、盐、味精拌匀腌一下，取出裹上干淀粉。同时把鸡蛋清放在平盘中，用方竹筷连续搅打，使其成为蛋泡，再拌入精白面粉、干淀粉成糊。接着，把锅烧热，放入食油 1 千克，待油三成热时，把鹌鹑蛋挂上蛋泡糊，用汤匙舀入油锅炸至淡黄色捞出，装盘上桌。

二

[**组方**] 党参 30 克，黄芪 60 克，母鸡肉 100 克，红枣 5 枚，生姜 3 片，盐 2 克。

[**用法**] 收拾干净的鸡，放入搪瓷盆内加水，加进药材和姜、枣（去核），隔水炖熟，加食盐调味。饮汤吃肉，每隔 3~5 天吃 1 次，连续 3~5 次见效。

三

[**组方**] 羊肉 800 克，当归、党参、黄芪、姜块、葱头、绍酒、醋各 20 克，精盐、花椒、胡椒面、味精、八角、陈皮各少许。

[**用法**] 将羊肉洗净，用清水漂至白色，再放入开水中煮几分钟捞起，用精盐、醋反复揉搓后，用温水洗净，再入开水中余一下，切成块；姜、葱洗净，当归、党参、黄芪、陈皮、八角、花椒去净灰渣，当归、党参、黄芪切成片。以上药材均装入双层白纱布袋中封口。砂锅置 4 大火上，加水、羊肉块烧片刻后，撇去血沫，放进布袋，加绍酒、葱、醋，改用中火熬 1 小时，再改用小火煨至软烂，加入盐、胡椒粉、味精调味即成。喝汤吃肉。

益寿

 一

[**组方**] 白茯苓、莲肉、薏苡仁、山药（炒）各 200 克，麦芽（炒）、白扁豆（炒）、芡实各 100 克，柿霜 50 克，白糖 200 克。

[**用法**] 上药研为末，加入粳

米粉五升蒸糕，晒干，食用。

[秘方] 二

[组方] 生山药 60 克，肉苁蓉 120 克，五味子 100 克，菟丝子、杜仲各 90 克，牛膝、泽泻、生地黄、山茱萸、茯神、巴戟天、赤石脂各 30 克。

[用法] 将药研末，制丸，如梧桐子大小，食前以黄酒温服 30 丸，每日早晚二次，忌醋、蒜、陈臭食物，服一周后，四体润泽，唇口之色变红，手足温暖，面色光润。

[秘方] 三

[组方] 鹿茸 100 克，沉香、附子（炮去皮脐）各 25 克，肉苁蓉 75 克，麝香（另研）3 克。

[用法] 将鹿茸锉细，与附子、沉香研为细末，加麝香和匀，再将肉苁蓉放入酒中煮烂后研细，另入酒熬成膏，混匀后和小丸。饭前空腹用温酒或淡盐汤送下 50 丸。

[秘方] 四

[组方] 黑芝麻、补骨脂、牛膝、肉苁蓉、巴戟、覆盆子、枸杞、山药、肉桂、天雄、地黄、酸枣仁、柏子仁、胡桃仁、五味子、人参、菊

花、菟丝子、楮实、茯苓各 38 克。

[用法] 上药研为末，炼蜜为丸，或以枣肉为丸亦可，每丸 6 克，晨服一丸，温酒送服。

增智健脑

[秘方] 一

[组方] 腰果 50 克，红枣 10 个，猴头菇 6 朵，天麻 2 克，茯苓 15 克，党参 20 克，玉米粉、盐适量。

[用法] 猴头菇用手剥小块，均匀沾上玉米粉，放入热油锅中略炸；党参切片，红枣用手剥开待用。所有材料及药材下入砂锅，倒入热水漫过原料，炖 45 分钟，加盐调味。

[备注] 本汤是一道甘甜好喝的上等汤，虚寒体质且易腹胀者也可食用。肥胖或超重者应减少腰果用量。

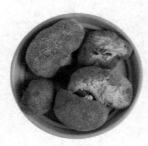

猴头菇

[秘方] 二

[组方] 芝麻 100 克，红茶适量，盐少许。

[用法] 将芝麻炒香，磨成细末，加盐及适量水，搅打至稀稠适度，备用；将药茶放杯中，用沸水冲泡，再取茶水倒入锅内熬浓；然后停火，放温，调入备用之芝麻酱内即可。每日 1 次，空腹趁温服下。

[秘方] 三

[组方] 海参 2 只，枸杞 15 克，黄精 30 克，鸽蛋 6 个，盐、植物油、味精少许。

[用法] 将海参用凉水浸泡发胀，将内壁腹抠洗干净，放开水中焯两遍，冲洗干净，再用刀尖在腹壁切成菱形花刀；枸杞子洗净待用；鸽蛋凉水下锅，用文火煮熟去壳，滚上干豆粉，放入油锅内，以表面炸成黄色捞出待用。锅烧热，放油，烧至八成热时下葱、姜煸炒，随后加入鸡汤，煮 3 分钟，捞出葱、姜不用，加入海参、酱油、黄精、料酒、胡椒粉，煮沸后撇净浮沫。开文火煨40 分钟，然后下入鸽蛋、枸杞子，再煨 10 分钟即可。佐餐食用。

秘方 四

[**组方**] 花生 60 克，大枣 15 克。

[**用法**] 将花生、大枣放锅内，加适量水，文火煮至大枣熟烂即可。吃花生、大枣，喝汤。每日 1 次。

养心安神

秘方 一

[**组方**] 百合 30 克，黑芝麻 20 克，黑枣 50 克，生姜 20 克，鲜猪心 1 个，盐少许。

[**用法**] 将猪心剖开，切去筋膜，用清水洗净，切成片；用小火将芝麻炒香（不用油）；百合洗净；黑枣洗净去核；生姜洗净，刮去姜皮，切片。瓦煲内加入适量清水，用大火煲至水沸，然后放入全部材料，改用小火继续炖 3 小时，加入盐调味即可。本品补血养阴、宁心安神、润燥滑肠，对经常心悸、记忆力减退、失眠、头皮麻木、面色萎黄有食疗作用。

秘方 二

[**组方**] 龙眼肉、红枣肉、蜂蜜各 250 克，鲜姜汁 2 汤匙。

[**用法**] 将龙眼肉、红枣肉放入锅内，加水适量，煎煮至熟烂时，加入姜汁、蜂蜜，小火煮沸，调匀。待冷后，装瓶即可。每日 2 次，每次取 1 汤匙，开水化开，饭前食用。

秘方 三

[**组方**] 人参、麦冬各 10 克，五味子 6 克，猪肉 50 克，冬菇 30 克，姜、葱、盐、鸡汤各适量。

[**用法**] 将人参洗净、润透，切片；麦冬洗净，去心；五味子洗净；冬菇洗净，一切两半；姜拍松；葱切段；瘦猪肉洗净，切块。将瘦猪肉块放入炖锅内，加入冬菇、姜、葱段、盐、人参、麦冬、五味子、鸡汤。将炖锅用大火烧沸，再用小火煮 1 小时即可。

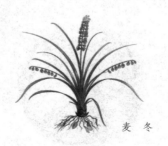

麦冬

秘方 四

[**组方**] 山楂 15 克，红花 6 克，红枣 10 个，熟地黄 6 克，牛肉、胡萝卜各 200 克，料酒、葱、姜、盐、高汤各适量。

[**用法**] 将山楂洗净，去核；红花洗净；红枣去核；熟地黄切片；牛肉洗净，用沸水焯一下，切成 4 厘米见方的块；胡萝卜洗净，切 4 厘米见方的块；姜拍松；葱切段。将牛肉块、料酒、盐、葱段、姜块放入炖锅内，加入水 1000 毫升，用中火煮 20 分钟后，再加入高汤 1000 毫升，烧沸，下入胡萝卜块、山楂、红花、红枣、熟地黄，用小火炖煮 1 小时即可。每日 1 次，每次吃牛肉 50 克，随意食胡萝卜喝汤。患皮肤病、肝病、肾病的人应慎食。本方对心绞痛之冠心病患者有益。